· 부모들을 위한 도움과 희망 ·

조울병이 있는 아이에게 도움이 되는 것

MANI PAVULURI, MD, PHD 지음

이문수 옮김

圖書出版 하나醫學社

서문

"조울병이 있는 아이에게 도움이 되는 것"이라는 책의 서문을 써 달라는 요청을 받았을 때, 나는 흥분하였습니다. 매니 파불루리는 균형 잡힌 마음 재단(The balanced mind foundation)의 전문가 자문위원회의 일원으로 참여해왔기 때문에 나는 수년 전부터 그녀를 알아 왔으며, 그녀는 최근에는 내 아들의 담당 소아청소년 정신건강의학과 의사이기도 합니다. 파불루리 박사의 따스함과 낙천주의는 세계적인 주요 소아 조울병 연구자들 중의 하나이기도 한 그녀의 위상과 함께 그녀를 부모들에게 정보, 지지 그리고 희망을 제공하여 줄 수 있는 이상적인 전문가가 되게 하여 주었습니다.

조울병 아이를 키우는 것은 부모가 경험할 수 있는 가장 어려운 도전과제들 중의 하나입니다. 소아 당뇨병처럼, 조울병은 아동기에서 처음으로 발생할 때 좀 더 심합니다. 이 질병은 빠르게 격동하는 감정들, 생각들 및 에너지 수준이 휘몰아치면서 아이들이 자신의 세계를 이해하려고 애를 쓸 때에, 자라나는 뇌를 황폐화시키게 됩니다. 부모들은 단지 평화로운 아동기를 잃어버림을 슬퍼해야 할 뿐만 아니라, 또한 아이들로부터 신체적이고 언어적인 학대를, 아이는 단지 더 많은 사랑이나 훈육 또는 규칙적인 일상 또는 무언가를 더 필요로 할 뿐이라고 생각하는 친구들이나 가족들로부터의 질책, 소아기 조울병의 존재를 믿지 않는 (마치 종교처럼) 임상의사들로부터의 의심, 잡화점에서의 낯선 사람들의 비난의 말, 그리고 학교 선생님들로부터 "집에서 무슨 일이 있었나요?"라고 묻는 질문까지 다양한 것들을 경험할 수 있습니다. 아이가 암으로 고통을 겪게 되면 친구와 가족들은 사랑과 지지로 보호를 하여 주지만, 아이가 조울병이 있을 때에는 부모는 길을 잃고 황량한 들판에 외로운 존재가 됩니다.

조울병 아이의 부모로써, 여러분은 아침에 어떠한 사람이 여러분을 대하게 될지 전혀 알 수가 없습니다. 끝없는 에너지와 함께 흥분하고 있는 사람일 수도 비통하여서 아주 번민에 찬 아이일 수도 있습니다. 그리고 그것은 단지 하루의 시작에 불과합니다! 아침에 일어난 사람은 하루에도 여러 번 바뀔 수 있습니다, 그리고 여러분은 아이의 감정이 롤러코스터를 타는 것을 보면서 안정성을 유지하고 균형을 잡도록 나머지 하루 동안 가정에서 도와야 합니다.

이러한 이유들 및 다른 더 많은 이유들 때문에, 파불루리 박사의 책은 조울병 아동을 키우는 부모들에게는 생명선이 됩니다. 그녀의 아이들에 대한 진솔한 애정과 뛰어난 지식 수준, 그리고 낙천적인 관점은 부모들에게 아이들이 최고 수준의 건강 상태를 이룰 수 있도록 도와주기 위한 올바른 도구들을 제공하여 줍니다. 파불루리 박사의 따스하고도 열정적인 인격은 이 책에 살아 있으며 부모님들에게 용기를 줍니다. 이 위중한 질병에 대한 치료 과정이 복잡할지라도, 조울병 아동은 더 좋아질 수 있습니다. 파불루리 박사는 성공, 즉 그녀가 말하는 대로 희망의 무지개에 대한 지도를 그려주고 있습니다.

균형 잡힌 마음 재단에서 내가 보낸 6년 동안, 나는 거의 희망을 잃어버린 부모들로부터의 가슴 아프고 고통스러운 이야기들, 아주 극단적으로 불안정하고 과민하고 괴로워하여서 가정을 황폐화시키고 가족의 삶을 파괴하는 치료 받지 않은 아동 청소년들의 이야기들을 들어 왔습니다. 아이가 조울병을 새로 진단받게 되면, 부모들은 엄청난 숫자의 도전과제들에 직면하게 됩니다. 풍부한 지식을 갖고 있는 치료팀, 교육, 자원들 및 지지에 대한 필요는 이들 중에서도 중요한 것입니다. 파불루리 박사는 부모님들에게 어떻게 이러한 문제들에 대응하고 도전을 물리칠 수 있는지 가르쳐 줄 것입니다.

조울병 아동의 부모로서, 내가 균형 잡힌 마음 재단에서 들었던 가슴 아픈 이야기들은 나 자신의 개인적인 경험을 다시 떠오르게 합니다. 내 아들은 우리가 그를 진정으로 도와줄 수 있을 정도로 충분히 지식과 경험을 갖춘 치료팀을 찾을 수 있을 때까지 수년 동안 고통을 받았습니다. 내 아들은 아주 운이 좋아서 파불루리 박사의 진료를 받을 수 있었습니다. 그녀는 아들에게 내가 거의 감히 바라고 꿈꾸지 못하였던 높은 수준의 건강상태를 찾아 주었습니다.

나는 내 아들이 성취감을 얻고 행복한 삶을 살도록 다음 단계에 이르게 하려고, 다음의 건강 수준에 도달하도록 돕기 위해서 항상 노력해 왔습니다. 많은 훌륭한 철학자들, 예술가들, 그리고 정치 지도자들이 조울병을 가지고 살았습니다. 과거 십 년 동안 나는 끊임없이 내 아들이 이 끔찍한 질병 증상들을 조절하는 것을 도와서 그의 재능과 소질이 꽃피울 수 있도록 노력했습니다. 나는 매일 내가 함께 살고 있는 소년을 이해하고 받아들이기보다는, 증상들을 최소화해서 소질이 드러날 수 있도록 하는 방법들만을 계속해서 찾고 있었습니다. 병이 위중한 아이들의 다른 많은 부모들이 그렇듯이, 사례 관리자로서의 역할은 내가 소모되어 지치게 하고 내 아들과의 관계를 위협하였습니다.

내가 파불루리 박사에 대해서 가장 훌륭하다고 생각하는 점은 내가 아들에 대해서 현실적인 기대를 갖도록 도와주고, 심각한 질병이 항상 그늘에서 숨어 있다가 주기적으로 그 추악한 고개를 쳐드는 데에도 불구하고, 우리 가족이 삶의 밝은 면을 볼 수 있도록 도와주는 능력입니다. 그녀의 치료를 받으면서, 우리는 이 소모적인 질병에 대해서 받아들이는 방법을 배우고 있습니다. 그녀는 조울병 아이들의 부모들이 부모 역할을 하는 데에서 다시 기쁨을, 너무나도 많은 사람들이 잊어버렸던 그 기쁨을 느끼도록 돕습니다. 파불루리 박사는 부모들이 그녀의 연구 및 입증된 기법들이 밝혀낸 모든 것들을 시도해 보고, 그리고 나서는 물러서서는 늘 다가오는 폭풍우가 또 있을지라도, 다시 은총을 느끼고 행복을 찾을 수 있도록 도와줍니다.

나는 여러분이 단순히 파불루리 박사가 제공하는 중요한 정보 때문만이 아니라, 그녀가 전하는 낙관주의와 희망-더 밝은 미래에 대한 희망-때문에, 이 책을 내가 즐겼던 만큼 여러분도 즐겁게 읽을 수 있기를 바라며, 동시에 지긋지긋한 질병에 직면해서도 오늘의 행복을 찾을 수 있기를 바랍니다.

균형 잡힌 마음 재단 상임이사 수전 레스코

감사의 글

나는 이 책을 조울병 아동들의 보호자들, 부모님들과 또한 거의 조울병처럼 보이는 기분 변화로 고통받고 있는 소아청소년들을 위해서 썼습니다. 이 아동들은 내면에서 묵묵히 고통을 받고 있으며, 그들의 정서적인 고통과 타는 듯한 괴로움을 분명하게 표현하여 줄 말을 찾을 수 없고, 조증 상태 동안에는 관계를 유지하거나 통찰력을 갖기가 어렵습니다. 부모들은 그들이 자신의 아이를 이해하고 그들을 필사적으로 사랑하는 만큼, 또한 흔히 비참함을 느끼게 됩니다. 나는 도움을 요청하는 많은 이메일과 전화 편지들을 받고 있으며 일부는 너무나 멀리 떨어진 곳에서 오고 있는데, 너무나도 많아서 내가 그들에 개인적으로 일일이 답할 수는 없습니다. 나는 많은 좋은 책들이 있다는 것을 알고 있지만, 나는 이러한 아이들에 대해서 내 방식대로 글을 쓰고, 내가 내 외래에서 하는 방식으로 부모님들에게 직접 말하기를 원했습니다. 내가 조울병 및 관련 기분장애가 있는 아동들과 그들의 부모 및 임상의사들에 대하여 공감하는 부분들이 내가 이 책을 쓰도록 이끌었습니다. 그들은 나에게 조울병이 어떻게 느껴지는지를 가르쳐 주었습니다. 내가 그들을 치료하는 기회를 가질 수 있었던 것은 행운이며 나는 이러한 질병들을 극복하는 것이 어떠한 느낌을 주는지를 보았습니다. 그들은 나에게 터널의 끝에 밝은 빛이 있음을 가르쳐 주었습니다. 나는 모두가 그러한 밝은 빛을 보기를 바랍니다. 모든 아동들, 부모님들, 그리고 임상의사 들에게 감사를 드립니다-여러분들이 이 책의 배후에 있는 위대한 힘이 되어 주었습니다.

나는 기분 장애가 있는 아동청소년들을 위한 임상 및 연구 프로그램들을 개발하고 디자인할 수 있도록 내게 큰 자유를 준, 우리 청소년 연구 기관(Institute for Juvenile Research, IJR)의 임원인 닥터 패트릭 톨란에게 감사를 드리고 싶습니다. 그가 없었다면 나는 이러한 아동들을 돕겠다는 나의 꿈을 현실화할 수 없었을 것입니다. 닥터 존 스위니는 나의 존경하는 스승이자 친구로써 나에게 이러한 특별한 아동들을 연구하는 데에 있어서 많은 중요한 문제들을 해결할 수 있는 에너지와 활력을 주었습니다-그는 매일의 큰 활력의 원천입니다. 일리노이 대학교 시카고(the University of Illinois at Chicago, UIC) 의과대학의 학장인 조셉 플라허티는 각 단계에서 나의 응원자가 되어 주셨습니다-나의 뒤에 그러한 훌륭한 지도자를 갖게 된 것은 행운이었습니다.

그리고 나는 나에게 이러한 아동들을 치료할 때에 필수적인 것들-끈기, 참을성, 인내심-을 가르쳐 준 최상의 팀을 가지고 있습니다. 우선 내 의자매로 부르는 닥터 줄리 카브레이를 지목해야 하겠습니다. 그녀는 임상분야에서의 총괄 책임자로 일하면서 이러한 아이들에 대한 치료기법을 나와 공유하고 있습니다. 그녀는 내가 이 책에서 의료 보험 범위에 대해서 쓰는 것을 도와주었습니다. 에이미 웨스트, 타신 모하메드, 데이비드 헨리 박사, 그리고 조디 하이든라히 부인 모두 다 나에게 영감을 주고 일급 치료가 어떠한 것인지를 보여준 놀라운 사람들입니다! 이 책은 우리 팀의 마법에서 구체화된 것입니다. 나의 프로그램 진행자 겸 조수인 앤 팔머는 빛의 속도로 이 책을 위한 나의 구술을 지치지 않고 타자를 쳐 주었습니다.

나는 문제를 공유하면서, 프로그램들을 지원하고 가족들에게 최고의 서비스를 제공하겠다는 서약을 굳게 하기 위해 자선활동을 통해서 특별히 헌신한 더그와 메리 콜베스 씨에게 깊은 감사를 드립니다. 그들은 나의 이정표가 되어 주었습니다. 이 책은 일부분 나의 목표를 위해서 노력하는 것을 통해서 그들에게 찬사를 바치려는 노력에서 나온 것입니다.

나의 인도식 영어를 적절한 영어로 바꾸고 구술을 연결해서 현대적인 형태로 만들어 주는 데에 특별한 재능을 가진 데보라 포프리의 도움이 없었다면, 내가 어떻게 이 책을 끝낼 수 있었을까요? 각 주제와의 긴밀한 관련성을 그녀가 발전시켜 줌에 따라서, 세밀한 부분들까지 그녀의 전적인 헌신이 없었다면 이 책을 쓰는 것은 불가능했을 것입니다. 이 책의 심장과 영혼은 나의 편집자인 크리스 벤튼이었습니다. 그는 주의 깊게 각 장들을 공들여서 구성했고, 최선을 다해서 독자들에게 생각들의 요지를 제공하기 위해서 중요한 팁들로 짜인 상자를 만들었습니다. 나는 실제로는 그녀가 각 과정에 대해서 수정하거나 코멘트를 한 것을 볼 때에 아름다운 음악을 듣는 것과 같다고 느꼈습니다. 그 녀의 아주 통찰력이 있고 매력적인 이메일들은 나에게 지난 2년 동안의 많은 연구비를 따기 위한 제안서와 논문 저술 프로젝트들의 와중에서도 이 책을 완성하기 위해서 내가 필요로 하는 추진력을 제공하여 주었습니다. 그녀가 없었다면 이 책은 없었을 것입니다. 크리스, 당신은 나의 최고의 스타예요. 길포드 출판사의 편집장인 키티 무어는 말할 것도 없이, 우리가 이 책을 완성하기 위한 시각을 제공하여 주는, 팀 뒤에서의 대단히 중요한 힘이자 안내자입니다. 내가 길포드 출판사를 위해서 책을 쓰도록 소개하여 준 피터 젠센 박사와 내가 해 낼 수 있다고 믿어 준 게이 칼슨 박사에게도 감사합니다. 원고가 최종 형태를 갖추도록 필요한 것들을 완벽하게 해낸 안나 브라켓에게도 감사합니다.

균형 잡힌 마음 재단 상임이사인 수전 레스코는 소중한 친구이면서 이 책에 부모들의 목소리를 담아내게 하는 힘이 되어 주었습니다. 또한 균형 잡힌 마음 재단의 부모-부모 지지 프로그램을 운영하면서 재단의 구성원들로부터 감동적인 인용문들을 모아서 구성하여 준 낸시 시먼에게 또한 감사합니다. 이야기에 생명을 불어넣어 준 모든 부모님들께도 감사를 드립니다. 수전의 세심한 조언들은 대단히 소중하였습니다. 반 아메링겐 재단에서는 이 책을 위한 보조금을 통해서 균형 잡힌 마음 재단의 노력에 지원을 하였는데 이것에 대해서도 아주 감사합니다. 블루하버 재단의 수잔 버거는 또한 내게 소중한 부모의 목소리를 통하여 영감을 주었습니다.

내 생각에 대한 충분한 근거를 가진 모델이 되어주신, 부모님이 내게 준 조건 없는 사랑과 애정에 대해서 감사합니다. 내가 어릴 때에 어머니가 햄릿과 실수의 연속 (셰익스피어의 초기의 희극)과 같은 잠잘 때의 동화들을 들려주는 것을 통해서 깊은 양 극단의 감정들에 대하여 이해할 수 있게 하여 주신 것은 엄청나게 운이 좋았었다고 생각합니다. 나의 소중한 남편 나렌은 내가 이 책에 대해서 작업하는 동안 랩탑 컴퓨터에서 여러 시간을 쓰는 것에 대하여 전혀 불평하지 않아 주었습니다. 나는 그가 "중요한 일을 하고 변화를 만들어 내라"라고 말할 때마다 그를 존경합니다. 우리는 두 명의 아주 유쾌하고도 야무진 아들들, 로한과 세탄을 키우고 있습니다. 그들은 나를 웃게 해 주고 내가 부모로서의 겸손함을 가지고 완전히 현실감을 갖게 합니다. 그들은 내가 현실적이 되도록 하면서 어떻게 좋은 엄마가 될 것인가에 대한 교훈들을 내게 가르쳐 줍니다. 내가 이 책을 타이핑하고 있는 동안 새벽 한 시에 뉴델리 공항에서 내게 먹을 무언가를 갖다 주려고 달려와서는 내 얼굴을 자신들에게로 돌려서 시선을 끌고는, 내 뺨을 작은 고사리 손으로 잡던 그 순간을 나는 결코 잊지 못할 것입니다. 아이들아 고마워!

차 례

3장 | 적합한 의사와 치료 팀을 찾기 97

2부 : 아이와 가족을 도울 수 있는 치료 : 해답을 찾기

4장 | 치료에서 최대한을 얻어내기 위하여 단계 설정하기 여러분이 훌륭한 시작을 하도록 하여 줄 원칙들 139

5장 | 약물로 아이의 기분을 조절하기 153

3부 : 특정 상황들에 대한 전략들로 다 함께 합치기 : 여러분이 중심을 잡도록 하는 지혜

부록

소개

조울병 아동을 돕기 : 대략적인 개관

만약 조울병이 있는 아이를 키운다면, 매일이 야생마를 타는 것처럼 느껴질 것입니다. 여러분은 문제가 터지는 바로 그 상황이 어디에서 일어날지 그리고 여러분과 아이의 상태가 어떻게 될지 경험에서 예상할 수가 없습니다. 그리고 여러분이 상황이 마무리가 되었다고 생각하는 바로 그 때 아이가 떠들어대기 시작하고, 불시에 허를 찔리게 될 것입니다. 기분 변동을 조절하기 위해서 무엇을 할 수 있는지 모를 것이고, 조울병 아이와 가족들의 미래에 대해 걱정하게 될 것입니다.

이 책은 조울병을 길을 들여서 아이와 가족들이 원래 누려야 하는 삶을 살아갈 수 있도록 하려고 합니다. 새로운 원칙들을 학습하고, 예측할 수 있는 유일한 것은 뜻밖의 일들이 터지는 것이라고 생각하게 되는 (힘든) 나날들을 잘 거쳐나가기 위한 새로운 접근법들을 가르쳐 줄 전략들로 차 있는 공구상자들을 선택하기에 대하여 다룰 것입니다. 이 책은 아이와 가족들 (그리고 물론 여러분 자신도)을 돕기에 대한 것입니다. 이 책의 대부분은 희망에 관하여 말하고 있고, 한 아이 엄마가 절실하게 말하였듯이, 희망을 갖고 있기 위해서는 아이가 정말로 여러분의 삶을 바칠 만한 순수하고 숭고한 축복임을 기억하는 것이 최고라고 하겠습니다.

나는 조울병 아동 및 그 가족들과 20여 년이 넘는 기간 동안 일을 해 왔었고, 당연하게도 부모님들이 내게 한 바로 첫 질문들 중의 하나는 "우리 아이가 더 좋아질까요?"이었습니다. 그에 대한 나의 답변은 항상 "아주 많은 기회가 있습니다. 그러나 우리는 그것을 위해서 노력해야 합니다."이었습니다. 여러분이 아이에게 조울병이 있을 가능성을 조사해 보는 중이건, 방금 진단을 받았건, 또는 이미 매일 조울병과 씨름을 하고 있건 간에, 아이를 위한 긍정적이고 행복하면서 성공적인 미래는 부모로서 바라마지 않는 것입니다. 그러나 내 경험에 따르면, 여러분이 적절한 도구들을 가지고 있어야만 그러한 미래가 가능하다는 것을 보여 줍니다.

이 책의 목적은 여러분들에게 그러한 도구들을 제공하여 주는 것입니다. 저는 이 도구들을 여러 해 동안 일리노이 대학교 시카고에 위치한 소아청소년 기분 장애 프로그램에서 조울병 아동들과 작업을 하여 오면서 다듬어 왔습니다. 그곳에서, 저는 제 동료들과 함께 기분장애가 있는 아동 및 십대들에서의 뇌 기능을 신경과학 연구소에서 조사하고, 치료 개발 연구소에서 기분 조절을 돕는 치료 기법들을 연구하면서, 다양한 여러 전문분야가 다학제로 공동으로 일하는 클리닉에서는 가족들에게 서비스를 제공하였습니다. 이러한 아동들의 치료, 가족과의 작업, 연구 수행을 함께 하면서, 우리는 조울병이 있는 아이들을 돕기 위한 최상의 방법들에 대해서 매일 더욱 배울 수 있었습니다. 우리는 인상적인 큰 발걸음을 내디딜 수 있었습니다 : 68%의 소아청소년들이 우리가 개발한 약물학적 치료법 이후 18개월에 걸쳐서 안정적이 되었습니다. 그리고 다양한 유형의 정신치료 기법의 도움으로 우리는 이러한 호전들이 이후 3

년간에 걸쳐서 유지되는 것을 보았습니다. 우리는 이러한 접근법을 조울병 소아청소년을 위한 다학제적 통합 치료(multi-modal integrated therapy for youth with bipolar disorder, MITY-BD)라고 부릅니다.

앞에 무지개가 있습니다

우리는 해야 할 더 많은 일들이 있으며 우리의 연구는 진행 중입니다. 그러나, 우리는 여러분이 아동과 나머지 가족일원들이 참여하는 정신치료를 약물치료와 통합하는 신기원을 이루게 될 치료 시스템(MITY-BD)의 장점을 취할 수 있도록, 도와드리기에 충분한 정도의 지식을 이제 갖고 있습니다. 일반적으로 "아동 및 가족 중심 인지행동 치료(child- and family-focused cognitive-behavior therapy, CFF-CBT)"라고 부르는 것은 부분적으로는 조울병 성인에서의 가족 중심 치료 모델에 기반을 두고 있습니다. 저는 이러한 성인에서의 전략들을 채택해서 조울병 아동들에서의 각 고유한 필요성에 맞추었고, 또 대인관계 치료에서 중요한 요소들을 추가하였습니다. 현재의 연구에서는 아이들도 성인과 같은 방식으로 도움을 받을 수 있는지 여부를 외래에서 확인해 보기 시작하고 있습니다. 이러한 작업들은 성인에서 쓰이던 수정하지 않은 도구들이 단순히 효과가 있는지를 알아보기보다는, 조울병 소아청소년들을 위한 올바른 도구들을 거의 새롭게 찾아내는 것입니다.

제가 소수의 환아들에서 수행한 예비 연구에 기초하여 보면, 약물과 조합을 하였을 때 아동 및 가족 중심 인지행동 치료는 조증, 우울증, 공격성, 정신병, 수면 장애 및 주의력 결핍 과잉행동 장애(attention deficit hyperactivity disorder, ADHD)의 발생률을 줄이면서 아동의 전반적인 기능상태를 향상시키는 것으로 나타났습니다. 정보와 용기, 그리고 아이와 여러분들을 위해서 더 긍정적인 미래를 향해서 각기 다른 단계와 상황들을 확신을 갖고 거쳐 나갈 수 있도록 하기 위해 사용할 수 있는 도구들을 제공함으로써 이러한 거칠고 예측 불허인 질병을 길들일 수 있을 것이라는 큰 희망을 가지게 됩니다. 이는 여러분들을 외부 세계-아이의 안녕과 성공에 영향력을 갖고 있는 보건 체계, 학교 및 다른 지역사회 기관들-에 마주한 아이를 위한 유력한 지지자로 만들어 줄 것입니다. 궁극적으로 아이를 위한 약물치료에 병합한 심리치료는 아이의 삶의 질을 호전시킬 뿐만 아니라, 또한 여러분과 나머지 가족들의 건강(정신 및 신체적인 것 모두)에 미치는 아이의 질병의 영향을 줄여줄 것입니다.

인지행동치료, 가족 치료 또는 대인관계 치료를 사용하는 치료자들은 이 책에 있는 프로그램들의 많은 부분에 이미 친숙할 것입니다. 다양한 유형의 정신치료가 조울병 소아청소년들을 위하여 폭넓게 쓰이고 있으며, 치료자를 선택하는 데에 있어서 가장 중요한 기준은 항상 아이들을 치료하는 치료자의 숙련도입니다. 이 책으로, 여러분은 우리가 사용하는 치료 기법들에서 얻은 교훈들을 어떻게 자신에게 적용하는 지를 배울 수 있고, 아이의 치료팀과 이 책에서 얻은 정보를 공유할 수 있을 것입니다.

아이와 가족들이 기억하기에 쉽도록, 저는 아동 및 가족 중심 인지행동 치료의 여러 구성요소들을 무지개(RAINBOW)라는 약어에 의해 대표되는 7가지 전략에 녹여 넣었습니다. 저는 이 책에 무지개 접근법을 구성하는 개념들을 불어 넣었으며, 더 중요한 것은 이 책을 통해서 저는 조울병, 조울병과 뇌 기능 사이의 관계를 이해하고, 약물을 조절하며, 학교에서의 상황들을 협상하고, 위기상황을 견디어 내고, 자신을 돌보기 위하여 필요한 모든 정보들을 제공하였습니다. 저는 여러분들께 아이의 진단에서 시작해서 치료로 나아가면서 이러한 원칙들을 어떻게 적용할 것인지를 보여드릴 것입니다. 6장은 특히 각각의 일반적인 전략들을 여러분이 사용할 수 있는 구체적인 도구들과 기법들로 쪼개서, 여러분들이 아이의 치료에서 최대로 이용할 수 있도록 하고 가족들이 가능한 매일매일 탈 없이 지낼 수 있도록 할 것입니다. (일단은, 26페이지에 있는 그림이 무지개에 있는 각각의 글자들이 무엇을 뜻하는지를 보여주고 있습니다.) 그러나 나는 여러분이 이 책에서 얻는 것이 무엇보다도 무지개 치료의 개념과 원칙들을 마치 제2의 천성처럼 적용해서, 새로운 시야를 가지고, 각자의 가족들의 생활의 전 영역에서 조울병에 유연하게 대처할 수 있는 효과적인 방법들을 찾아 나가는 능력이 되기를 바랍니다.

나에게, 무지개는 특히 상황이 어려워질 때, 여러분, 아이, 그리고 가족들이 명심해야 하는 정리된 이미지입니다. 이는 폭풍우가 지나간 다음에 흔히들 오게 되는 행복과 고요함을 상징하며 조울병에 의한 혼란에 휩싸인 가족들에게는 희망의 신호로 작용합니다. 무지개의 이미지는 또한 기분의 변동성(무지개 색깔로 나타나는)은 중간(녹색 대 자외선–슬픈 기분 또는 적외선–분노 또는 조증 발작, 둘 다 극단적임)에 있어야 적절하다는 나의 철학과도 일치합니다. 내 경험상, 주된 목표는 가족들이 무지개 시스템을 매일의 생활에 통합하도록 해서 조울병 아동이 안전한 중간지대로 가서 거기에서 지내도록 도와주는 것입니다.

무지개 접근법은 조울병 아동이 내외적으로 안정성을 키워서 목표에 도달하게끔 돕습니다. 이는 아동–그리고 가족–중심 치료라고 부르는데, 그 이유는 이 치료법이 개별적으로는 아동을 (약물과 개인 치료를 통해서) 대상으로 하지만 동시에 전체 가족들도 (심리교육과 대처 기술을 통해서) 대상으로 하기 때문입니다. 밑에 깔린 전제는 조울병이 있는 아동은 그들의 기분 변화의 생물학적 원인들을 대상으로 하는 약물들과, 성인기까지 그들을 잘 안내할 자기 조절 기술들을 필요로 하지만, 가족들이 또한 잘하고 있을 때에 훨씬 더 잘해낼 수 있다는 것입니다. 무지개는 전체 가족들이 함께 협조적으로 작업하도록 하며 긍정성을 강조합니다. 여러분과 가족-그리고 또한 아동들-은 아이의 기분 상태를 평가하고 조절하며 예측 가능한 일상생활의 유형과 균형 잡힌 생활스타일을 갖도록 하고, 아이를 위한 지지적인 친구관계와 여러분 자신을 위한 지지적인 관계들을 유지하도록 도와줄 수 있습니다. 아이와 나머지 가족들은 부정적인 사고를 긍정적인 자기 대화로 바꾸도록 배우고, 조울병이 여러분의 매일의 삶을 아수라장으로 만들지 못하게 막아줄 수 있는 효과적인 문제 해결 방법들에 대해서 여러 방식으로 경험을 쌓게 될 것입니다.

무지개 접근법으로, 가족들과 아이의 치료 팀은 아이가 이러한 전략들을 사용해서 (약물과 함께) 가능한 한, 기분 범위의 중간에 있도록 도울 것입니다.

R (Routine) : 안정적인 일정을 가지게 하기 위한 일상
A (Affect) : 정동 (기분) 조절과 분노 통제
I (I can do it) : "나는 할 수 있어" – 자존심을 갖기 위한 긍정적인 자기 대화
N (No negative thoughts) : 부정적인 생각은 않기
B (Be a good friend, lead a Balanced lifestyle) : (아이에게) 좋은 친구가 되기, 그리고 (여러분을 위한) 균형 잡힌 생활 스타일 유지
O (Optimal problem solving) : 최적의 문제 해결
W (Ways to get support) : 아이와 나머지 가족들을 위한 지원을 받기

함께 도전에 맞서기

한 부모는 "조울병 아이와 살면서는 모든 것이 도전이다."라고 말하였습니다. "일정한 일정을 따르면서도, 항상 다음의 위기상황을 막기 위해서 미리미리 사전에 준비를 하고 있어야 하거나, 매 순간 어떠한 일들이 일어날지 전혀 알 수가 없다는 뜻이지요." 이것은 내가 만난 거의 모든 조울병 아동 부모님들이 갖는 생각입니다. 한 부모님은 다음과 같이 말합니다. "질병과 아이들의 악화 인자를 아무리 잘 이해를 하고, 미리 예방을 위해서 사전계획을 세워서 실행할지라도 항상 예측하지 못한 상황에 여전히 마주칠 수 있음을 받아들여야 합니다."

무지개 접근법의 주된 목표는 예측 불가의 상황을 최소화하되, 완전히 그러한 상황을 없애는 것은 가능하지 않다는 현실을 동시에 깨닫는 것입니다. 이러한 현실은 내가 조울병 아동, 그 부모들과 형제자매들이 필요로 하는 것을 내가 이해하도록 도와준 여러분과 같은 수백여 가족들에게서 내가 배운 실제 사례에서 나온 것입니다. 무지개 접근법은 나의 연구와 임상적인 경험에서만이 아니라, 또한 직접적으로 내가 진료한 가족들의 경험에서 나온 것입니다. 가족들의 열린 마음, 관대함 및 아이들에게 최상의 가능한 삶을 만들어 주겠다는 흔들림 없는 헌신이 없었다면, 저의 질병에 대한 이해는 단지 2차원적, 평면적인 수준에 그치고 말았을 것입니다.

나는 여러분이 이 책을 내가 생산적이었다고 생각하는, 가족들과의 공동작업의 확장된 결과물로 보아주기 바랍니다. 여러분과 나는 함께 조울병이라는 시험대에 맞서고 있습니다. 이 책에서, 나는 여러분이 어떻게 담당의사 및 다른 양육자들과 함께 작업해서, MITY-BD 프로그램을 가족들의 치료와 지원 체계에 효과적이게 만들 것인지를 자세하게 설명할 것입니다. 약물치료들의 기본적인 요점들, 치료적 중재, 그리고 행동 조절들 각자는 이 큰 그림의 단지 일부분입니다. 포함시켜야 할 더 많은 것들이 있습니다. 또한 안 좋은 날에도 여러분의 기분을 좋게 하고, 좋은 일들을 즐길 수 있게 해주고 여러 삶의 굴곡들을 헤쳐나갈 수 있도록 하여 줄 삶의 철학과 전반적 관점들도 개발할 필요가 있습니다.

이것이 내가 나의 경험과 이 책을 통해서, 여러 부모님들이 절실하게 말하고 있는 여러 스트레스들과 도전과제들에 대처하기 위한 원칙들을 제공하는 이유입니다. 저는 이러한 원칙들이 힘든 순간들을 헤쳐나가기 위한 격려와 희망의 근원으로서만이 아니라 의지가 되는 생명선을 제공하여 주기 바랍니다. 이러한 원칙들은 이 책을 통하여, 그리고 많은 다른 형태로도 자주 나타날 것이며, 나는 이들을 쉽게 참조할 수 있도록 부록 A에 요약하였습니다.

그들을 자주 찾아보세요. 페이지를 표시해 놓고 침대 곁에도 두십시오. 잠들기 전에 이들을 읽어보고 내일 무슨 일이 일어나든지 그에 대해 준비하기 위해서 사용하십시오. 의사들, 선생님들 또는 다른 전문가들을 만날 때에 준비하기 위해서 목록들을 몇 분간 읽어보십시오. 이들을 냉장고에 전체 가족들을 위한 주의 환기용으로 붙여 놓으십시오. 무엇보다도 그들을 마음속 깊이 새기십시오! 이러한 태도들을 가지고, 여러분은 아이와 나머지 가족들을 위해서 큰 변화를 만들어 낼 수 있습니다.

조울병의 여러 도전 가제에 대처하기 위한 원칙들

- **교육을 받아라** : 조울병을 이해하는 것은 여러분이 대처하여 성공할 수 있는 능력을 키우기 위해서 취해야 하는 첫 번째이자 가장 중요한 단계들 중의 하나입니다. 이 질병에 대한 지식을 얻는 것이 평정심을 유지하고, 공포심을 조절하면서 문제들이 생길 때에 그에 효과적으로 대처할 수 있도록 도와준다고 부모님들은 항상 말하고 있습니다. 한 부모는 다음과 같이 말합니다 : "질병에 대해서 얻을 수 있는 정보들을 반복해서 읽고 또 읽으면서 가정에 유사한 문제들을 갖고 있는 다른 부모들과 계속 만남을 가지자 나는 공감을 할 수 있었습니다. 내가 더 많이 알수록 덜 두려워하게 됩니다. 내가 덜 두려워할수록, 내가 아들과 우리를 위한 치료를 더 효과적으로 받을 수 있게 됩니다."
- **현실적이 되어라** : 조울병의 진단은 불가피하게 아이, 여러분 자신, 그리고 가족들의 삶에 대한 기대를 바꾸게 됩니다. 여러분은 아이가 어떠한 미래를 가지게 될 것인가에 대해서 걱정할 수도 있습니다. 아이의 장기간의 전망에 대해서 절망하기보다, "위기" 없이 매일을 잘 지내기나 몰에 외출을 무난하게 다녀오는 것과 같은 단기간의 목표에 초점을 맞추십시오. 그러고 나서 이러한 성과에 대해서 축하를 하세요. 아이나 자신에게서 기적을 기대하지 마시고 좋은 일들이 여전히 일어날 것이라는 점을 기억하십시오 – 좋은 일이 있을 때 그것에 감사할 방법들을 찾으십시오.
- **모든 일에서 중도를 지켜라** : 때로 부모들은 아이들을 위해서 가능한

모든 일을 하려 하고 모든 일들을 "제대로" 처리하려고 자신들을 몰아붙이다 보니 방심하게 됩니다. 예를 들어, 자세한 기분 차트를 그리는 것은 너무 많은 시간과 주의력을 요구하여서 여러분과 아이, 배우자 또는 다른 자녀들과의 관계에도 방해가 됩니다. 완벽을 추구하다가 이미 스트레스가 되는 상황을 더 악화시키도록 하지 마십시오. 대처할 충분한 여유가 있어야 합니다 – 중요한 것에 최선을 다하고 나머지 일들은 그대로 두십시오.

- **유연해져라** : 만약 조울병에 어떤 진리가 있다면 그것은 예측 불가능성이 예외라기보다는 원칙이라는 것입니다. 계획은 순간적으로 바뀔 수 있으며, 최소한 그것을 예상하고 있어야 합니다. 유연성과 함께 회복력을 갖는 것은 단순히 좋은 생각 정도가 아니라 조울병을 마주하는 가족들에게는 생존의 문제입니다. 만약 여러분이 천성적으로 유연성이 부족하다면, 이제는 길러야만 하는 기술입니다.
- **즐기고, 노는 법을 배워라** : 즐거움은 아이가 조울병이 있다는 이유로 창밖에만 있는 것이 아닙니다. 놀고 쉬고 그리고 인생을 가치 있게 만들어 주는 여러 활동에 참가할 기회를 필요로 합니다. 특히 이 길을 막 걷기 시작했다면, 이는 스트레칭과 같은 것입니다. 저를 믿으세요. 여러 기회들을 찾아볼 수 있을 정도로 오랫동안 어려움을 감당해 낼 수 있다면, 여러분은 이제 또한 재미도 누리고, 즐거움도 찾을 수 있습니다.
- **유머 감각을 가져라** : 웃을 일들이 많지 않은 것처럼 느껴질 수 있습니다. 그러나 상황을 균형 잡힌 시각으로 본다면, 많은 유머 감각을 찾을 수 있습니다. 조울병 아이들은 다른 아이들처럼 멍청하기도, 재미있기도 그리고 영리하기도 합니다 (때로는 훨씬 더). 그러니 아이들이 재미있게 하고 즐거움을 주고, 기쁘게 하여 줄 때에는 이러한 순간들을 즐기십시오. 그리고 너무 심각해하지 마세요. 흔히 일어나듯이, 최선의 노

력에도 불구하고 일들이 빗나갈 때에는, 불합리함을 인정하고 인생은 그러한 것도 감안해서 받아들여야 함을 기억하십시오. 힘이 되어 주고 웃음을 주면서 우정을 키울 수 있는 지지적인 사람들을 찾으십시오.

- **공감하려 하라** : 조울병 아이가 가장 안 좋은 상태에 있으면서 여러분이 어찌할 바를 모르고 있을 때에도, 공감을 지속하면서 다정한 태도를 유지하는 것은 지속적인 시험과제가 될 것입니다. 그러나 아이가 이 병을 원한 것도 아니고 스스로 병에 걸린 것도 아닙니다. 여러분에게는 어렵고도 실망스럽겠지만, 아이에게는 훨씬 더 힘들다는 점을 기억하려고 하세요. 한 부모는 "내가 공감하고 계속해서 연민을 느낄 수 있도록 하여 준 것은, 다른 지지 그룹들과 함께 하면서 얻게 된 내 아들이 매 순간마다 마음에서 겪어야 하는 것에 대한 이해가 있었기 때문이었다. 자신을 증오하고 스스로 멍청하고 사랑받을 수 없는 존재라고 여기면서 그나마 자존심을 유지하려고 하는 것이 얼마나 고통스럽고 힘든 일일지 상상하기도 어렵다."고 말하였습니다.
- **유대관계를 가져라** : 혼자서 투쟁할 필요가 없습니다. 사실, 고립은 여러분의 스트레스를 강화시키면서 불행을 키워주게 마련입니다. 아이와 자신을 위해서 지지 체계를 만드십시오. 자신의 지역사회에서 여러분의 어려움을 공유하면서 편하게 하여줄 사람들을 찾는 것이 어렵다면, 균형 잡힌 마음 재단(www.thebalancedmind.org), 정신장애인가족협회(National Alliance on Mental Illness, NAMI, www.nami.org) 및 유사한 그룹들을 통해서 온라인으로 유사한 문제들을 마주하고 있는 수천 명의 부모들과 연결할 수 있습니다.

여러분은 아이의 최고의 희망입니다

"우리가 희망을 가질 수 있도록 도운 것은 우리가 큰 지지자 들(치료자, 정신건강의학과 의사, 학교 선생님들)을 가지고 있으며, 부모로서 아이를 돕기 위해서 할 수 있는 모든 일들을 하고 있음을 아는 것이다."

모든 부모들은 때때로 무기력하다고 느끼며, 문제를 처리하는 것을 되돌아보면 여러분들도 흔히 그렇게 느끼고 있을 것입니다. 그러나 최선을 다하고 기대수준을 보통 정도로 둔다면, 아이와 지속적인 부모의 노력은 천천히 그러나 확실히 성과를 올릴 것입니다. 때때로 그렇지만, 일들이 엉망이 되었을 때, 여러분들이 이 문제를 선택한 것이 아니며, 일을 꾸준히 하는 것 이외에는 다른 선택지가 없음을 기억하십시오. 할 수 있는 것은 단지 어려운 상황에서 될 수 있는 최고의 부모가 되는 것입니다. 그러니, 자신을 그만 몰아붙이고, 너무 열심히 하지 말고 자신에게 너무 가혹하게 하지 마십시오.

중요한 것은 여러분의 눈을 저 멀리 수평선에 두는 것입니다. 어떠한 차질이 있더라도 그것이 하루를 가건, 한 달을 가건 또는 일 년을 가건 너무 낙담하지 마십시오. 아이의 궁극적인 성과는 천천히 만들어지는 것이고, 좌절은 그것이 얼마나 심하던 간에 거의 항상 일시적일 뿐입니다. 해가 진 후에는 항상 해가 뜨게 마련입니다. 어떠한 기적보다도 더 큰 차이를 만드는 것은 여러분의 낙천주의이자, 마음속에 지니면서 아이에게 전해주게 되는 희망입니다. 그렇게 한다면 아이도 그것을 느끼고, 믿고 궁극적으로 실현할 것입니다.

어떻게 이 책을 사용할 것인가

아이가 이미 조울병으로 진단을 받았든 또는 그 방향으로 가고 있던 이 책을 사용할 수 있습니다. 전략들 중의 일부, 조울병에 대한 정보의 많은 부분, 그리고 읽게 될 모든 원칙들은 아이의 성인기까지 다루고 있습니다. 그러나 이 책에서 초점은 아동기에 있습니다.

이 책은 3가지 부분으로 나누어져 있어서 각 장들은 일반론에서 시작해서 더 구체적인 내용으로 이동합니다. 1장에서 저는 여러분들이 마주하고 있는 질병에 대한 이해를 돕기 위한 정확하고 자세한 정보들에 대한 필수적인 기초사항들로 시작하겠습니다. 2장에서는 이루어지는 치료의 모든 구성요소들과 어떻게 아이를 위해서 최선의 치료를 받을 수 있는지에 대해서 설명합니다. 3장은 아이들이 매일을 보내는 각 영역에서 맞부딪치게 되는 매일의 도전 과제들에 대한 많은 실질적인 해법들을 제공합니다.

여러분이 이미 조울병에 대해서 많은 것들을 알 수도 있습니다, 그러나 저는 어쨌든 1장부터 읽기를 권합니다. 그 이유는 여러분 자신과 아이의 삶에 위치한 다른 이들을 교육하는 것이 질병의 성공적인 치료와 장기적인 관리에 필수적이기 때문입니다. 다음의 몇몇 장들에서는 제가 수행하였거나 참여한 연구들 및 나의 20여 년간의 임상 경험들을 포함하는 최근의 과학적 연구 결과의 일부들을 요약하였습니다. 나머지 책의 부분들에는 또한 여러분과 같은 많은 부모님들의 지혜가 가득 채워져 있습니다. 여러분들은 균형 잡힌 마음 재단의 200여 구성원들과 나의 외래에서의 많은 다른 부모님들의 아량으로, 그들의 문제, 희망 그리고 독창적인 해법들을 읽게 될 것입니다. 그들은 또한 여기에 여러분과 나와 함께 합니다. 우리는 무지개를 향해 함께 나아갈 것입니다 – 폭풍우가 지나간 이후의 아름다운 색깔을 가진 무지개로!

1부

사실들과 핵심사항들 :

질병을 이해하기

1부

사실들과 핵심사항들 : 질병을 이해하기

만약 아이가 조울병이 있다면, 아마도 이미 그 증상들과 영향에 대해서 많은 부분을 알고 있을 것입니다. 또한 아마도 이미 병원, 의사들, 검사들, 보험회사들의 험난한 행로를 최소한 한번을 거쳤을 것입니다. 그 경험을 통해서 여러분은 하룻밤 사이에 벌써 전문가가 될 수 있습니다!

만약 자신을 전문가라기보다는 단지 좌절한 희생자로만 생각한다면, 이제는 "긍정적으로 생각하게끔" 머리를 돌려야 할 때입니다. 여러분이 조울병을 이미 얼마 동안 다루어 왔다면, 여러분은 이러한 거친 파도를 헤쳐나가도록 하는 경험을 가진 자신이 생각하는 것보다 훨씬 더 전문가입니다.

여러분은 실제로 아이에게 무슨 일이 일어나고 있는지 또는 아이를 돌보기 위해서 질병에 알아야 하는 모든 것들을 알고 있는지 여전히 자신이 없을 수도 있습니다. 정확한 진단을 받은 것인지 또는 올바른 의사, 의료 기관, 또는 지지 체계에 다니고 있는 것인지 확신이 없을 수도 있습니다. 오늘날 건강 보험의 현실과 직장 생활에 조울병 아이 양육이 미치는 영향 (실제로는 그렇지 않은 데에도 불구하고, 현재 자신이 안정된 상태인 것처럼 보이기 위해서 필요로 하는 노력들)을 고려한다면, 또한 많은 시간이 드는 치료에 대해서 어떻게 비용을 지불할 것인가에 대해서도 걱정할 수 있습니다.

여러분들이 어떠한 과정에 있든 간에, 조울병의 "큰 그림", 아이의 삶에서 각기 다른 시기에 어떻게 나타나는 지, 그리고 모두들에게 상황을 복잡하게 만들 수 있는 공존하게 되는 문제들의 종류를 이해하는 것은 여러분과 아이, 그리고 나머지 가족들에게 도움이 될 것입니다. 이 장은 현재 과학 및 의료계에서 이해하고 있는 소아청소년 조울병의 대한 견해를 제공해 주고 여러분들이 아이에게 무엇이 일어나고 있는지 이해하게 도와줄 것입니다. 이 장에서는 큰 그림을 이해하기 위한 틀을 제공합니다.

1-3장은 우리가 생각하기에, 여러분과 같은 부모님들이 가장 긴급하게 알고 싶어하는 질문들에 대한 답을 줄 것입니다.

- 조울병이 무엇인지?
- 아이들에게 정말로 존재하는 것인지?
- 무엇이 그것을 유발하는지?
- 어떻게 진단이 조울병이고 그 밖에 다른 것이 아닌지 것을 알 수 있나?
- 시간이 지나면 더 악화되나 아니면 사라지는가?
- 내 딸이 대학에 가고 정상적인 삶을 살 수 있을 것인가?
- 내 아들은 남은 평생 동안 약을 먹어야 하는가?
- 아이들은 더 나빠질 것인가?
- 입원이 필요하게 되나, 그리고 언제?
- 아이를 도와줄 수 있는 최고의 의사를 어떻게 찾고 선택할 것인가?

만약 여러분이 오늘날의 대부분의 부모들과 비슷하다면, 아마도 인터넷에서 이미 일부 조사를 하였을 것이고 찾은 것은 답을 해주기보다는 오히려 의문거리를 더 많이 만들어 내서, 불안과 혼란을 가중시켰을 것입니다. 책의 이 부분에서 저의 목표는 이 질병을 인지하고 관리하기 위해서 새로운 접근법을 개발하기 위하여 일하여 온 연구자이자 소아청소년 정신건강의학과 의사로서의 경험에 기초하여, 정확하고, 권위 있는, 최신의 소아 조울병에 관한 정보를 여러분에게 제공하는 것입니다. 나는 또한 여러분이 무어라고 들었든지 간에, 희망이 있으며 여러분과 아이들이 그 문제를 헤쳐나갈 수 있다는 점을 확신시켜 주고 싶습니다! 내가 외래에서 많은 가족들과 하는 방식으로 이제 깊이 들어가 봅시다. 그리고 여러분은 적절한 종류의 치료, 지지와 격려를 통해서-이러한 어렵고도 복잡한 질병이 삶에 있을지라도-미래가 밝을 수 있음을 알게 될 것입니다.

1장

예, 조울병은 아이들에서 정말로 일어 납니다

제레미는 함박웃음을 지으면서 걸어 들어 온다. 내 스텝들과 수다스럽게 이야기를 하고 있다. 극단적으로 에너지가 넘치며 대기실에 있는 다른 모든 환자들과 놀이를 시작하는데, 규칙을 만들고 단정적으로 타인들에게 무엇을 할지를 정해주고 있다. 나를 보자 달려와서는 악수를 하는데 내 팔을 세게 뒤튼다. 내가 팔을 잡아 빼자 갑자기 웃음을 터뜨렸다. 아이 어머니는 피곤하고 지쳐 보였으며 제레미가 지난 밤에는 거의 잠을 자지 않았다고 말하여 주었다. 아이는 쾌활해 보이면서 키득키득 웃고 있었고, 초특급 열차처럼 빠르게 말을 쏟아 내었다. 비디오 촬영에 동의하여서 스텝들이 비디오를 장비를 가지러 간다. 그러나 막상 카메라가 설치되자, 기분은 완전히 변한다. 촬영을 지휘하기 시작하였고 갑작스레 예민해지더니 통제 불능이 되어서는 장비를 두들기고는 쉴새 없이 욕을 하기 시작한다.

이는 내 외래에서 겪은 실화입니다. 다소 극적이기는 하지만 이러한 이야기들은 조울병 아이들에서는 거의 한 번만 예외적으로 겪는 일이 아닙니다. 여기에 환아들이 외래에 있는 동안 말하거나 한 일들의 몇 가지 예제가 더 있습니다.

- 존(10살)은 나의 연구 보조원을 팔로 들어 올렸다. 심지어는 자신의 체구의 두 배 되는 남자를 들려고 하고, 낯선 사람을 껴안으려고 했다. 그럼에도 불구하고 누구라도 자신을 만지려고 하자 깜짝 놀라서는 소리를 질렀다.
- 신디(6살)는은 병원 복도 바닥에 앉아서는 움직이거나 일어서는 것을 거부했다. 끊임없이 소리를 치더니 채혈을 하기 전에는 거의 30분 동안 분노로 얼굴이 붉어졌다.
- 자레드(11살)는 보이는 모든 것을 만지고, 자신이 탐색하고 있는 것과 관련이 없어 보이는 물건들에도 대해서 끊임없이 이야기를 하였는데, 한 이야기에서 다른 이야기로 주제를 건너뛰곤 하였다. "나는 이 햄스터가 거울을 보고 있다고 생각하고 있었어요. 또 다른 햄스터가 있다고 생각했는데, 그게 거울로 뛰어들었어요!"라고 말하더니 발작적으로 웃고 나서는, 내 사무실 구석으로 내달리더니, "이빨이 적어도 일 피트는 되는" 개로부터 자신의 형제를 구해낸 이야기를 하기 시작했다.
- 실비아(9살)는 클리넥스 상자 바닥에 연구실의 평가지를 숨기고는 스텝을 문밖으로 내몰고 문을 잠근 다음에 평가지를 내던져버렸다. 그리고 나서는 쓰레기통 위아래로 점프를 반복하였다.
- 앤디(7살)는 3층 놀이방의 창에 기대어서 새가 나는 것을 보았다, 그리고는 아래의 지붕에 아찔하게 내려앉았다. 새

를 도와주겠다고 창을 기어 올라가서는 지붕 위로 올라가려고 하였다. 어머니가 아이를 안전하게 데리고 와서는 무엇을 한 것인지 물어보자, "나는 날 수 있어요."라고 대답하였다. 어머니가 사람은 날 수 없다고 상기시키자 다시 "그럼 신이 나를 구해주겠죠."라고 말했다.

- 한나(8살)은 "나는 당신과 결혼해서 당신을 나의 아주 예쁜 공주로 만들어 줄 거예요."라고 선언했다. 그녀는 첫 만남에서 도발적이면서도 과도하게 친절하였다.
- 진단 평가 15분 동안, 아사드(5세)는 웃다가 소리를 치더니 얼굴이 붉게 변해서는 울기 시작하였는데, 나이가 어려서 자신의 문제들을 말로 표현할 수가 없었다.
- 조(12살)는 조롱과 비난을 쏟아내었는데 너무 말이 빨라서 거의 앞뒤가 맞지 않을 정도였다. 끊임없이 소리치면서 자신의 분노를 합리화하더니 마치 자신이 몹시 화가 난 전남편이라도 되는 것처럼, 어머니를 "머리가 텅 빈 멍청이"라고 불렀다.

만약 아이가 조울병 진단을 받았거나, 아이가 조울병이 있는지 막 의심을 하고 있다면, 이러한 예제들에 대하여 여러분은 두 가지 반응들 중의 하나를 보일 것입니다. 언뜻 보기에 이러한 빠른 기분 변화, 흥분성, 비판에 대한 민감성, 빠른 말 그리고 집중하기의 어려움은 아마도 바로 친숙하게 느껴져서 누군가가 집에 와서 내 아이를 비디오로 찍은 것은 아닌가 하고 생각할 수도 있습니다. 아마도 아이는 이전에 완전히 이러한 방식으로 행동했었을 것입니다. 또는 이러한 증상들 중의 일부는 맞지만 일부는 그렇지 않다고 느낄 수도 있고, 아이가 결코 "그렇게까지 나쁘지는 않아."라고 생각하지만, 속으로는 아이가 저렇게 행동하지나 않을까 두려워할 수도 있습니다. 아들딸들에게서 보고 있는 위에 기술된 행동들이 완전히 다른 무언가 대신에 과연 조울병의 지표가 되는 것인지 확실하지 않을 수도 있습니다.

의료 전문가들조차도 이러한 유형의 짧은 사건들에 대해서 다양한 반응들을 보입니다. 그들은 이러한 소아청소년 조울병에 대한 설명이 정확하다고 생각하기도 하고, 또는 이러한 힘들게 하는 행동들이 조울병에만 고유한 것은 아니라고 생각하거나, 또는 이러한 삽화들 모두를 실제로는 조울병이 아닌 것으로 일축해 버리기도 합니다. 한 부모는 조기발병형이나 아동기 조울병과 같은 그러한 "존재"는 없다고 여러 번 이야기를 들었으며, 그녀가 정신 보건 분야에 있었던 경험 때문에, "단순히 있지도 않은 문제를 만든다."는 비난을 받았습니다.

이러한 아주 간결한 증례들에서 설명된 행동들을 어떻게 보아야 할지를 분명히 하기 위해서 잠시 생각해 봅시다. 아이들이 만들어 내는 복잡한 감정적 격동과 혼란은 분명하고도 극적입니다, 그러나 부모들과 전문가들은 하나의 크기가 모두에게 다 맞지는 않는다는 것을 인식해야 합니다–다시 말하면 어떠한 하나의 설명이 모든 전형적인 조울병의 진단 증상들을 다 설명해 주지는 못 합니다. 아이가 "고전적인 증상들"을 가지고, 쉽게 진단을 받을 수도 있지만, 위에 기술된 것처럼 훨씬 더 드물게 나타나지만 분명히 이 병과 관련성을 갖는 일부 골치 아픈 행동들도 있습니다. 우리는 클리닉에서 수백 명의 조울병 아동들을 치료하였으며 그들의 두뇌와 인지기능을 연구하여 왔기 때문에 다양한 범주의 증상들이 소아기 조울병에의 진단에 이를 수 있음을 알게 되었습니다. 우리는 단지 진단기준에 기초해서 아이들에게 낙인을 붙이기보다는, 기능 이상을 가져오는 뇌에서의 배선에 관계된 일련의 범주의 문제들을 치료한다는 측면에서 생각하고 있습니다.

불행히도, 모든 사람들이 진단을 받아들이는 것은 아니며, 여전히 이 진단에 대해서는 많은 논란거리가 있습니다. 이 장에서, 나는 그 점을 분명히 하고자 합니다. 그에 대해서는 실수하지 맙시다; 조울병은 아이들에서 정말로 존재합니다. 여러분이 아이의 상태에 대해서 가지고 있는 질문에 대한 답이 항상 단순하거나 확정적이지는 않지만, 뇌 영상 및 임상 연구가 계속해서 소아청소년 조울병에 대한 새롭고 유용한 지식들을 매해 밝혀 줌에 따라서, 그 답은 점점 더 확실해지고 있습니다.

어떻게 소아청소년 조울병을 정의하는가?

조울병은 정반대 사이의 기분의 변동과 극단적인 조증과 우울증의 감정 상태를 특징으로 하는 기분 장애입니다. 이를 지칭하는 가장 간단한 방법은 조울병이 있는 사람들이 나머지 사람들이나 다른 때에 비해서 때로는 훨씬 더 기분이 "올라가고" -흥분하고, 정력적, 낙관적, 등등-또 때로는 "내려앉는" -즉, 슬프고, 기가 꺾여서, 기운 없고, 희망이 없어지는 것입니다. 그러나 이러한 상태는 실제로는 정의가 뜻하는 것보다 훨씬 더 복잡합니다. 그래서 이전의 "조증성 우울증"보다 "양극성"이라는 말을 오늘날에는 더 흔히 사용합니다-이 단어가 질병의 주기적인 특성과 두 극단(양극)의 올라감, 내려감에 동반되는 다양한 범주의 증상들을 더 정확하게 반영한다고 생각되기 때문입니다. 조울병에서 고통받는 사람은 한때는 반드시 정력적이고 행복하고, 또 다른 때에는 슬퍼 보여야만 할 필요는 없습니다. 조증이나 우울증 중의 하나를 경험하고 있는 사람은 주로 아주 짜증을 잘 내는 것처럼 보일 수 있고, 두 기분의 양극단 사이의 선은 특히 아이들에서는, 항상 매우 분명한 것은 아닙니다.

아이들이 조울병 증상을 보이는 데에서는 차이점들이 있어서 이는 일부 사람들이 이 질병이 과연 아이들에게 있을까 의심을 하게 하는 한 가지 이유가 되고 있습니다. 그러나 우리는 실재한다는 것을 알고 있습니다. 조울병은 전 세계적으로 성인의 1~2%에 영향을 미치는 것으로 이야기되고 있습니다. 나이가 든 청소년들(14~18세)의 한 지역사회 학교 조사에서, 일부 조울병은 평생 유병률이 1% 정도 되는 것으로 나타났습니다. 어린 아이들에서의 조울병의 발병률은 너무나도 많이 오진이 되기 때문에 정확하게 말하기는 어렵습니다. 그러나, 무엇인가 자신들에게 문제가 있다는 것은 대부분의 경우에 부정하는 십 대들 본인들만을 대상으로 한 인터뷰에 기초한 결과라는 점을 감안하면, 저는 개인적으로는 십 대들 대상의 학교 조사조차도 아마 유병률이 과소평가되었을 것이라고 생각합니다.

내가 의사로서의 훈련을 25년 전에 받기 시작했을 때에는, 아이들에서 조울병의 개념은 없었습니다. 조증 또는 들뜬 기분 이후에 심각한 우울증의 분명한 신호를 보이는 성인들만이 조울병을 가지고 있는 것으로 생각하였었습니다. 이러한 증상이 있는 아이들이 도움을 구하러 올 때에는, 우리는 함께 몇몇 개의 진단들을 갖다 대충 꿰맞추어서 이러한 문제들을 설명하려고 하였고 그리고는 왜 이들이 치료에 반응을 잘 하지 않는지를 이해하기 위해서 애를 썼습니다.

소아청소년에서 조울병의 정의 또는 현재의 개념은 실제로는 90년대 중반에 틀이 잡히기 시작했으며, 이 때 새로운 연구들이 현재의 이해에 대한 기반을 닦아 주었습니다. 많은 연구자들이 이 질병을 다른 각도에서 보았고, 각자는 질병의 특징으로 각기 다른 증상이나 차원들에 초점을 맞추어서 각기 다른 각도에서 질병을 보았습니다. 어떤 연구자는 과민성에 초점을 맞추었는데 이것은 가족들이 아이에 대한 치료를 찾게 되는 흔한 이유입니다. 또 다른 이는 과대성과 들뜬 기분에 초점을 맞추었고, 다른 이는 후기 청소년기 발병/성인 조울병에 유사하게 조증에서 우울증까지 변동하는 기분 상태의 고전적 증상들에 집착하였었습니다.

서로 의견 통일을 하기 위해서, 2001년에 미국 국립정신보건연구원(National Institute of Mental Health, NIMH)은 이 분야에서의 전문가들을 대상으로 두 차례의 연구자 원탁회의를 소집하였고, 조울병의 주된 유형에 대한 일반적인 동의안을 만들어 냈습니다. 하나는 위에 기술된 고전적인 증상들로 구성된 협의의 정의이고, 다른 하나는 더 폭 넓은 증상들-심한 과민성, "감정의 폭풍", 기분 불안정성 그리고 심한 분노 발작-을 포함하나, 분명하게 정의할 수 있는 기분 변동이 없거나 전체 증상들의 진단기준에는 부족한 더 광의의 정의입니다. 논쟁들은 다양한 생각의 학파들 사이에서 계속되고 있는데, 일부는 이 기준을 너무 광범위하게 적용한다고 믿으며 다른 사람은 정의가 너무 제한적으로 "중간에서 걸러내므로", 도움이 필요한 너무 많은 아이들을 그대로 남겨 두고 있다고 생각합니다.

조울병과 관련된 흔한 용어 사전

조울병에 대해서 지식을 갖추어 나갈 때, 아이들을 도와줄 의사들, 치료자들 및 다른 이들과 함께 일해 나가기 위해서도 다음 몇 개의 장에서 마주치게 될 흔한 용어들의 일부를 이해할 수 있도록 하는 것이 중요합니다.

- **정동 (affect)** : 객관적으로 관찰 가능한 행동들의 유형을 말하며, 주관적으로 경험하는 기분 상태(감정)의 표현으로 나타나게 됩니다. 정동의

흔한 예로는 슬픔, 들뜸 및 화가 있습니다. 기분(mood)이 좀 더 전반적이고 지속적인 감정 기후(emotional climate)를 일컫는다면, 대조적으로 그때그때 좀 더 변동성이 큰 감정 날씨(emotional weather)를 말하기도 합니다. 정동의 정상적인 표현의 범위로 간주하는 것은 문화권 내에서도, 또 각기 다른 문화권에서도 상당히 다양합니다.

- **정동의 폭풍 (affective storms)** : 지속적이고 공격적인 분노 폭발
- **편도 (amygdala)** : 뇌의 아래와 내부 쪽에 위치한 아몬드 모양의 기관(피질하 구조물)으로 감정 정보를 처음에 받아들여서 처리합니다.
- **불안 (anxiety)** : 스트레스에 대한 정상반응이나 과도할 때에는 무기력해질 수 있습니다; 결과적으로 다루기 힘든 걱정과 공포를 가져올 때 우리는 장애라고 부릅니다.
- **인지 (cognition)** : 주의 (집중하는 능력), 언어성 기억 (예, 선생님이 수업에서 가르치거나 말한 것을 기억하는 능력), 작업 기억 (예, 쇼핑 목록들을 기억하는 능력), 실행 기능 (예, 구조화하기, 계획 세우기, 논리적 사고하기, 그리고 문제 해결), 시각 기억 (본 것을 기억하기), 시공간 지각 (위치, 장소들에 대한 방향들을 이해하기, 등등) 및 운동 기술 (글씨 쓰기와 같은 미세 근육 기술 및 공차기와 같은 대근육 기술)들과 같은 뇌 기능을 기술하기 위하여 폭넓게 사용하는 단어. 사회적 인지는 얼굴 표정을 통해서 전달되는 감정을 잡아내는 것 및 사회 기술과 관계가 있습니다.
- **만성 (chronicity)** : 급성의 반대로, 질병이나 문제가 장기간에 걸쳐서 지속적임을 의미하는 것으로 만성은 만성화된 상태나 장기간을 지칭합니다.
- **우울 (depression)** : 슬픔, 이전에 기쁨을 느꼈던 일들에 대한 기쁨의

감소 (무쾌감증), 수면과 식이 유형의 변화 (정상보다 늘거나 줄거나), 피로, 초조 및 과민성, 집중의 어려움, 및 무가치감을 특징으로 하는 기분 상태; 자살 사고를 포함할 수도 있습니다.

- **불쾌감 (dysphoria/dysphoric)** : 과민성, 불안, 및 우울감이 섞여서 혼재된 불쾌한 기분 상태.
- **조절곤란 (dysregulation)** : 이 책에서는 기분에 관련하여서 사용합니다. 감정 반응이 잘 조절하거나 통제되지 않음.
- **기분부전장애 (dysthymia)** : "생기 없는" 기분 상태로, 즐거움, 흥분 또는 행복함이 거의 없으며, 우울보다는 좀 덜 심한 기분 상태입니다. 또한 낮은 에너지, 빈번한 걱정이나 위축, 죄책감, 짜증, 낮은 자존감, 그리고 수면과 식욕 변화들을 포함할 수 있습니다.
- **들뜬 기분 (elated mood)** : 비정상적으로 고무되거나 팽창된 기분은 보통 조증과 관련되어 있으며, 일상적인 아동기의 행복감을 넘어서는, 아이들에서 정상적인 것으로부터의 질적인 차이입니다.
- **흥분성 (excitability)** : 흥분하기 쉽고, 흔히 들떠있거나 조울병에서의 조증 기분과 관련이 있습니다.
- **사고 비약 (flights of ideas)** : 대화 주제가 끊임없이 이 주제에서 저 주제로 옮겨 다니는 것으로 조증과 관련된 과도한 말수의 증가가 있습니다. 그러나 이 경우에 각 주제들은 관련성은 있습니다.
- **과다활동 (hyperactivity)** : 과도한 운동 활동으로 구성된 행동으로, 보통 지속적인 안절부절못함, 산만함, 충동성 및 빈약한 집중력 또는 초점 맞추기 어려움과 관계가 있습니다.
- **성욕 과다 (hypersexuality)** : 조울병 아동에서 이 증상은 연령에 맞지 않게 시시덕거리고, 억제가 안 되며, 과도하게 포르노 사진을

본다든가 지속적으로 성적 내용이 있는 성인 웹사이트들에 들어가고, 성인이나 다른 아이들(선생님, 부모, 형제 그리고 지인들)의 사적인 부위를 만지고, 노골적인 성적 언어들을 사용하는 것으로 나타납니다.

- **경조증 (hypomania)** : 경도에서 중등도 수준의 들뜬 기분, 과민성, 높은 활력, 사고 비약, 언어 압박 및 수면 부족 증상들이 있습니다. 조증과 경조증의 유일한 차이는 경조증이 있는 아이들은 입원이 필요하지는 않으며 주된 감정의 격류가 없이 생활할 수 있다는 것입니다.
- **충동성 (impulsivity)** : 결과에 대해서 생각하지 않고 행동하고자 하는 경향. 충동적인 아이는 자신의 순서를 기다리는 데 어려움을 겪고, 끼어들거나 답을 무심결에 말한다든지 위험을 감수하곤 합니다.
- **과민성 (irritability)** : 쉽게 분노를 느끼거나 공격적이 되는 상태로 조울병 아동에서 적개심이나 빈정댐, 일들에 대한 과도한 반응, 또는 전면적인 분노감으로 나타날 수 있습니다.
- **불안정성 (lability)** : 정동에서의 비정상적인 변동성으로, 정동 반응에서 반복적이고 빠르면서, 갑작스러운 전환이 있습니다.
- **기분 (mood)** : 한 개인의 세계에 대한 지각에 영향을 주는 전반적이고 지속적인 감정. 기분의 흔한 예로는 우울, 들뜸, 화 그리고 불안이 있습니다.
- **혼재성 기분 (mixed mood)** : 조증과 우울증의 증상들이 동시에 나타나는 것을 특징으로 하는 감정 상태.
- **반항성 (oppositionality)** : 일반적인 요구에 순응하기를 거절하거나

권위에 대한 의도적인 반항.

- **전전두엽 (prefrontal cortex)** : 뇌의 전두엽에 위치한 부위. 많은 부분들을 가지고 있으며 모든 인지 기능들을 통제할 뿐만 아니라 정동을 조절하는 고차원적인 중심부로 기능합니다.
- **언어 압박 (pressured speech)** : 빠르고 멈추지 않는 의욕적인 말하기로 너무나 말이 빨라서, 꼭 좁은 구멍으로 하수가 쏟아지듯이 말이 터져 나오니, 이해할 수 없을 정도가 됩니다.
- **정신병 (psychosis)** : 현실과의 접점을 잃어버려서 질적인 변화가 옴; 실재하지 않는 소리를 듣거나 (환청) 사물을 보게 되고 (환시), 사실이 아닌 것들을 믿게 되고 (예, 고정된 잘못된 믿음, 또는 망상 – 특히 조울병에서는 편집이나 과대망상), 잘 알아들을 수 없는 지리멸렬한 대화(사고 장애; 특히 조울병에서는 사고 비약)로 의사소통을 합니다.
- **반응성 (reactivity)** : 외부의 일이나 외부 또는 내부에서 생성된, 특히 강하거나 갑작스러운 지각들에 대한 감정 반응.
- **기질 (temperament)** : 한 개인이 갖고 태어나는 생물학적인 특성들의 기본적인 무리들로 정동 조절, 반응성, 수면 유형, 사회성, 유연성 및 아이를 달래기의 용이성과 같은 것들입니다. 까다로운 기질은 흔히 조울병과 관련됩니다.

저도 역시 90년대 후반에 호주에서 미국으로 왔을 때, 진단을 지나치게 조심했었습니다. 현재에는 소아기 조울병으로 진단하는 것들을 주의력 결핍 과잉행동 장애(조울병 아이들이 과잉행동이 있으면서 산만하니까), 적대적 반항장애(oppositional defiant disorder, ODD)(아이들이 과민하고 까다로우나 품행 문제는 적습니다) 및 주요우울증(아이들은 혼재성 우울 증상들을 가지고 있습니다)이 함께 있는 것으로 진단하곤 하였습니다. 이 진단들의 조합은 그러나 여전히 아이들의 들뜬 기분, 과대사고, 흥분성 및 의기양양함, 창의적이고도 넘치는 생산성, 사고 비약 및 언어 압박, 수면 장애 또는 성욕과다를 설명해 주지는 못 합니다. 우리는 아이들의 감정의 조절곤란을 통제할 수 없었습니다. 대부분의 동료들처럼, 저는 이 아이들을 정신자극제 또는 항우울제들로 치료하였는데 결과는 좋지 못했습니다. 이는 코끼리를 설명하려는 장님의 우화와도 같았습니다-우리는 우리가 그때그때 마주치게 되는 일부분들에만 기초하여서 문제를 정의하였었던 것입니다.

저는 이 문제를 더 잘 이해하기 위해서 이 증후군들을 조사하는데 상당한 시간을 사용하였습니다. 미국 내에서뿐만 아니라 해외에서도 환아들이 몰리기 시작하였는데, 그들을 치료하는 과정에서 하나의 유형이 나타나기 시작하였습니다. 저는 기분 변화가 단순히 기질의 문제는 아니라고 생각하였습니다. 이들은 나이가 들면서 더 악화되었습니다. 게다가, 증상들과 주기들은 성인들에서 보이는 조울병 장애와 정확히 같지는 않았습니다(아래의 상자를 보십시오). 다음의 2가지 중요한 사실들에서 나는 이것이 하나의 고유한 질환으로 아이들에서 독특하게 발병한다는 것을 확신하게 되었습니다 : (1) 단순히 주의력 결핍 과잉행동 장애, 우울증 또는 이 둘의 조합으로써 치료하는 것은 효과가 없었습니다; 이러한 질병들보다 훨씬 더 복잡하였습니다; 그리고 (2) 증상이 나타날 때에 뇌 발달측면과 나이가 어리다는 점에서 중요한 차이점이 있기는 했지만, 성인의 조울병처럼 치료하는 것은 이 아이들에게 도움이 되는 것처럼 보였습니다.

조울병은 아이들에서는, 성인에서의 같은 조울병과 다음의 측면에서 차이가 있기 때문에, 진단하고 (치료하기가) 어렵습니다.

- 아이들은 혼재성 삽화(즉, 조증과 우울증의 증상들이 동시에 공존하거나 또는 성인에서의 조증과 우울증 사이의 간격보다는 훨씬 더 빨리 번갈아 나타납니다)를 경험할 수 있습니다.
- 아이들은 더 과민합니다. 이것이 진단기준은 아니지만, 아주 흔한 일입니다.
- 공존하는 주의력 결핍 과잉행동 장애 유사 증상들. 과잉행동, 충동성, 부주의는 조울병과 주의력 결핍 과잉행동 장애에서 둘 다 흔하기 때문에, 이들이 한 질병에서 나타나는 겹치는 증상인지 아니면 두 질환들이 함께 나타나고 있는지를 알기가 어렵습니다.
- 급속 순환성이어서 하루에도 기분이 높고 낮음 사이에서 아이가 오르락 내리락합니다.
- 아이가 치료를 받지 않는다면 만성적인 증상을 보이면서 완화되는 비율은 낮습니다.

저는 이해하기 어렵고 잘못 치료되고 있는 질환으로 극도로 주의를 요하는 조울병 아이들을 돕기 위하여 무언가를 해야 한다고 느꼈습니다. 우리가 이 질환이나 그 원인들을 완전히 이해를 하지는 못하였음에도 불구하고, 뇌와 신경계에 대한 이해가 계속해서 진화하는 한, 이 질병 치료를 시작해야 합니다. 논쟁에만 빠져 있기보다는, 이러한 과학적인 근거들을 사용해서 이제는 실생활에서 아이들에게 영향을 주고 그들을 계속 기다리지 않게 해야 합니다! 나는 불완전한 진단이라도 받아들여서, 이러한 고통 받는 아이들을 치료하여 올바른 일을 하는 것이 낫다고 믿습니다.

여러분의 아이도 의심할 여지 없이 조울병과 싸우고 있음을 생각하면, 여러분도 동의할 것이라고 확신합니다. 그러면 이제 시간을 가지고 조울병 아이들을 도와주는 데에 너무나도 자주 방해가 되어 왔던 근거 없는 믿음을 밝혀 보는 시간을 가져봅시다: 신체적인 질병보다도 더 여러분은 아이의 문제에 대해서 비난을 받아왔습니다. 여러분은 아이가 의지할 수 있는 축복받은 사람이지, 그 질병을 불러온 저주가 아닙니다.

아이는 잘못된 부모 양육 때문에 단지 잘못 행동하는 것 뿐입니까?

아이가 질병에서 고통을 받고 있는지 아니면 단지 "문제 행동을 보이는 것"인지의 여부는 2장에서 기술한 종류의 철저한 진단적 평가를 통해서만이 답이 나올 수 있는 문제입니다. 그러나 만약에 아이가 진단 기준을 만족시킨다면, 나는 주저 없이 아이의 행동이나 질병의 다른 부분들로 인해서 비난을 받아야 하는 것은 여러분이 아니라는 점을 말하겠습니다. 우리는 조울병이 생물학적인 기초가 있는 질병으로 가족들 사이에서 이어지는 경향이 있음을 알고 있습니다. 이 질병은 양육 방식이나 다른 환경적 영향에 의하여 생기는 것이 아닙니다. 만약에 여러분이 너무나 민감하게 반응을 보여서 가족들 사이에서 정서적인 마찰이 있다면, 조울병 아이를 포함해서 여러분이나 누구에게도 건강하지 못한 일입니다. 여러분이 그 질병을 불러왔다는 뜻은 아닙니다, 그러나 여러분이 의도하지 않게 불에 기름을 붓고 있을 수도 있습니다. 그러니, 느긋하게, 확실하게 생각해 보고, 해당 과정에서 자신을 되돌아보는 것이 좋겠습니다. 불행히도, 조울병 아이의 행동이 너무나 다루기가 힘들어서 자신이 엉망인 부모라고 느끼기 쉽고, 다음 페이지에서 박스 안에 들어 있는 잘못된 종류의 생각의 포로가 되어 버릴 수도 있습니다. 자신과 타인을 가르치는 것이 가장 좋은 해결책이 됩니다. 조울병의 생물학적 기반에 대한 이해로 시작하는 것이 좋습니다.

과학자들은 아직 조울병에 대한 특정 원인을 찾기 위해서 노력하고 있으나, 이 질병을 확진하거나 배제할 수 있는 확실한 하나의 검사가 있는 것은 아닙니다; 그러나 연구들은 조울병의 시작에 많은 유전 및 생리적 인자들이 작용하고, 일부 심리적 사회적 인자들이 그 질병의 심각한 정도와 아이 (및 가족들의) 질병 대처 능력을 결정할 수 있음을 보여주고 있습니다. 미래에는 이러한 "표지자들" 또는 위험 인자들의 연구를 통해서 궁극적으로는 아동과 성인들에서 조울병의 예방, 진단과 치료에서 진전이 있게 될 것입니다.

"잘못된 양육" 신화를 깨기

"어떠한 종류의 도움을 받기 전에는, 아들의 행동에 대해 수년 동안 나를 자책해 왔습니다. 그는 나의 첫째였고 내 모든 친구들도 다 첫째가 있었지만 그들 중 어느 누구도 내 아들처럼 행동하지 않았습니다. 내 부모님, 시부모님들은 또한 아이가 어릴 때 내게 어떻게 아이를 키워야 할지에 대해서 여러 충고를 하시면서 또한 내가 나쁜 부모처럼 느껴지게끔 하셨죠."

"한 친구는 내 아들이 단순히 더 많은 운동, 특히 수영을 필요로 할 뿐이라고 내게 말했습니다. 나는 사람들의 눈총을 견뎠고, 내 아이의 행

동에 대해서 가게에서 낯선 사람들로부터 지적을 받아왔습니다. 그럼에도 불구하고 내가 가장 싫어했던 것은 누군가가 내게 조울병이 실재하는 것이 아니라거나, 내 아이가 먹고 있는 약물들이 실제로는 행동들의 원인이라는 등의 이야기를 내게 설득시키려고 할 때였어요."

조울병 아이의 부모들은 마치 조울병과 그 많은 증상들에 대해 나쁜 부모 양육이 비난을 받아야 하는 것처럼, 종종 부당하게 아이들의 문제로 인하여 비난을 받습니다. "이러한 비난과 적개심이 어디에서 온 거야? 라고 말하는 것은 부모들에게는 최고 수준의 정서적 학대에 해당합니다. 이 문제는 흔히 아이의 조울병에 대한 문화적인 고정관념과 무지에 근거를 두고 있습니다. 배우자, 친척들, 이웃들, 선생님들 및 심지어는 일부 의사들의 이러한 고정되고 정형화된 시선은 장애물이 될 수 있습니다. 이러한 비난은 흔히 미묘하고 간접적이며 여러 가지 방식으로 드러날 수 있습니다.

- 아버지들은 때로 어머니들이 아이의 증상을 상상으로 만들어 내거나 과장한다고 비난합니다(예, "조니는 나와는 잘 지내. 그 아이는 완벽하게 정상이라고"). 물론, 아버지는 집에서 지내는 시간이 더 적고, 어머니보다는 문제행동을 덜 보게 마련입니다. 아버지는 또한 집에서 더 많은 권력을 행사하기 때문에, 조울병 아이는 아버지가 주변에 있을 때 나름대로 얌전하게 행동할 수 있습니다. 중요한 것은 이러한 아이들은 어머니를 더 친밀하게 느끼고 따라서 더 자유롭게 자신의 화를 어머니에게 표현할 수 있다는 것입니다. 때로는 "통제 불능의" 아이에게 너무 만만하게 대한다고 아버지가 비난을 받기도 합니다만, 대개 비난을 정면에서 받는 것은 어머니입니다.

- 친가나 외가의 어른들은 부모들이 아이에게 너무 허용적으로 대해서 "괴물"을 만들어 내었다고 비난합니다. 이전 세대들은 어머니가 양육에서 중심 역할을 하는 것(유감스럽게도 이러한 역할은 많이 바뀌지는 않았습니다)으로 생각하기 때문에, 아이의 문제행동을 어머니 쪽에서의 훈육 실패로 보게 됩니다.
- 의사들조차도, 특히 최근의 연구에 접할 기회가 없었던 "학교를 오래전에 다닌 사람들"은 특히 쉽게 부모들이 증상을 상상해 내거나 성급한 결론을 내린다면서 비난할 수 있습니다. 특히 이들이 조울병이 아이들에서 존재한다는 것을 믿지 않는다면, 조울병 아이들이 의사의 진료실에서는 완전히 정상처럼 행동하기 쉽기 때문에 그러할 가능성이 커집니다. 한 부모는 의사에게서 "부모가 아이를 훈육하고 있지 않습니다. 부모는 아이에게 우리가 부모이고 아이가 부모를 조심해야 한다는 점을 알게 해야 합니다. 만약에 아이가 이 점을 납득하기 위해서 매일 방에 앉아 있어야 한다면, 그렇게 하는 것이 필요합니다."라고 말을 듣기도 했습니다. 한편, 증상들은 조금도 수그러들지 않고 계속되고, 소위 "정상" 아이를 키울 때에는 대해서 칭찬을 받아왔던 부모들도 이제 자신감을 잃게 됩니다. 그러다가, 약물이 작용하고 아이가 반응을 보이게 되면, 거의 기적처럼 보입니다. 갑자기 지금까지의 양육 기술이 아주 적절해 보이고 훨씬 대단해 보이기까지 합니다! 계속해서, 저는 아이들이 마침내 올바른 진단과 치료를 받을 때 불명예를 벗어버리는 부모님들을 보고 있습니다.
- 극단적인 경우에, 부모님들은 의사들, 선생님들, 또는 다른 전문가들이 특히 조울병의 흔한 임상 특징들 중의 하나인 성욕과다를 목격하게 될 경우에, 성적 학대에 대해서 그들로부터 비난을 받기도 합니다. 물론 성적 학대가 최근에는 아주 드문 것은 아닙니다만, 이러한 결론을 넘겨짚어서 무고한 부모를 비난하는 의사는 질병 자체보다도 아이와 가족들에

게 더 많은 해를 끼칠 수도 있습니다.

- 또 다른 자주 있는 시나리오로는 부모들(대개 어머니)은 뮌하우젠 증후군(즉, 자신들에 대한 관심이나 동정을 이끌어 내기 위해서 아이에게서 질병을 꾸며내는)이라고 비난을 받을 수도 있습니다. 의사는 아이가 진료실에서는 "귀여운 작은 천사"처럼 행동하기 때문에, 어머니가 아이의 증상들-조증 삽화 동안의 극단적인 파괴와 분노 공격을 포함하는-을 과장한다고 생각할 수도 있습니다. 의도하지 않은 결과로 소송, 가슴앓이 그리고 물론 더 많은 증상들이 뒤따라 오게 됩니다. 어떻게 자신을 그러한 비난에서 구할 수 있을까요? 의사가 쉽게 판단하게끔 진단 증상들을 일일이 나열하기보다는, 무엇이 잘못되었는가에 대한 확실한 예를 들어 주십시오. 예를 들면, 저라면 다음과 같이 질문하겠습니다 : "아이에게서 가장 힘들었던 3~5가지 순간들을 말해 보시거나, 가장 걱정이 되었던 세 가지 순간들을 말해보세요." 이러한 종류의 정보는 임상의사에게 우선 질병이 어떻게 호전과 악화를 반복하는지 잘 감을 잡을 수 있게 하여 주거나 진실을 드러나게 해주고, 쉽게 실제 원인을 찾을 수 있도록 해 줍니다.

만약 이러한 부당한 일들이 여전히 아이와 가족에게 일어나고 있다면, 실제로 조울병을 이해하고 정확한 진단을 내려줄 수 있는 전문가를 찾으십시오. 타인들이 여러분에게 갖게 하는 자기 회의, 죄책감과 수치심은 여러분과 아이들에게 상처를 주고 도움받는 것을 방해하기만 할 수 있습니다. 여러분은 저 구름 밖에서 걸어 나와서, 도울 수 있는 지지적이고 잘 아는 의사를 찾을 필요가 있습니다. 올바른 의사와 팀을 선택하는 것에 대해서 더 많은 통찰력을 갖기 위해서 3장을 보십시오.

내 아이가 이 병을 유전 받은 것인가요?

점차 많은 증거들이 조울병에 대한 성향은 유전되는 특질이라는 것을 보여 줍니다. 하향식 및 상향식 연구들 둘 다 가족 유전의 강한 경향성을 보여주고 있습니다. 하향식 연구들에서는, 연구자들은 이 질병이 있는 선조의 구성원부터 시작해서 이 성인들의 아이들에서 질병의 신호들을 추적합니다. 상향식 연구들은 아이들에서 조울병을 찾아낸 다음에 그들의 성인 친척들에서 질병의 신호를 찾습니다.

1형 조울병(아이들이 만개한 조증과 우울증 증상을 경험하는 유형으로, 우울증에 추가해서 경조증으로 알려진 "낮은 정도"의 조증에 대비되는 개념입니다. 조울병의 아형들에 대한 더 자세한 것은 2장을 보십시오.)이 있는 소아청소년 외래 환아들의 부모들을 대상으로 자세한 면담에 기초한 한 연구에 따르면, 이 아이들의 대략 80%는 적어도 한 부모가 기분장애 진단을 받았다고 합니다. 몇몇 연구는 조현병, 단극성 우울증이 있는 젊은이들 및 정상 대조군의 친척들에 비교하여, 발병연령이 어린 것과 1대 친족들에서의 조울병의 위험도 사이에서는 강한 연관성을 보여 주었습니다. 게다가, 조울병이 더 빨리 발병할수록 가족에서 조울병을 가질 가능성은 더 커졌습니다. 다양한 증상들을 가지고 있는 청소년들의 친척들도 또한, 전체 증상들을 다 보이는 청소년들의 친척들에 필적할 정도로 조울병 가족력의 비율이 높았습니다. 주의력 결핍 과잉행동 장애와 조울병이 있는 아이들의 친척들은 단지 주의력 결핍 과잉행동 장애만 있는 아이들의 친척들보다 조울병이 있을 확률이 5배 더 높았습니다. 이러한 통계는 과학자들로 하여금 주의력 결핍 과잉행동 장애와 조울병이 얼마간 관계가 있고, 조울병 아이들이 완전히 진행된 조울병이 나타나기 이전에는 주의력 결핍 과잉행동 장애를 갖고 있는 것으로 흔히 진단받는다는 점을 볼 때에, 주의력 결핍 과잉행동 장애가 조울병의 경향성에 대한 징후를 보이는 것은 아닌가 예측하게 합니다. 우리는 이러한 아이들이 악화되는 것이, 틀리거나 맞지 않는 (주의력 결핍 과잉행동 장애 치료약물인) 정신자극제 때문인지, 아니면 어쨌든 조울병이 발병할 경향성을 갖고 있어서인지는 알지 못합니다.

조울병의 유전학은 가족들에게 두 가지 중요한 과제를 주고 있습니다. 첫째, 부모들은 자신들 스스로가 질병이 없을지라도, 흔히들 아이에게 질병을 "물려 준" 것에 대해서 죄책감을 느낍니다. 죄책감은 조울병 아이를 효과적으로 키우는 것을 방해할 수 있고, 결혼생활의 불화 및 다른 가족 갈등을 가져올 수 있습니다. 흔히, 나는 증상들을 물려준 것에 대해서 진단을 받지도 않은 상대방을 지칭하는 어머니들(또는 간간이 아버지들)의 목소리를 듣습니다. 흥분했을 때에, 사람들은 "사과는 나무에서 멀리 떨어지지 않는다(편역자 주 : 아이는 부모를 닮는다)."와 같은 말을 합니다. 그것이 사실일지라도 이는 질병 있는 쪽의 부모에 대한 부정적인 평가를 내려버리는 것으로, 만약 부모가 이혼한 경우에는 특히 흔합니다. 여러분이 조울병에 대한 경향성을 물려준 것이 실제로는 사실일 수도 있습니다, 그러나 여러분이 일부러 그렇게 한 것도, 그것을 예방하기 위해서 할 수 있었던 무언가가 있었던 것도 아닙니다. 알아두어야 하는 중요한 것은 아이를 위해서 상황을 좋게 하기 위해 여러분이 할 수 있는 많은 일들이 있다는 것입니다.

두 번째로, 만약 여러분이 질병을 가지고 있고 그것을 알지 못했다면 아이와 마찬가지로 여러분도 질병의 피해자입니다. 여러분이 기분 변화를 보완하고 이것이 생활을 방해하지 않도록 예방하는 방법을 찾았을지라도, 기분의 기복은 아주 진이 빠지게 할 수 있습니다. 아이의 기분장애를 조절하려고 하면서 스스로 기분 장애에 대처하는 것은 여러분과 아이가 경험하는 스트레스를 몇 배 더 크게 합니다. 예를 들어 조울병 아이가 있는 가정에서 우리 연구소와 다른 연구자들은 부모들 중 한 명이나 두 명 모두가 기분장애 진단을 받았을 때 가족 기능에서 문제 및 갈등의 양이 더 많았음을 보고해 왔습니다. 따라서 나는, 여러분과 아이의 상대편 부모가, 원인이 조울병, 우울증 또는 스트레스이건 간에, 자신의 기분 증상에 대해서 도움을 구할 필요가 있는지에 대해서 생각해 보시기 바랍니다. 진단받지 않은 기분 문제들을 갖고 있는 부모가 조울병 아동에서의 일부 증상들을 의도하지 않게 강화시킬 수 있다는 사실은, 스스로 도움을 받는 것이 아들딸을 도울 수 있는 또 다른 방법이 된다는 뜻입니다. 부모들 중 많은 비율은 조울병을 갖지 않는다는 점을 기억하세요!

핵심은 *여러분은 비난받을 사람이 아니라*는 점입니다. 모든 위험성을 가진 아이들이 질병이 발병하는 것은 아니니, 몹시 자책하지 마십시오. 조울병은 가족에서 흔히 인식하지 못한 채로 전하여집니다 – 모두들 조지 아저씨가 단지 기분 변화가 심하다거나 운이 없었다거나 또는 둘 다라는 정도로만 생각합니다. 사실, 여러분이 증상들에 대해서 배운 후에는 가족들 중에 누가 질병을 가지고 있었을 지와 그들이 필요로 하는 도움을 받지 않았는지를 새롭게 발견할 수도 있습니다. 이제는 그 사람이 정보와 약물치료, 그리고 필요로 하는 지원을 받아야 할 때가 되었고, 누구도 더 이상 고통받지 않아야 합니다.

내 아이는 다르게 태어났습니까?

새로운 영상 기법들은 과학자들이 뇌의 구조와 기능을 보고, 이들이 조울병 개인들에서는 어떻게 다른지 알 수 있게 하여주고 있습니다. 공존하는 질환들, 개인이 검사를 받는 동안에 해당하는 질병 단계(예, 우울, 조증, 경조증, 평상 기분), 그리고 여러 약물의 존재와 같은 복잡한 요인들로 인해서 뇌 기능에 대해서 단정적인 표현을 하는 것은 어렵습니다. 지난 30여 년에 걸쳐서 조울병이 있는 아동의 뇌가 사고, 감정, 타인에 대한 지각 및 그들의 행동에 대한 조절과 관련해서 여러 가지로, 구조적으로 기능적으로 다를 수도 있다는 것을 제안하여 주는 몇몇 흥미로운 연구들이 있었습니다.

구조적 연구들은 이 아이들에서 편도(뇌의 아래쪽에 있는 아몬드 크기의 기관으로 처음에 감정을 받아서 처리합니다)의 크기가 더 작다는 것을 보여 줍니다. 우리는 또한 "뇌의 최고경영자"로 일하는 전전두엽이 조울병 아이들에서는 질병이 없는 아이들에서처럼 효과적으로 작동하지 못함을 이해하기 시작하고 있습니다. 결과적으로 전전두엽이 감정을 받아들여서 처리하는 과활성 상태의 편도를 효과적으로 조절하지 못하게 됩니다. 따라서 특히 조울병 아동들이 부정적인 감정들로 자극을 받을 때 상의하달식(top-down) 조절이 잘 이루어지지 않는 것으로 보입니다. 우리 연구들 중 하나에서 화난 얼굴을 조울병 아이들에게 보여줄 때, 유달리 강한 감정적 반응이 일어났는데, 이는 이러한 아동들이 비조울병 아동들과 비교할 때 얼굴 표정의 신호들을 정확하게 해석하지 못할 수도 있다는 것을 보여 줍니다. 유사하게 우리는 "쓰레기", "멍청이"와 같은 부정적 단어들에 노출될 때 전전두엽 활성이 비효율적임을 보였습니다. 주의력을 유지하고 문제해결을 돕는 데에 유용한 전전두엽 피질의 일부(전전두엽 피질의 배외측(dorsolateral part))조차도 부정적 감정에 반응해서는 작동이 멈추었습니다. 이러한 변화가 조울병의 원인인지 아니면 발달하는 뇌에 대한 질병의 효과인지는 여전히 불분명하고 더 많은 연구를 필요로 하지만, 이 결과들은 우리에게 이러한 아이들에서는 감정이 잘 조절되지 못하고 있으며, 반응성이 커지고, 비난에 대해서 과도하게 민감하며 스트레스에 대해서 극단적인 반응들을 보이도록 한다는 것을 말해 줍니다.

우리와 다른 전문가들은 한목소리로 조울병 아동들에서의 뇌 기능이 손상되어서, 학습에 직접 영향을 준다는 것을 보여주고 있습니다. 아이들이 얼마나 영리한가에 상관없이, 조울병 아이들은 주의력, 듣고 이야기되는 정보에 대한 기억(언어적 기억), 쇼핑 목록이나 바로 업무를 마무리하기 위한 숫자들과 같은 소량의 정보들을 보관하기 위한 기억(작업 기억) 등에서 문제가 있으며, 문제 해결, 이행기의 조직화 및 사전계획(다른 말로 "실행 기능") 등에서 어려움을 경험합니다. 기분문제만을 해결하는 것은 이러한 문제들을 해결하여 주지 못하며, 적극적인 교육적 개입이 필요할 수 있습니다. 9장에서 조울병과 관련한 학습 문제들에 대해서 무엇을 할 것인지에 대한 더 많은 정보를 제공하겠습니다.

여러분이 아니라 생물학적인 것이 문제임을 우리가 어떻게 알았는가

- 조울병이 있는 모든 아이들과 십대들 중 거의 3/4은 부모로부터 유전받은 것입니다.
- 어린 나이에 나타나는 조현병이나 다른 정신적 질병들보다도 조울병에서 유전적 연관성이 더 강하다는 근거가 있습니다.
- 우리는 조울병 아이들의 부모들 및 조울병 성인들의 아이들-양쪽 방향에서 가족내 연결흐름을 발견합니다.
- 작은 편도와 같이 조울병 아동들의 뇌에서는 구조적 차이가 있다.
- 조울병이 있는 아이들은 감정 조절, 사고, 학습 능력에 영향을 미치는 전전두엽 피질과 편도와 같은 영역들에서 뇌기능에 문제들을 가지고 있다.

이러한 것들은 부모양육이 중요하지 않다는 뜻입니까?

아이가 조울병을 가지게 되는 과정에서야 여러분이 아무 역할도 한 게 없었고, 또 부모로서 아이가 조울병에 더 잘 걸리게끔 달리 할 수 있는 일도 없었겠지만, 부모양육은 아이의 행복에 정말로 중요한 역할을 합니다. 다른 말로 집에서 일어나는 일들이 아이에게 조울병을 가져다주지는 않았으나, 아이(와 가족들이) 기분 문제를 얼마나 잘 극복하는가에는 분명히 영향을 미칠 수 있습니다. 정확한 기전은 모르지만 심리학적 인자들-부모들의 심리적인 기질, 가족 역동, 및 다른 사회적인 영향력들-은 아동 조울병에서 일정 역할을 합니다. 바바라 겔러 박사와 동료들이 한 연구에 따르면 조울병 진단을 받은 아동 청소년들의 절반 이상이 친구들과 잘 지내는 데에 어려움이 있었으며 다른 아이들에게서 놀림을 받았다고 합니다. 그들은 형제들과도 사이가 좋지 않았고 부모님과도 갈등을 가지고 있었습니다. 아이들이 형제들의 사생활을 침범하면서도 감정이 강렬하고 시기심이 있고, 부모와도 언쟁을 하는 경향을 생각한다면 이는 이해할 만합니다. 슬프지만, 아이에게 더 많은 적대감을 보이면서, 따뜻함이 부족한 것은 결국 아이의 협상기술을 손상시키고 아이를 어떻게 키우고 훈육할 것인가에 대해서 부모들 사이에 의견대립을 가져오게 합니다. 조울병 아이들이 여러분을 극한까지 밀어붙여서 결국 여러분이 때때로 격분하거나 자포자기하였던 것에 대해서 죄책감을 느끼게까지 되는 것은 아주 당연한 것입니다. 절망감이 커짐에 따라서, 모두들 고통스러워 합니다 : 한 부모는 "나는 딸을 돌보는 것이 너무 힘들어서 다른 아이를 갖지 않았어요."라고 말하였습니다. "계획, 일정도 바꿔야 했고 의사와의 약속과 만남이 최우선이었고 내 경력도 망쳐버렸습니다. 나는 그 질병이 형제들과 결혼들을 파괴하고 악영향을 주는 것을 봐 왔습니다." 다른 어머니는 질병이 자신의 행동에 여러 가지로 악영향을 미치는 것을 알게 되었습니다 : "때때로 나는 그 아이에게 도움이 되지 않는다는 것을 나도 알고 있는 일들을 말하거나, 집안 허드렛일을 전혀 거들지 않고 있는 것에 대해서 아이를 격렬하게 비난합니다. 또, 나는 형제들은 책임을 면하지 못할 일들에 대해서 그 아이만은 빠져나가게 해주는 것에 대해서 죄책감을 갖고 있습니다." 조울병 아이와 사는 긴장감 속에서 가족 관계가 악화될 수 있어서, 아동 조울병 치료와 관리에는 전체 가족들이 참여할 필요성이 커진다는 것은 이해하기 쉬울 것입니다.

조울병 부모와 집에서 함께 성장하는 스트레스는 아이가 조울병이 생기기 쉽게 하나요? 분명히 그러한 아이들은 단지 유전적으로 취약할 뿐만 아니라, 조울병이 없는 부모를 가진 소아청소년들보다 더 부정적인 삶의 사건들에 노출되기 쉽습니다. 그러나, 이러한 스트레스 인자들이 아동기 조울병의 발병과 유지에 미치는 영향들을 평가한 연구는 거의 없습니다. 우리는 조울병 아동과 부모 사이에서 갈등과 싸움의 비율이 높음을 발견하였습니다. 어린 질병 발병 연령, 공존하는 아동기의 주의력 결핍 과잉행동 장애 진단, 부모의 기분장애 및 홀로 되거나 이혼한 부모들 등등 많은 요소들이 이러한 갈등을 복잡하게 합니다. 이 모든 요소들은 부모들의 스트레스 수준을 두드러지게 높이고, 부모-아이 관계를 스트레스가 되게 만드는데 기여하게 됩니다.

정말로 조울병인지를 어떻게 아나요?

이 장에서 저는 아이에게서 조울병이 있는지를 우리가 어떻게 아는지를 요약하였습니다-이는 뚜렷한 질병이며, 그 밖에 어떠한 것처럼 보일 수 있을지라도 조울병이고, 전형적으로 조울병이 성인에서 보이는 것처럼 보이지 않을 수도 있습니다. 이것이 생물학적이고 유전적인 기초를 가지고 있으며 단순히 부모가 만들어낸 행동 유형이 아니며, 동시에 진정한 질병이고 고유한 이름을 가지고 있음을 이해하고, 단지 아이가 필요로 하는 치료를 지연시키는 소득 없는 논쟁을 그만 끝냅시다. 다음 장에서, 나는 조울병이 어떻게 진단되는지, 흔한 증상들, 그리고 장기간에 걸쳐서 치료를 할 때에 문제를 어렵게 만들 수 있는-그러나 충분히 가능할 법한-많은 관련된 주제들에 대해서 더 이야기를 하도록 하겠습니다.

2장

내 아이가 정말로 조울병을 가지고 있습니까?

때때로 모든 아이들은 조울병 아이와 같은 행동들을 어느 정도는 보입니다.-이들은 아주 활동적이고 창조적이면서 자랑도 많을 수 있고, 비난에 민감할 수도 있습니다. 어떤 아이들도 이따금씩 "문제 행동을 할 수 있고", 아찔하게 행동할 수도 있고, 우스꽝스럽게 놀거나 분명히 흥분할 수도 있습니다. 그러나 만약에 아이가 조울병의 진단을 받았거나 때로 일어나는 악화 그 이상을 경험하고 있다면, 여러분은 아이의 행동이 다른 아이들의 것들과 단순히 같지는 않음을 알 것입니다.

숙련된 임상의사들은 아이의 증상을 그 행동이 일어나는 상황 또는 배경뿐만 아니라 아이의 연령과 발달 상태를 고려하여서 평균적이거나 "표준"에 그 심각한 정도와 지속성을 비교해서 "비정상"을 정의합니다. 우리는 고유한 증상들의 특정 무리들-과도하게 들뜬 아찔한 행동, 분노와 함께 극단적인 흥분성, 위험 무릅쓰기, 그리고/또는 거창한 말들-을 찾았습니다 : 예를 들면, 조증으로 고통받고 있는 조울병 성인이 "내가 세상을 운영할 수 있다."라고 말하는 것처럼, 조울병 아동은 "나는 학교를 맘대로 할 수 있어."라고 말할 것입니다. 이 아이들은 영리해서 이러한 말이 터무니없음을 이미 충분히 알 수 있는 나이입니다. 따라서 이러한 종류의 계산된 과장은 비정상적인 행동에 들어가며, 모든 아이들이 하는 간간이 우스갯소리인 말들과는 차이가 있음을 예로 보여 주는 것입니다.

조울병은 어떻게 보입니까?

여기에 이 분야에서 오늘날 일 하는 정신 건강 전문가들의 일치된 의견을 반영하는, 미국 정신의학회(American Psychiatric Association, APA)의 진단을 위한 "성경"인 정신질환 진단과 통계편람(Diagnostic and Statistical Manual of Mental Disorders, DSM, 편역자 주 : 시간이 흐르면서 개정이 이어지고 있으며, 2013년에 최신판인 DSM-5가 발표되었습니다.)에 기초한, 임상의사들이 전형적으로 찾아보는 아동기 조울병의 징후들이 있습니다.

• **들뜬 기분**은 까르르 웃으면서 과도한 농담과 함께 흔히 쉽게 흥분하고, 우스꽝스러우면서, 아찔하고, 스스로 무적이라고 느끼면서 "과격해지는 것으로", 나타납니다. 예를 들면 아이가 배를 잡고 웃어대거나 "과장된"것처럼 보일 수 있습니다. 한 아이는 "감정이 너무 격해져서, 나는 멈추지 않고 침대에서 뛰곤 했어요."라고 말하기도 했습니다.

• **과민한 기분**은 쉽게 과민해져서 공격적이 되고 분노를 터트리면서, 물건들을 던지고, 문을 쾅 닫아버리고, 하나의 활동에서 다른 활동으로 전환하는 것을 어려워하고, 적대적이거나 냉소적으로 되고, 차거나, 소리를 지르면서, 상황에 맞지 않게 강렬하고도 슬픔을 주체하지 못하는 반응을 보이는 것으로 나타납니다. 아이는 나중에 부모에게 사과를 할 수도 있습니다: "나는 뇌에다 '안돼, 안돼, 안돼'라고 말을 했어요,

그러나 기분을 풀 수 없었어요." 부모들은 흔히 감정 폭발이 언제 일어날지를 기다리면서 "눈치를 보고 있다."고 말합니다. 한 부모는 이를 "내가 언제 새로운 전투가 일어날지 또는 싸움이 멈추어져야 할지를 결코 알지 못하는 전쟁터에 사는 것과 같습니다. 우리는 거의 항상 위기 상황에서 살고 있습니다."고 비유하였습니다. 외래에서 한 아이는 부모의 코트를 화장실에, 음식물을 쓰레기통에 던져 버렸습니다. 어머니는 "심지어는 강아지도 아이에게서 숨습니다. 아이가 기분이 안 좋다는 것을 내가 알 수 있을 정도가 되면 항상 그래요."라고 하였습니다.

- **넘치는 자부심과 과대사고**는 "내가 미국에서 최고의 야구 선수다;" "내가 코치에게 수영하는 방법을 가르쳐 줄 거야; 그는 전혀 알지 못해;" "내가 35살이 되기 전에 아카데미 상을 받을 것이 확실해;" "나는 전자상거래로 수백만 불을 벌 거야;" "나는 학교에 갈 필요가 없어;" "나는 우주의 여왕이야. 너는 내 밑에 있어;" "내가 30살에 죽은 후에 이 병은 나를 따라서 이름이 붙여질 거야. 나는 그걸 알아."와 같은 근거 없는 말들이 특징입니다. 성인처럼 정신병이 흔히 조증 상태에서는 보입니다. 과대망상은 만약 연령에 적절한 현실 감각이 없고 아이가 망상에 기초해서 행동한다면, 떠벌리는 것과는 구분할 수 있습니다. 때로는 우두머리 행세/자신에 대한 과대한 지각(자신이 모든 것을 알고 어떠한 것도 할 수 있는 것처럼 말하거나 행동하기)은 망상이 없이도 넘치는 자부심 또는 과대사고에서 오기도 합니다. 일부 사람들은 아이가 단지 자기도취적이라고 생각합니다; 그렇게 보일 수도 있지만, 이러한 행동은 단지 조증 상태에서만 나타납니다. 동시에 이러한 아이들이 증감하는 과대사고에 추가로 자신을 자기애적으로 만드는 밑에 깔려있는 불안정함과 낮은 자존감을 가질 수 있음을 아는 것이 중요합니다. 여기에서 더 복잡한 설명을 하지는 않겠습니다만, 인격은 만성적인 질병에 의해 영

향을 받으며 결과적으로 질병에 더하여 여러 가지 증상들이 있을 수 있습니다.

• **수면 욕구의 감소**는 아이들이 이른 새벽까지 놀고, 노래하거나 텔레비전을 보면서 잠을 자려고 하지 않으면서도 아침에 보면 여전히 피곤해 보이지 않는 것으로 부모들이 설명합니다. 아이들은 흔히 자신의 주관적인 경험을 에너자이저 버니(편역자 주 : 건전지가 들어가는 북을 치는 장난감 토끼를 등장시켜서, 에너지가 넘침을 표현한 건전지 광고)같은 느낌으로 말합니다. 아이가 방에서 밤 늦게까지 노는 것을 흔히 볼 수 있습니다. 아이들은 새벽녘까지 침대에서 뛰어내립니다. 거꾸로, 아이들은 이러한 증상들을 드물게나 또는 전혀 보이지 않을 수도 있습니다-아이들은 아주 늦게 잠들거나 나른하게 가라앉히는 약을 먹은 탓에 아침에 침대 밖으로 나오는 것을 힘들어할 수도 있습니다.

• **계속 말하려는 (언어) 압박과 사고 비약**은 흔히 "내 생각이 페라리 같아요; 백만여 가지의 생각들이 질주하고 있어요. 멈출 수가 없네요.;" "중단이 안 돼요.;" "내 생각이 모두가 말하고 있는 너무 많은 승객들이 타고 있는 배와 같습니다."와 같은 말로 설명됩니다. 한 어머니는 내게 "아이가 횡설수설하는 것을 들어 보세요, 선생님. 그게 말이 됩니까?"라고 말하곤 했습니다. 부모님들은 아이들이 계속 말하면서 다른 사람들은 한마디도 못하게 하고, 지배하려고 들고, 지나치게 말하는 것으로 주목을 계속 끌려고 하거나 집이나 학교에서 남들을 즐겁게 만들려는 것을 멈추지 못하는 것으로 설명합니다. 어떤 아이들은 심지어는 자신의 말을 만들어내고 만들어낸 말들 사이에서 왔다 갔다 합니다.

• **계속적인 목표지향 활동**은 계속적으로 손장난을 하면서 어질러 놓는 것을 예로 들 수 있습니다. 부모들이 어질러 놓은 것이나 흘려놓은 것을 보게 되면 아이는 방어적이 되어서 자신이 책임이 있음을 부정합

니다. 우리의 경험으로는 부모님들은 이것을 "거짓말"로 보고합니다. 이러한 "광란의 삽화들"의 사례들을 종합해 보는 데에는 일부 노력이 필요합니다. 한 아이는 자신을 "미치광이의 광적인 마법주문들"에 홀렸었던 것으로 설명했습니다. 다른 아이는 "나는 학급회장에 출마했는데 졌어요. 하지만 나는 록 콘서트를 주최하기 위해서 돈을 모으고 있어요. 할 일들이 많아요. 시작해요."라고 하였습니다. 부모들의 설명에 따르면 계속적인 목표지향 활동의 예로는 모두 1시간 이내에 개에게 먹이를 주기, 체스를 하기, 예술활동 하기, 그리고 형제들과 싸우기를 다 벌려놓은 경우들도 있습니다.

• **과도한 쾌락 활동 (성욕 과다), 판단력 저하 및 위험 감수** : 어린 아이들이 음란 전화를 걸 수도 있습니다; 갑자기 옷을 부적절하게 입고; 성인용 전화 대화 서비스를 사용하고; 과도하게 자위를 하거나; 포르노 그림들을 잘라서 모으거나 가지고 다니거나; 동물과 성적 활동을 흉내 내거나; 우편으로 성기구들을 주문하기 위해서 부모의 신용카드를 사용하거나; 부모에게 값비싼 드레스나 다른 물건들을 사 달라고 조를 수도 있습니다. 때로는 결국 부모까지 말려들게 됩니다-예를 들면, 어머니의 속옷을 입는다든지, 어머니에게 저속어를 사용하거나, 어머니를 갑자기 어색하게 뒤에서 껴안거나, 또는 가슴을 만지는 등이 있습니다. 이러한 일들이 일어날 때, 흔히 성적 학대를 의심하지만, 그러나 현재 지속 중인 연구에 따르면, 조울병 아동의 43%가 성욕 과다를 보이지만, 단지 소수 (1.1%)만이 성적 학대나 과도한 성적 자극의 경험이 있다고 합니다. 이러한 자료들은 이 행동이 조울병의 중요 증상이라는 것을 지지하여 줍니다. 유사하게, 이러한 아이들은 다른 아이들에 비해서 자신이 할 수 있는 것과 할 수 없는 것에 대한 판단력이 떨어져 있을 수 있으며 더 극단적인 신체적 위험을 무릅쓰는 경우가 있을 수 있습니다.

부모들은 조울병 아이들이 극단적인 기분동요에 시달리고 있을 때, 위험할 정도로 충동적이고 파괴적일 수 있어서, 예를 들면 위층 창문이나 움직이는 자동차에서 뛰어내리거나 옷을 베거나 가구들을 파괴하려고 시도한다고 보고합니다.

• **우울증의 특징**들이 흔히 연령에 맞는 단어들을 사용해서 이야기됩니다. 아이들은 짜증이 난다거나, 지나치게 징징대거나, 이유 없이 울거나, 불행하여 보이거나, 어두운 방에서 여러 시간을 보내거나, 과민하다가 울먹이면서 기분이 빠르게 바뀌거나, 어릴 때에는 스스로 꼬집고 할퀴기도 하고, 복통이나 두통과 같은 신체 증상들을 호소합니다. 아이들은 흔히 자신의 껄끄럽고 주기적인 행동 때문에 다른 이들로부터 수년 동안 부정적인 반응을 경험해와서, 거부에 대해서 극심하게 민감합니다.

아동들에서 조울병의 흔한 증상들

- 자녀들이 과도하게 흥분하고, 아찔한 행동을 하면서, 우스꽝스러워서 다른 아이들이나 그 상황에 비교하여 보았을 때 "과장된" 것처럼 보입니까?
- 자녀들이 아주 예민하고 통제하기 어려워서 공격성과 분노가 통제하기 어려워 보이고 이것이 환경에 비추어 지나칠 정도입니까?
- 자녀가 전형적인 아이들에서의 우쭐거림 정도를 넘어서서 우월감에서 과대적인 주장을 하고, 마치 자신이 "모든 것을 알고 있거나" 또는 다른 사람들보다 우월한 것처럼 생각하고 행동합니까?
- 자녀가 잠들거나 수면을 유지하는 데에 어려움이 있으며 수면 박탈 이

후에도 피곤한 기색이 거의 없어 보입니까?

- 자녀가 끊임없이 말하고 자신의 마음속에 넘쳐 나는 생각들을 멈출 수 없다고 불평합니까?
- 자녀가 꼬리에 꼬리를 무는 계획에 몰두하여서, 계획을 세우고 이 계획들을 쫓아가는 데 전혀 피곤해하지 않는 것처럼 보입니까?
- 자녀가 "성욕 과다"의 신호들 – 은밀한 부분에 대한 관한 관심, 자기 지극 또는 성적 언어들을 조숙하게 알거나 관심을 가짐 – 을 보입니까?
- 자녀들이 다른 아이들이 감수하려고 하지 않는 위험을 무릅쓰면서, 상식의 범주를 벗어나는 것처럼 보입니까?
- 자녀들이 분명한 이유가 없는 데에도, 한바탕 슬퍼하고, 울고, 흐느끼고, 낙담해 할 때가 있습니까?

자녀들이 가장 흔한 증상들을 가지고 있지 않다면, 아이가 조울병이 없다는 뜻입니까?

진단은 과학 보다는 일종의 예술에 가깝습니다. 조울병과 같은 복잡한 질병의 경우에, 단순한 점검목록들에 기초하여서 진단을 내리는 것은 불가능합니다. 아이는 전형적인 증상 모두 또는 단지 일부만을 보이거나, 일반적으로 정신질환 진단과 통계편람 기준에 포함되지 않는 다른 증상들을 가질 수도 있습니다. 예를 들면, 일부 아이들은 거의 다른 증상들이 없이 단지 극도의 과민성을 보이기도 합니다; 이러한 아이들은 저 전형적인 조울병을 갖는 아이들에 유사한 문제들을 가질 수도 있습니다, 그러나 "비정형 조울병"이라고 알려진 광범위한 범주에 속합니다. 일반적으로, 그러나 만약 아이가 다음의 징후들을 보인다면, 아이가 조울병을 가질 유의

한 확률이 있는 것입니다.

- 기분이 중심이 되는 문제이며, 아이는 한 번에 연속해서 4일 이상 동안 조증이나 우울증과 혼재된 조증을 보입니다.
- 아이의 기분이 쉽게 흥분하고 우스꽝스럽고도 낄낄거리는 것에서 과민해지거나 우울하고, 샐쭉해져서, 위축되고 깊이 슬퍼 보이기까지 빠르게 주기가 있습니다.
- 보거나 듣는 것과 같은 정신병적 증상들은 있을 수도 없을 수도 있는데, 진단을 내리는 데 필요한 것은 아닙니다.

• **자살 위협** : 아주 어린 조울병 아이와 사춘기 직전의 아이들도 자살 행동을 보고하고, 목을 매거나 스스로 목을 조르고 싶다는 욕구를 이야기합니다. 이것은 항상 강렬한 기분 기복을 조절하거나 기복에서 벗어나고 싶다는 필사적인 시도를 나타내는 것입니다. 자살 행동은 조울병 아동들의 25%까지에서 보고됩니다. 어린 아이들에서의 자살 시도는 달리는 차의 앞에서 달리기, 달리는 차에서 뛰어내리기 또는 나무 위의 오두막에서 뛰어내리기와 같이, 종종 위험을 감수하는 행동이나 사고로 오인되곤 합니다.

• **정신병**은 환청이나 환시로 나타날 수 있으며 보통 이전에 기술된 기분상태에 기초한 망상과 함께 보입니다. 빠른 사고 비약으로서 시작되어서 잘 알아들을 수 없는 지리멸렬한 말들을 마구 퍼붓게 됩니다. 보고 방법에 따라서, 정신병은 조울병 환자들의 17~60%에서 보입니다. 정신병적 우울 삽화 동안에는, 파멸, 재난, 허무주의 망상이 흔합니다. 예를 들어, 한 아이는 검은 귀신이 전 세계를 잡아 삼키려고 하는 그림을 그렸습니다.

이러한 모든 증상들이 한 아이에서 존재하는 경우는 거의 없으며 물론 동시에 존재하지도 않습니다. **일반적으로, 과민함, 불안, 그리고 극도의 "반응성"과 함께 아주 행복한 것에서부터 아주 슬픔까지 기분에서의 주기적인 변화들이 조울병 아이들에서 가장 흔하게 보입니다.** 극단적인 반항, 망상적 사고, 편집증, 학업 실패, 또는 자살 위협이나 폭력과 같은 관계 및 기능에 영향을 미치는 중요한 지속되는 행동들도 또한 조울병 아이들에서 아주 흔합니다.

의사들은 어떻게 조울병을 진단하나요?

조울병은 "하나의 정의가 두루 적용되도록 만든" 진단이 아닙니다. 각기 다른 아이와 시기에 아주 다르게 보일 수 있습니다. 기분의 빈도, 깊이, 그리고 지속 기간은 아이에 따라서 상당히 다양합니다. 아이가 각기 다른 발달 단계를 거치면서 또한 변할 수 있습니다.

아이가 어떠한 종류의 조울병인지가 정말 중요합니까? 결국, 아이는 여전히 고통을 받고 있습니다. 그러나, 아이의 증상들이 "전형적인" 유형에 맞아 들어가지 않을 경우에는 정말로 중요해지는데, 결과적으로 여러분이 올바른 진단이나 치료를 받는 데 어려움을 겪게 됩니다. 만약 아래에서 논의되는 아형들이 무어라도 입증해주는 것이 있다면, 그것은 조울병이 복잡하고 혼란스러운 질병으로 아이들이 병을 찾아내서 치료를 하기 위해서는 철저한 평가를 필요로 한다는 점입니다. 내가 생각하기에, 조울병이 아이들에서 존재하는지 논쟁은 이제 멈추고, 어떻게 이러한 까다로운 질병에 대해서 적절하게 선별을 해낼 지를 의사들에게 가르쳐야 할 때가 되었다는 것을 보여 줍니다. 이제 현실에 대해서 세심한 배려와 함께 상식적으로 생각을 하도록 합시다.

정신질환 진단과 통계편람 5판에서 미국정신의학협회는 아동기 조울병에 대해서 다음의 주된 유형들을 인정하였습니다 :

- **1형 조울병** : 이 진단은 적어도 한 번의 조증 또는 "혼재성" 삽화(조증-위에서 기술된 첫 7가지 증상들-과 우울증의 특징들이 적어도 1주 기간 동안 거의 매일 나타나는)를 가진 아이들을 설명하기 위하여 사용합니다. 아이들은 극단적인 다행감이나 과민성 및 분노가 두드러진 우울기간과 교대로 보입니다; 그러나, 조증이 있기만 하면, 우울증의 어떠한 신호도 보이지 않는 아이도 역시 1형 조울병으로 진단할 수 있습니다.

  "급속 순환형"은 1형 조울병으로 진단받은 아이들에서 나타날 수 있는데, 한 극단에서 다른 극단으로 아이의 기분 변화가 일 년에 최소 4번은 보이는 것을 뜻합니다. "초급속 순환형" 또는 "초미세 순환형"은 정신질환 진단과 통계 편람에서 기술된 것에 따르는 데, 이틀에서 한 시간마다의 간격으로 어느 때에든 발생하는 빠른, 진자와 같은 기분 기복들을 말합니다.
- **2형 조울병** : 이 진단은 주요 우울증 삽화와 과대사고, 수면 욕구 감소, 언어 압박, 사고 비약 등등 적어도 일부 조증 증상들을 경험하는 아이들에게 사용됩니다. 여기서 여러분은 행동의 질적 변화를 보게 되는데, 아이는 어느 정도는 조증 상태이지만 기능은 남아 있으며 증상들이 연속으로 4일 이상 지속되지는 않는 일부 "경조증"을 보일 수 있습니다. 여기에서 또한 혼재성 삽화와 급속 순환형도 나타날 수 있습니다.
- **순환기분장애** : 이 아이들은 경조증과 경도의 우울증의 증상들이 교대로 나타나나, 만발한 우울증 또는 조증을 보이지는 않습니다. 기분이 순환하나 여전히 기능은 유지를 하고 있는 아이를 볼 때, 우울증

이 상대적으로 덜 심각한 한, 이 진단을 생각하게 됩니다.

• **달리 분류된 조울병** : 증상들의 유형이나 기간에서 이 모든 이전의 기준들을 만족시키지 않으나 기분에서의 문제를 갖고 있고 기능이 손상되어 있을 때에는 흔히 이 진단을 붙이게 됩니다. 이에는 심각한 과민성과 함께 삽화적인 변화가 없이도 만성적이고 지속적인 증상들을 보여주는 아이들을 포함합니다. 아이들은 들뜬 기분이나 과대사고를 경험할 수도, 경험하지 않을 수도 있습니다. 아이들이 적은 증상들을 갖거나 경미할 수도 있지만, 여전히 매우 병든 상태이며, 하나의 뚜렷한 증상 유형에 맞지는 않습니다.

- **1형 조울병** : 만발한 조증이나 혼재성 삽화들이 있으며, 우울증과 교대로 나타날 수도 그렇지 않을 수도 있습니다.
- **2형 조울병** : 경도의 조증(경조증)이 있는 주요 우울증으로 입원을 필요로 하지 않을 정도의 기능을 갖고 있습니다.
- **순환기분장애** : 기본적 기능상태는 유지를 하면서 경도의 조증과 경도의 우울증 사이를 순환합니다.
- **달리 분류된 조울병** : 1형, 2형 조울병 기준에는 유형이나 증상 기간에서 만족시키지 못하지만, 경도에서 극도로 심각한 정도까지 다양한 기분 문제들을 가집니다. 아동기 조울병에서 가장 흔한 아형입니다.

그 밖에 무엇이 내 아이에게 영향을 미치나요?

이 주제에 대해서 일부 대중적인 책들은 고통받는 개인들에 대한 공감을 이끌어내기 위해서 정신병, 자살 위협, 또는 폭력과 같은 조울병의 가장 극단적인 증상들을 묘사합니다. 과학자들은 이러한 외견상 과장된 예제들에 의해서 흔들리지 않으려 하면서, 기분 기복, 과민성, 불안, 그리고 반응성과 같은 일반적인 핵심 증상들에 초점을 맞추기 위하여 올바르게 노력하여 왔습니다. 때로는 이러한 증상들이 조울병과 함께 발생하는 다른 상태들의 결과이면서 조울병에 의해서 만으로는 완전히 설명이 되지 않을 수도 있습니다.

대개, 조울병이 있는 소아청소년들은 동시에 적어도 하나의 다른 정신과 질환들을 가지고 있습니다-이러한 것들은 "공존"질환으로 불리며 전형적으로는 주의력 결핍 과잉행동 장애, 적대적 반항장애, 품행 장애, 불안장애 그리고 청소년에서 더 흔한 약물 남용 장애들이 있습니다.

연구자들 사이에서 이러한 공존 장애들이 얼마나 흔한가에 대해서 의견이 일치하는 것은 거의 없어서 추정치는 아이들의 연령, 아이들의 환경, 연구 방법론과 사용된 진단 기준에 따라서 다양합니다. 공존 질환의 빈도는 주의력 결핍 과잉행동 장애에 대해서는 10~75%, 적대적 반항장애는 75%, 품행장애는 40%, 불안장애는 60%, 약물 남용장애는 0~40%로 폭이 넓습니다.

공존 질환들의 유형도 아이들의 연령에 따라서 유의하게 다양합니다. 조울병 소아들은 청소년들에 비해서 주의력 결핍 과잉행동 장애의 비율이 더 높은 반면, 청소년들은 약물 남용장애의 비율이 더 높은데, 실제로 약물 남용의 위험은 소아기 조울병에서보다 청소년-발병 조울병에서 9배까지 더 높았습니다. 조울병은 전반적 발달장애(pervasive developmental disorder, PDD)로 알려져 있는 자폐 스펙트럼 장애와도 약 10%의 증례들에서 관련될 수 있습니다. 아스퍼거 증후군은 언어 능력은 일반적으로 좋지만, 공감 능력과 사회적 기술이 손상되는 특징을 보이는 이 질환의 한 아형입니다.

어떻게 조울병을 다른 질병에서 구분합니까

조울병과 다른 정신과 질병들의 증상들은 흔히 겹쳐서 조울병을 다른 질병들, 특히 주의력 결핍 과잉행동장애와 구분하는 것은 어려울 수 있습니다. 불행히도 오진은 심각한 결과를 가져올 수 있습니다. 예를 들어, 조울병 아동에게 주의력 결핍 과잉행동 장애를 치료하기 위해 사용되는 정신자극제를 주는 것은 조증 증상들을 악화시킬 수 있습니다! 그래서, 어떻게 조울병과 다른 증상들을 구분하고 이들을 적절하게 관리하는지 아는 것은 이들이 조울병과 함께 공존하든 그렇지 않든 간에 중요합니다. 공존 질환을 진단해 치료하지 못하면 이는 경과에도 영향을 주어서 각 치료 프로그램들이 예상대로 진행되는지 여부를 판단하기 어렵게 됩니다.

주의력 결핍 과잉행동 장애

주의력 결핍 과잉행동 장애는 일반적으로 아동기에 나타나서 시간에 걸쳐서 일정하게 유지되는 지속적인 질환입니다. 부주의, 과잉행동 및 충동성과 같은 증상들이 주의력 결핍 과잉행동 장애와 겹치기 때문에, 조울병의 진단을 분명히 내리기가 어렵습니다. 의사들은 전형적으로는 이러한 증상들이 주기적인지 아닌지를 구별하기 위하여 부모들의 보고에 의존해야 합니다. 조울병과 주의력 결핍 과잉행동 장애에서 보이는 과민성은 또한 적대적 반항장애와 우울증에서도 존재하므로 진단을 더 복잡하게 합니다.

예를 들어서, 톰이라는 아이가 외래에 심각한 분노, 활력의 증가, 수면 감소 및 우울증으로 내원하였습니다. 우울증상이 왔다가 사라졌으나, 아이는 여전히 과잉행동을 보였습니다. 톰은 주의력 결핍 과잉행동 장애에 대한 치료를 5세에서 7세 사이에 받았습니다. 정신자극제 약물은 실제로 도움이 되었습니다. 부모님들은 아이가 7살이 될 때까지 공격성이나 기분 변동을 볼 수 없었습니다. 갑자기 임상 양상이 좀 더 복잡해졌습니다. 증상들은 주기적이 되었고, 주의력 결핍 과잉행동 장애와 경도의 기분 증상들이 만발한 조울 삽화들과 교대로 나타났습니다. 만성적으로 보였지만 4일-2주 정도의 "상대적으로 평온한" 짧은 기간이 있었습니다.

우리는 연구에서 조울병이 주의력 결핍 과잉행동 장애와는 무관하게 주의력 부족과 결합된 인지 문제들과 관련이 있으며 이 문제들은 기분 증상들을 치료한 후에도 남아있을 가능성이 있음을 밝혔습니다. 만약 아이가 두 가지 질환들을 다 진단받는다면 우리는 조울병을 (주의력 결핍 과잉행동 장애에 상관없이) 일차적인 질환으로 치료하고, 여전히 증상들이 잔존한다면 주의력 결핍 과잉행동 장애의 증상들을 이차적으로 해결하기를 권합니다. 이렇게 해서 정신자극제들을 주는 것에 의하여 조증을 유발하지 않을 수 있습니다. 정신자극제들은 조울병 아동들 중 일부에서 조증 증상들을 악화시킵니다. 그러나 우리는 어떤 아이가 이러한 방식으로 취약하고 어떤 아이는 그렇지 않은지를 알지 못합니다. 따라서 의사들은 주의력 결핍 과잉행동 장애와 결합된 조울병의 치료에 아주 신중하게 접근해야 합니다.

임상의사들은 일반적으로 조울병을 주의력 결핍 과잉행동 장애에서 구분하는 5가지 핵심 증상들-과대사고의 존재, 들뜬 기분, 성욕 과다 및 적은 정도로 사고 비약과 수면 욕구의 감소-이 있다고 생각합니다. 만약 이러한 고유한 증상들 중의 하나 이상이 존재한다면, 당신과 담당

주치의사는 조울병의 진단을 고려해 보아야 합니다.

주의력 결핍 과잉행동 장애와 조울병

주의력 결핍 과잉행동 장애에만 해당	*공존 증상들*	*조울병에만 해당*
조기 발병	부주의	변동하는 증상들, 그러나 또한 흔히 만성적이 됨
지속적 증상들	충동성	과대사고
	과민성	들뜸
		성욕 과다
		사고 비약
		수면에 대한 욕구 감소

우울증

조울병이 있는 아이들은 경도 또는 깊은 우울증 시기를 경험할 수 있어서 아이들이 우울증으로 진단되고 치료받는 것이 드물지 않습니다. 단순 우울증을 조울병에서의 우울증과 구별하는 간단하고 믿을만한 경험적인 규칙이란 것은 없습니다. 그러나, 만약 아이의 우울증을 치료하는 과정에서 조증이나 경조증의 증상들이 나타난다면, 조울병의 진단을 생각해 보아야 합니다.

조울병 아이가 쉽게 간과할 수 있는 경도의 조증 증상을 가지고 있을 때 진단은 특히 곤란할 수 있습니다. 이는 2형 조울병으로 진단받은 아이들에서 흔한 문제입니다. 조울병에서 우울증을 치료하는 것은 대부분의 의학적 중재가 조울병을 악화시키기 때문에, 특히 어렵습니다. 우울 삽화 동안에, 아이들은 항우울제를 처방받을 수 있으나, 항우울제들은 일반적으로 조울병 증상들을 악화시키며, 잠재적으로 조증 삽화가 시작되게 할 수 있습니다. 예를 들어서, 최근에 핑크 색의 망사셔츠를 입은 로라라는 아이를 만났는데 여러 가지 조증의 지표들 – 빠른 말, 과도한 경계, 그리고 현란하면서도 과민함 – 을 보여주고 있었습니다. 어머니와 함께 왔는데, 어머니는 이러한 행동의 경악할 만한 변화가 항우울제를 단 두 번 복용한 이후에 나타났다면서 말 그대로 울고 있었습니다. 심지어는 8세 되는 형제도 "엄마, 로라는 우울했을 때가 상태가 더 나았어요. 그 해로운 약을 로라한테 치워 버려요."라고 말하였습니다.

행동 장애들

조울병이 있는 아이들은 적대적 반항장애와 품행 장애 같은 행동 장애들이 있는 아이들과 많은 행동들을 공유합니다. 조울병 아이들은 반항적이고 과민하며, 고집이 셉니다; 논쟁하려 하고; 공격적이며; 싸우거나 제멋대로입니다, 이들은 흔히 적대적 반항장애나 품행 장애가 있는 것으로 진단을 받습니다.

만약 조울병 아이가 행동장애가 있는 것으로 진단을 받고 치료자가 바람직하지 않은 행동의 결과로 처벌을 수반하는 행동 수정 프로그램을 사용한다면, 긍정적 보다는 부정적 효과를 가져 올 것입니다. 여러분이 아이를 훈육하려고 한다면 곧바로 아이가 문을 쾅 닫아버리고, 욕설을 퍼부을 것임을 알고 있습니다. 대부분의 경우에 적대적 반항장애는 "반응적인" 진단으로, – 다른 말로, 주된 격변이나 다른 질병의 고통스러운 증상들에 대한 반응으로 일어납니다. 치료하기 어려우며, 기분 장애를 치료한 후에도 수개월이 걸려서야 호전됩니다. 적대적 반항장애는 기분 장애가 치료된 후에도 지속될 때에만 공존질환이라고 간주합니다.

행동장애와 조울병

행동장애에만 해당	*공존 증상들*	*조울병에만 해당*
기분 장애의 치료 후에도 지속; 부모 양육 유형이나 가족 기능에서의 주된 문제들로 가족들이 더 어려움을 겪음; 악의적일 수 있음	과민성 분노 발작 반항 불복종	기분장애를 치료하고 수 개월이 지나서야 행동은 천천히 좋아짐; 반응성, 즉흥적으로 행동화

불안 장애들

유의한 수(12~60%)의 조울병 아이들이 또한 극도의 분리 불안, 사회 공포증, 범불안장애, 공황 장애, 또는 강박장애(obsessive-compulsive disorder, OCD)와 같은 불안 장애들을 갖고 있는 것으로 진단받습니다. 이러한 아이들은 일상적인 사회 활동을 회피하고, 걱정거리들에 대해서 두통, 복통 또는 숨 가쁨과 같은 신체 증상들을 보이거나, 통제가 불가능한 반복적 사고나 행동들을 보이는 식으로 실제 또는 상상의 공포에 대처하는 비적응적인 방식들을 사용하게 됩니다. 성적 학대, 방치 또는 폭력과 같은 외상성 경험들에 노출된 아이들은 악몽과 회상 같은 외상 후 스트레스 장애의 증상들을 보일 수 있습니다.

불안증상들은 때때로 조울병으로 오인됩니다; 예를 들어, 아이가 불안한 생각들에 대한 반응으로 과민성, 분노, 자살 사고 및 자살에 대한 언급을 보일 수 있습니다. 또한 그 반대의 상황도 가능합니다. 조증 증상들은 쉽게 불안에 관련된 초조나 불면증으로 오인될 수 있으며, 실제로 일부 항불안제에 의해서 악화될 수 있습니다. 이러한 두 가지 질환들을 진단하고 적절하게 치료를 하는 것은 – 이들이 공존하건 그렇지 않건 간에 – 조울병 및 다른 정신과 질병들의 치료에 숙련된 전문가의 면밀한 평가와 관리를 필요로 합니다. 여기서 주목해야 할 점은 지나치게 몰두하고 있으면서 극심한 조증 상태의 아이들이 끊임없이 전화를 하거나 계속해서 쇼핑을 하러 가자고 조를 수 있는데, 부모들은 때로는 이것을 강박장애로 잘못 믿어버린다는 것입니다. 이러한 극성맞음과 밀어붙이는 행동은 조증 아이들에서 보이나 강박장애에서는 보이지 않습니다.

다른 진단적 합병증들

많은 다른 상태들이 조울병을 닮을 수 있는 증상들을 만들어내고 진단을 복잡하게 합니다. 예를 들어서, 약물 남용은 조증을 닮은 과도하거나 위험한 행동을 유발할 수 있습니다. 더 나이 든 청소년들에서 조울병에 의하여 유발된 망상, 환각들, 그리고 사고장애는 거의 50%에서 조현병으로 잘못 오인될 수 있습니다. 그리고 전반적 발달장애나 아스퍼거 증후군에서 보이는 과민성, 변덕스러움과 공격성은 조증으로 착각할 수 있습니다. 마지막으로 월경전기 증후군(premenstrual syndrome, PMS), 갑상선 질환, 암, 또는 일부 약물들에 대한 반응과 같은 일부 의학적 상태들은 조울병에 유사한 증상들을 유발할 수 있습니다. 이러한 가능성들을 배제하기 위해 철저한 선별검사가 있어야만 합니다.

올바른 진단을 받기

아이가 조울병을 위한 적절하고 효과적인 치료를 받도록 돕기 위해서 가장 중요한 점들 중의 하나는 정확한 진단이라는 것이 이 시점에서는 분명해져야 합니다. 그러나 특히 조울병이 다른 아이들에서 다른 발달 단계들, 증상군들 및 아형들에서의 미묘한 변화들과 "매우 흡사해 보이는" 상태들의 존재 및/또는 공존질환들에 따라서 나타나는 방식이 다양함을 고려할 때 정확한 진단을 받는 것이 어려울 수 있습니다. 분명히 오진과 뒤이은 부정확한 치료에 대한 가능성은 큽니다. 나는 여러분이 어떠한 이유로든 아이의 진단에 대해서 걱정이 되거나 무엇이 일어나고 있는지를 확인하기 위해서 두 번째 의견이 필요하다고 느낀다면, 철저한 평가를 받아보도록 권하고 싶습니다.

만약 조울병에 대한 궁극적인 선별방법이 있다면 좋겠지만, 슬프게도 이것은 그렇지 못합니다. 우리 모두는 뇌 영상을 보고, 피검사를 하거나 유전자 검사를 해서 조울병을 확실히 배제하거나 확진할 수 있기를 바랍니다. 아마도 의학 연구자들이 이룬 성과를 감안한다면 언젠가는 그것이 가능해질 것입니다. 그러나 그 동안에는, 조울병은 일정 기간 동안에 걸쳐서 관찰된 일부 증상들의 존재에 기초하여 다양한 구조화된 진단 도구들과 평가 척도들을 사용해서 진단이 이루어집니다. 일부 아이들에게, 이러한 과정은 일정 기간 동안 입원을 필요로 할 수도 있습니다. 이러한 진단 도구들은 이해 정도가 높아지고, 의사들과 가족들의 경험이 축적이 되면서 진보하고 있습니다.

기억해야 할 다른 것은 아이의 진단은 시간이 지나면서 행동이나 증상에서의 변화의 결과로 인해서 또는 새로운 자료들이 빛을 받게 되면서 바뀔 수 있다는 점입니다. 다시 말하면, 의사가 아이를 알게 되고 아이가 발달하면서, 증상들은 변하고 진전되어 갈 수 있습니다. 따라서, 치료 초기의 어떠한 진단도 하나의 "작업 중인 진단"으로 보아야 한다는 점을 명심하세요. 그리고 마지막으로, 진단은 또한 의사의 기술과 경험에 의존하기 때문에 올바른 의사를 선택하는 것이 중요한 단계입니다. 이에 대해서는 3장에서 더 깊이 논의하도록 하겠습니다.

허위의 검사들에 주의하십시오

만약 누군가가 운동기록계(actometer), 원격계측기 및 다른 장치들을 사용해서 조울병이나 공존 질병들을 진단하려고 하거나, 여러분에게 그러한 검사들을 받아보라고 권하면 주의를 하십시오. 이러한 도구들이 일부 도움이 될 수 있으나, 기구들의 사용과 해석은 사리사욕의 추구로 인해서, 특히 사용자가 그 기술에 사업적 이해관계를 가지고 있는 경우에는 편향이 될 수 있습니다. 예를 들면, 일부 의사들은 조울병 진단을 더 포괄적인 평가보다는, 자기 공명 영상 소견에만 기초하여 내릴 수도 있습니다. 이러한 제약에도 불구하고 일부 의사들은 앞서 나가서 이러한 검사 결과들에 기초하여 약물들을 처방합니다. 우리는 과학적 발전에 대해서 큰 존경심을 가지고 있습니다만, 현 단계와 시점에서 그러한 입증되지 않은 결과에 의존하는 것은 여러분과 아이들에게 피해가 될 수 있고, 결과적으로 불필요한 비용지출을 가져올 수 있습니다.

가장 좋은 진단 도구는 무엇인가요?

몇몇 진단 도구들이 조울병을 찾아내기 위해서 현재 사용됩니다. 이러한 도구들은 대부분의 경우에서 조울병과 유사하게 보이는 것들 그리고 공존 질병들 사이를 구분하기 위하여 디자인된 것으로 제가 아래에서 자세하게 설명할 철저한 임상적 평가와 함께 사용됩니다. 진단도구들은 일반적으로 훈련받은 연구자들이나, 임상의사 또는 도구 종류에 따라서 부모들에 의하여 수행되는 반구조화된 면담들이나 "평가 척도"들을 포함합니다.

• **정동장애 및 조현병을 위한 아동용 목록(Kiddie-Schedule for Affective Disorders and Schizophrenia, K-SADS)과 워싱턴 대학 정동장애 및 조현병을 위한 아동용 목록(Washington University K-SADS, Wash-U-K-SADS)** : 이 평가도구들은 보통 연구 환경에서 평가하며 연구의 일부로 할 때에는 검사비는 무료입니다. 끝내기까지 2시간이 걸리며 흔히 임상 진단을 내리기 위해서는 꼭 필요하지 않을 수도 있음을 알아 두십시오. 이 도구들을 사용하는 임상의사만큼이나 실제로 이것들은 우수합니다. 자세한 면담을 통해서 연구자들은 자세한 정보를 수집할 수가 있고, 이후에는 아이들이 조울병의 범주에 속할 경우에는 아이들을 진단, 심각도 및 병의 유형에 기초하여서 구분할 수 있습니다. 이 도구들이 제대로 된 임상 훈련을 대치할 수는 없으며 또한 부실한 훈련에 대해서도 대체를 하여 주지는 못합니다! (편역자 주 : 한국 내에서도 Kiddie-Schedule for Affective Disorders and Schizophrenia-Present and Lifetime Version-Korean Version (K-SADS-PL-K)이 시행되고 있습니다.)

• **아동기 조증 평가 척도-부모용 (Child Mania Rating Scale-parent Version, CMRS-P)** : 제가 동료들과 개발한 21문항으로된 척도로 부모들이 기입하게 되어 있습니다. 척도에서 20점 이상을 맞은 아이들은 조울병으로 진단될 확률이 90% 이상입니다. 이 도구는 부모들에게 조울병의 가능성에 대해서 주의를 기울이도록 하는 데에 가장 유용하며, 제대로 된 임상 평가에 의해서 확진을 받아야 합니다. 이 척도의 부모용 버전이 부록 B에 실려 있습니다. (편역자 주 : 현재 한국어판의 신뢰도와 타당도 조사를 위한 연구 중에 있습니다.)

이전에 말한 대로, 부모로서 여러분들은 조울병을 진단 내리는 데에 중심적인 역할을 하게 됩니다. 이러한 척도들 중의 다수는 전체 또는 부분적으로 부모들의 보고에 의존합니다. 이렇게 하는 데에는 충분한 이유가 있습니다: 부모들은 흔히 조울병의 신호들을 인식하고 보고하는 첫 번째 사람입니다. 다양한 평정 척도들의 선별 능력을 비교한 한 연구에서 부모들은 조울병을 정확하게 인식하는 것에 대해서는 선생님들의 보고와 직접적인 청소년 면담보다도 나았습니다.

이것은 제가 주변의 모든 사람들-배우자, 인척들, 학교 행정관계자들, 심지어는 담당 의사-들이 여러분을 믿지 않을지라도, 부모로서 여러분들에게 입장을 굽히지 마시라고 이전에 말씀을 드렸던 바를 강조하여 주는 결과입니다. 여러분은 미치지 않았고, "단지 상상에서만 나온 것"은 아닙니다! 이 상황에서 너무도 많은 부모들이 그러듯이, 다른 사람들이 여러분을 무시하거나 또는 여러분이 "과잉보호를 한다고" 비난하게 두지 마십시오. 만약 문제가 있다는 것을 안다면, 조울병을 이해하고 철저한 평가를 통해서 답을 제시할 수 있는 자격이 있는 의사를 찾아보십시오. 3장에서 자격이 있는 의사들에게서 도움받기에 대해서 더 이야기를 할 것입니다.

평가에는 어떠한 것이 있습니까?

평가 척도가 유용하기는 하지만, 평가 과정에는 단순한 검사가 제공할 수 있는 것보다 더 많은 부분이 있습니다. 한 명 이상의 의사들, 전문가들 또는 전문가 보조원들이 완전한 평가를 완료하는 과정에 개입하게 됩니다. 아이를 위해서 적절한 교육적 배치가 이루어지고, 지지를 받게 하려면, 학교 심리학자들, 사회 사업가들, 언어 병리학자들, 또는 선생님들이 또한 관여하게 됩니다. (세부사항은 9장을 보십시오.) 여기에 일반적인 평가의 구성요소들이 있습니다.

주요 호소 증상

모든 평가들은 부모들과 만나면서, 매일매일의 생활의 어려운 점들에 대한 실례들과 기분 증상들과 기능손상이 아이와 가족들의 삶의 질에 어떻게 영향을 미치는지를 포함해서 현재의 문제들에 대한 분명한 설명을 기록하는 것으로 시작합니다.

사회력

가족의 구조, 집안 환경과 아이의 신체적 발달, 정서적 발달력, 학교력, 사회 생활, 취미, 시험과제들 및 기타 사항들에 대하여 사실에 근거한 세부사항들을 수집합니다.

심리학적 평가

포괄적인 심리 평가가 자격을 갖춘 전문가, 가능하다면 신경심리학자에 의하여 이루어집니다. 심리학적 평가는 지능, 지적 성취 수준, 지각 및 언어 처리능력, 주어진 시간제한 내에 업무를 완수하는 능력들을 측정하는 몇몇 검사들을 포함합니다. 때로, 학군 지역에 따라서는 (학교에서) 외부의 심리학적 평가결과를 요구하기도 합니다. 그렇지 않더라도 많은 곳에서는 여전히 교육적 배치와 관련해서 자체적인 심리 평가를 실시하고 있습니다.

정신과적 또는 신경학적 평가들

이러한 평가는 조울병에 친숙한 의사, 가급적이면 소아청소년 정신건강의학과 의사나 아동에게 친숙한 일반 정신건강의학과 의사에 의하여 이루어져야 합니다. 약물들, 여러 치료, 상담, 및 집과 학교에서의 관리로 구성된 여러 가지 의학적 권고안들도 다룹니다. 어떠한 보험도 이 부분까지 적절하게 다루지는 못함을 주의하여야 하며, 흔히는 의사의 바쁜 일정 때문에 서둘러서 한 번에 마치는 것은 흔히 불가능합니다. 이러한 평가를 마치기 위해서는 추가 비용이 발생할 수 있음에 대해 준비하여야 합니다.

교육학적 평가들

철자, 언어, 쓰기, 읽기, 이해, 연산 및 수학적 단어 문제들을 포함하는 이러한 검사 목록들을 시행하는 것은 가능하다면, 때로는 외부 평가팀이 학교에 가서 아이가 학교가 제공해야 하는 서비스를 받기 위한 뚜렷한 필요가 있다는 것을 "입증"하기 위해서 학교에 방문하도록 요청해야 할 수도 있지만, 학교 체계 내에서가 가장 좋습니다. 학교가 연방법에 의해서 어떠한 아이들에라도 교육에 필요한 시설들을 제공하도록 규정되어 있지만, 학교에서 비용을 지출해가며 외부의 평가를 반드시 사용할 필요는 없으며 자체의 평가에 의존할 수 있도록 되어 있음에 주의하십시오. 그러나 만약에 교육 목적에서 아이가 평가를 받도록 부모가 비용을 지불한다면, 학교는 외부 평가에 대해서 비용을 지불할 필요가 없고 학교는 외부평가자의 소견들을 고려해야만 합니다.(편역자 주 : 이 부분은 미국의 경우이며, 한국에서는 임상주치의사와 상의하여 이러한 교육 평가의 필요성을 결정합니다. 현재로는 학교에서 평가비용을 지출할 의무는 없습니다. 따라서 평가 시에 비용은 보호자가 기본적으로 부담하게 되어 있습니다.)

기능적/행동적 평가

행동조절은 흔히 조울병 아이들에게 주된 문제이어서 이러한 평가는 아이의 욕구와 그러한 행동에 기여하는 폭발적 짜증 또는 심각한 우울 상태와 같은 맥락요인들을 찾아내기 위해서 매우 중요합니다. 마지막으로 중요한 점은 이러한 과정들은 행동들이 일상적으로 일어나게 되는 유형들을 찾아내어서, 급속 순환이나 심각한 기분의 변동을 정확하게 찾아내고 관련될 수 있는 환경적 유발인자들을 식별해 내는 것을 도울 수 있습니다. 이와 관련해서, 매일의 기능, 형제 및 친구들과의 관계들 그리고 집과 학교에서의 전형적인 행동에 대한 여러분의 관찰들을 설명하는 서술이 유용할 수 있습니다.

공존 상태들에 대한 평가들

이 장에서 앞서서 논의된 대로 조울병 아이들이 공존하는 주의력 결핍 과잉행동 장애나 예를 들어서 철자, 읽기, 쓰기 또는 연산과 같은 다른 학습 문제들을 갖는 것이 일반적입니다. 아이들은 또한 언어를 처리하거나 한 페이지에 있는 단어들과 숫자들을 따라가는 데 문제들이 있을 수 있습니다. 말과 언어 평가는 이러한 유형의 정보를 주고 학교에서 추가적인 특수교육 서비스가 필요한지를, 그렇다면 어떠한 종류를 얼마나 자주 받아야 하는지를 결정하여 줍니다. 불안장애들은 조울병에서 아주 흔한 공존 질환입니다. 정신건강의학과 의사는 복잡한 다층적인 정신과적 질병들을 해결하도록 도와주는 데 여러분에게 가장 좋은 협력자가 되어 줄 것입니다. 제 의견으로는, 진단수준에서부터 팀을 이루어 평가를 하는 것은 다소 지나친 감이 있습니다. 만약 일차 진료의사가 능숙한 사람이라면, 굳이 사공이 많아서 배가 산으로 가는 경우가 될 수도 있습니다. 반면에 학교에서 아이의 개별화 교육 계획 (individualized education plan, IEP)이나 504조(미국에서 포괄적인 장애인들의 교육에 대한 전반적인 내용을 담은 법안)의 해당 유무를 판단하려 할 때는 작업치료사들, 사회사업가들, 물리치료사들 그리고 심리학자들이 관련된 도전과제들을 덜어주고 이를 위한 계획들을 짜도록 돕기 위하여 학교에서 필요합니다. (편역자 주 : 우리나라의 경우는 1994년 「특수교육 진흥법」이 일부 개정되면서 개별화 교육이 법적인 용어로 등장하기 시작하였습니다.)

평가를 위한 비용 지불

의료보험이 어떠한 것을 허용하고 어떠한 유형의 서비스들이 사전 승인을 요하는 지 아는 것이 중요합니다. 모든 보험들은 사전 승인을 필요로 하는 서비스들-새로운 정신과적 평가에서부터 검사실 검사까지-의 유형에서 각기 다르고, 여러분은 보험에 친숙해질 필요가 있습니다. 많은 가족들은 그들이 정신건강의학과의 의료인을 직접 만나기 이전의, 평가 방문에 대해서는 보험회사로부터 사전 승인을 받지 못하고 있습니다. 이러한 경우에는 보험회사에서 비용지불을 거부하여서, 만약 사전 승인을 얻었다면 보험에서 받을 수 있었던 서비스에 대해서 큰 비용지출이 있게 됩니다. 고용주에 의해서 제공되는 보험의 혜택 선택 기간 동안에는 가족들을 위해서 보험이 어떻게 적용되는 지를 주의 깊게 재어 보아야 합니다. 비용들과, 적용 범위, 그리고 번거로운 일들에 대해서 주의 깊게 기록하여 두는 것이 여러분이 가족을 위해서 다른 선택이 더 도움이 될지 여부를 결정하도록 도와줄 수 있습니다.

균형 잡힌 마음 재단과 같은 권익단체들은 보험회사들이 신체적 건강에 대해서 제공하는 적용 범위에 상응하는 정신건강 적용 범위를 제공하도록 보험회사에게 요구하는 보험 동등성 법안을 통과시키기 위해서 노력 중입니다. 이는 치료뿐만 아니라 평가에 대한 지불방식에도 영향을 미칠 것입니다. 이러한 법안 제정의 진행을 감독하고 아동기 조울병에 대한 보험 적용에 어떠한 의미가 있을 것인지를 알기 위해서는, thebalancedmind.org를 방문하십시오. (편역자 주 : 대한민국은 지역 의료보험 조합과 직장 의료보험을 단일화하여 국민건강보험공단이라는 단일보험사업자가 의료보험제도를 운영하고 있으며 전 국민 의무가입제를 시행하고 있어서 미국과는 다른 의료 시스템을 갖추고 있습니다. 이에 따라 의료접근성은 일견 뛰어나 보이지만 역시 정신건강의학과에서 받는 의료 혜택들을 그렇다고 해서 다 의료보험에서 수가로 보장을 하지는 않습니다.)

여러분이 어떻게 평가를 도울 수 있습니까?

부모로서, 여러분이 아이들을 밤낮으로 보고, 질병의 진행을 알고 있으면서 이전의 진단들 (또는 오진들)과 치료 시도에 대한 정보들을 가지고 있기 때문에, 평가 과정에서 정보원이자 조력자로서 중심적인 역할을 하게 될 것입니다.

여러분은 평가과정의 일부로서 아이의 내력과 증상들에 대한 특정 유형의 정보들을 제공할 준비를 하여야 합니다.

다음을 포함시키십시오 :

1. 무엇이 진행되고 있는지 실감 나게 그림을 그려주는, 힘든 시기들에 대한 예제들. 이전의 진단들 (또는 오진들)과 치료 시도들을 포함시키십시오.
2. 들뜸, 가라앉음 그리고 혼재된 기분들에 대하여 빈도, 강도, 횟수, 지속시간 (Frequency, Intensity, Number, Duration, 즉 FIND)에 기초해서, 아이의 기분 변동의 특성

3. 사용된 약물들의 내력을 포함해서 여러분이 돕기 위하여 무엇을 하였는지; 무엇이 그리고 어떻게 증상들을 악화시켰는지; 용량, 사용기간, 그리고 중단(예, 부작용들)에 대한 이유들

이러한 정보들을 얻기 위해서 여러분은 일지를 쓰거나 작업계획표를 사용할 수 있습니다. 어떻게 하면 유용한 형식으로 정보를 모을 수 있는지 보기 위해서, 부록 D에 있는 예제를 보십시오.

올바른 전문적 도움을 제공할 곳을 찾기

여러분이 진단이나 치료에서 어느 과정에 있든 간에, 장기간에 걸쳐서 함께 일할 올바른 의사를 선택하는 것은 아주 중요합니다. 아이의 진단을 내린 의사와 같을 수도 있고, 또는 일단 진단이 내려졌을 때, 여러분 가족의 고유한 필요에 더 잘 맞거나 손쉽게 이용이 가능하거나 하는 이유로 인해서 개입하는 것은 다른 의사일 수도 있습니다.

여러분은 만약에 평가 동안에 다음의 기회를 가졌었다면, 진단과정이 적절하였다고 확신할 수 있습니다.

1. 현재에 이르기까지, 수년간에 걸쳐서 가장 심했던 경험들과 증상의 부침들에 대해서 이야기를 하였다–즉, 아이에서 나타나는 대로 "질병의 신호"를 설명하였다.
2. 기분 증상들에 대해서 구체적으로–최소한, 그에 대해서 아는 대로–다루었다

3. 의사가 과거에 사용된 약물들과 그에 대한 반응들을 기록하도록 하였다.

4. 학업성취 및 기능에 대하여 물어보았다.

5. 가족 문제와 스트레스들을 다루었다.

6. 관련된 정신과적 및 의학적 질병들에 대해서 논의하였다.

7. 다른 정신과적 또는 신체적 질환들의 가족력을 다루었다.

8. 증상의 진행과 기능을 포함해서 전체의 시나리오에 대해서 이해를 받았다고 느꼈다.

주의 : 진단의 정확성을 결정하는 것은 어떠한 책에서도 그 범주를 벗어나는 것으로 단지 직접 대면으로만 가능합니다.

다음 장에서는 어떻게 의사를 선택하고 그와 좋은 작업관계를 만들어갈지에 대해서 설명합니다. 또한 여러분과 가족들이 조울병을 다루는 것을 돕기 위해서 다른 의사들이 할 수 있는 역할을 설명 드리겠습니다.

3장

적합한 의사와 치료 팀을 찾기

아이와 가족의 일차적 의료자원으로서, 의사는 치료 팀의 가장 중요한 구성원이 될 것입니다. 적합한 의사는 아이가 올바른 진단을 받게 하여 주고, 아이의 상황이 바뀌고 변화함에 따라서, 치료계획을 앞장서야 합니다. 지지적이고 지식이 풍부한 의사는 여러분이 약물에서 실수를 피하게 하여 주고 아이를 평가하고 치료하면서 나머지 가족들에게 지지를 하여 주기 위해서 필요한 다른 전문가들과 인접분야의 전문가들을 불러줄 수 있습니다.

의사들과 다른 전문가들도 효과적이기 위해서는 부모들의 지지와 관여를 필요로 함을 기억하십시오. 이 책에서 다른 곳에서 언급했었던 대로, 부모들은 조울병아이에게 일어나고 있는 것에 대해 가장 좋은 정보원이면서 아이들의 필요를 대변하여 주어야 합니다. 아이의 질병에 대해서 잘 이해하고 치료와 회복에 참여하는 것이 필수적입니다.

여러분은 어떠한 의사를 찾아야 합니까?

이상적으로는 여러분은 조울병에 대한 지식이 있는 소아청소년 정신건강의학과 의사와 일하기를 원할 것입니다. 여러분의 지역에 소아청소년 정신건강의학과 의사 개원의가 없을 수도 있습니다. 그 경우에는, 일반 정신과의사 또는 조울병에 대해서 경험이 있는 소아청소년과 의사와 작업해 나갈 준비를 해야 합니다. 그들이 아동에 대한 전문가는 아니지만 일반 정신과 의사는 정신과 약물에 대해서 많은 것을 알고 있다는 장점이 있습니다; 단점은 많은 이들이 여전히 아동들에서 조울병이 존재함을 믿지 않을 수 있다는 것입니다. 한편, 소아청소년과 의사들은 아동의 생리학과 발달을 잘 이해하며 조울병 진단에 대해서 좀 더 열린 태도를 취할 수 있습니다; 먼 지역에 있는 소아청소년과 의사들은 종종 아이의 진료를 향상시키기 위해서 가까운 도시에 있는 주요 의료 센터들의 전문가들과 작업할 수도 있습니다. 이러한 일반론은 가감해서 들으셔야 합니다. 많은 부분들이 개별적인 의사의 훈련 정도, 인격 그리고 적극성에 의존하는 데, 의사의 적합성은 각 상황에 맞추어서 개별적으로 판단해야만 합니다.

세상에서 가장 달콤하게 말을 하는 의사일지라도 그가 조울병에 대한 지식이 부족하다면 아이의 경과를 위태롭게 할 수도 있습니다. 이러한 경우에는 "제가 전문가를 찾아서 그가 우리에게 자문을 해 줄 수 있는지 물어볼까요?"라고 질문을 하는 것이 이치에 맞습니다. 마찬가지로, 유명한 조울병 연구 전문가가 지식이 흘러넘칠 정도로 있을지라도 여러분이 이용할 수 없을 수도 있습니다, 따라서 당신은 전문가에게 매일매일의 위기 상황들에 답하여 줄 수 있는 누군가를 추천하여 주기를 부탁할 수도 있습니다. 바로 아이들에서 그랬던 것처럼, 여러분들이 무엇을 받아들여야 하는지와 여러분들이 느끼는 바를 아는 것이 절대적으로 필요합니다.

어디에서 자격이 있는 의사를 찾을 것인가

부모로부터의 입에서 입으로 전하여지는 말들이 때로는 좋은 의사를 찾는 가장 좋은 길입니다. 그러나 아이들에서의 정신과 질병이 민감한 사안이라서 다른 부모들은 자원으로서 앞에 나서지 않으려 할 수도 있습니다. 또한 초기 단계에는 딱지나 낙인이 붙을까 두려워하여서 아이의 상황에 대해서 다른 부모들과 정보를 공유하는 것을 주저할 수도 있습니다.

아이의 일차 진료 의사에 대한 최선의 선택들 (선호도에서 내림차순)

소아청소년 정신건강의학과 의사이면서 조울병 전문가

소아청소년 정신건강의학과 의사

일반 정신과 의사이면서 조울병 전문가

일반 정신과 의사

행동 전공 소아청소년과 의사

소아 신경과의사

일반 소아청소년과 의사

심리학자 및 사회사업가들 (조울병 아이들을 돌보는 데에는 파트너가 될 처방전을 써 줄 임상의사를 필요로 함)

의사를 찾기 위한 인터넷 링크들

- 균형 잡힌 마음 재단 www.thebalancedmind.org
- 미국 소아청소년 정신과학회 www.aacap.org
- 미국 정신의학회 www.psych.org
- 정신장애인 가족협회 www.namo.org
- 우울증 및 조울병 지지 연대 www.dballiance.org
- 미국 정신 간호사 협회 www.apna.org
- 미국 심리학회 www.apa.org, 800-964-2000
- 전국 사회 사업가 협회 www.socialworkers.org
- 미국의학협회 dbapps.ama-assn.org/aps/amahg.htm
- 대한소아청소년정신의학회 www.kacap.or.kr
- 대한신경정신의학회 www.knpa.or.kr
- 대한정신건강의학과 의사회 www.onmaum.com
- 대한정신건강재단 www.mind44.com
- 대한 우울조울병 학회 www.ksdb.or.kr

(대한소아청소년정신의학회~대한 우울조울병 학회: 편역자 추가)

다행히도, 인터넷은 의사를 찾는 것에 대해, 시기적절 한 정보와 유사한 문제들을 다루는 부모들의 가상의 네트워크와 함께 쉽고도 믿을 만한 대안을 제공하여 주고 있습니다. 인터넷상의 가장 좋은 자원들 중의 하나는 균형 잡힌 마음 재단으로, www.thebalancedmind.org에서 각 주 별로 의사들의 목록을 가지고 있습니다. 균형 잡힌 마음 재단의 회원이 아닌 일부 뛰어난 의사들은 사이트에 게시되지 않겠지만, 여러분은 그들을 균형 잡힌 마음 재단 대화방을 방문하거나 게시판에 질문을 올리는 것으로 찾을 수도 있을 것입니다. 다른 유용한 웹사이트로는 www.nami.org에 있는 정신장애인 가족협회와 www.dbsalliance.org에 있는 우울증 및 조울병 지지 연대입니다. 미국에 있는 거의 모든 소아청소년 정신건강의학과 의사들의 명단을 보려면 www.aacap.org를 방문하여 보십시오.

만약 이메일을 사용하기가 어렵다면, 지역 공립도서관에서 컴퓨터를 사용할 수도 있고, 이러한 기구들에 대한 주소와 전화번호들을 찾기 위해서 참고 사서에게 도움을 받을 수도 있습니다.

(편역자 주 : 한국에서는 각 학회를 통하여서 해당 지역의 학회 회원을 검색할 수가 있습니다. 유관 학회의 홈페이지는 의사를 찾기 위한 인터넷 링크들에 추가로 기재되어 있습니다.)

보험 범위와 의사

오늘날 대부분의 가족들에게 보험 적용은 중요한 고려사항이며 의사 및 다른 보건의료 제공자들의 선택에서 중요성을 가지는 부분입니다. 대부분의 보험이 그들의 고용주를 통해서 제공되기 때문에 의사의 선택은 회사가 제공하거나 여러분들이 선택하는 보험설계와 서비스들의 유형에 영향을 받습니다. (건강 관리 기관, 특약 의료 기관, 또는 행위별 수가)

• 건강 관리 기관 (health maintenance organization, HMO) 방식에서, 소아청소년과 의사들은 모든 전문 서비스들에 대한 문지기가 되어서, 전문

가들에 의하여 제공되는 서비스들을 알아야 하며, 따라서 서비스 제공자들은 각기 다른 서비스 제공자들이 개입하는 것을 모두 알고 있습니다. 소아청소년 정신건강의학과 의사나 정신보건 전문가들을 만나기 위해서 이 소아청소년과 의사로부터 의뢰서를 받는 것이 장애물이 될 수 있습니다. 보험 계획들이 특정 관리 의료 그룹들 중의 "어느 누구"에게 서비스를 받도록 하기 때문에, 가족들은 때로는 아이의 질병 과정 동안에 몇 가지 의뢰서를 필요로 하거나 매번 다른 의사를 만나야 할 수도 있습니다. 이러한 것은 실망스러울 수 있고 목감기보다는 아이의 감정과 행동을 다룰 때에는 특히 더 중요하게 됩니다. 만약 여러분이 보험 설계안에 있는 의사들에게 만족하지 못하여도, 움직이지 못합니다. 만약 여러분이 건강 관리 기관의 범주 밖에서 치료를 받으려 한다면, 아마도 전체 의료비를 직접 지불해야 할 것입니다.

• 특약 의료 기관 (Preferred provider organization, PPO) 방식에서는, 여러분이 일차 진료와 전문 진료 제공자들을 선택할 수 있고, 처음부터 의뢰서를 발급받지 않아도, 진료 제공자 목록들에서 누구든지 선택을 할 수 있습니다. 그러나, 여러분 지역에서 검증된 의사를 찾아낼 수 있다고 해도, 그가 여러분의 보험 네트워크에 없을 수도 있습니다. 특약 의료 기관에서는 선호하는 진료 제공자에서는 서비스 요금의 90~100%를 지불할 수 있지만, "네트워크 밖에 있는" 제공자의 서비스 요금은 단지 70~80%만을 부담할 것입니다. 제가 아는 한 가족은 그들의 영역에 있는 훌륭한 소아청소년 정신건강의학과 의사를 찾았지만, 그 의사는 그들의 보험을 더 이상 받지 않았습니다. 그들에게는 보험 여부가 너무나 중요하였기 때문에, 그 가족은 조울병과 약물을 이해하는 소아 신경과의사를 만나기 위해 이제 70마일을 운전해 가고 있습니다. 일부 특약

의료 기관에서는 가족들이 청구를 처리합니다; 다른 곳에서는 의사의 사무실이 서류 작업을 담당하기도 합니다. 주머니에서 직접적으로 지출되는 비용들은 보통 특약 의료 기관에서 더 높습니다; 이들은 더 많은 서류 작업을 요구하지만, 선택을 할 수 있게 하여 줍니다.

• 행위별 수가 (fee-for-service, FFS) 방식에서, 의사는 가족들에게 개별 서비스에 대해서 비용을 청구하며 가족들은 전체 청구서를 지불하고 그 청구서를 상환받기 위해서 보험회사에 제출합니다. 여러분은 직접 주머니에서 나오는 지출을 미리 알고 있어야만 하며, 그래야만 예로 90달러가 드는 방문에서 보험회사가 50%만을 상환해 준다면, 여러분의 지출은 45달러가 될 것을 사전에 알게 될 것입니다. 이는 현금을 미리 선불하는 데 어려움이 있는 가족들에게는 어려울 수 있으며 상환과정도 몇 주까지 걸릴 수 있습니다. 아이가 자주 방문해야 한다면 이러한 것은 많은 선불 지출 부담을 가중시킬 수 있습니다. 또한, 보험회사는 방문에 대해서 상환을 하여 주지만 그들이 얼마까지 상환을 할 수 있는가에 대한 상한선을 가지고 있습니다. 늘 그렇듯이, 여러분은 정신 보건 서비스들을 받으려 하기 전에 보험 방식이 허용을 하여 주는지를 알고, 이 때 일반의 보다는 전문의들의 진료에 관하여 문의를 하도록 준비할 필요가 있습니다. 보통 이러한 유형의 방식에서는 거의 제한은 없지만, 다른 방식들보다 진료 제공자들을 찾는 데에 도움은 적으면서 서류 작업은 확실히 더 많습니다.

보험은 중요한 문제라서 일부 가족들은 장시간에 걸쳐서 특정 의사에게 진료를 받을 수 있게 하기 위해서, 보험 제공자들을 바꾸고, 직업을 바꾸며, 다른 도시로 이주를 하기도 합니다. 다른 이들은 전문가 진료를 받기 위해서 직접 진료비를 부담하는 것을 선택하기도 합니다. 그러나, 이사하고 직업을 바꾸고 친숙한 이웃을 떠나거나 직접 비용지불을 하는 것은 많은 가족들에게 특별한 어려움을 안겨 줄 수 있습니다. 조울병 아이가 필요로 하는 도움을 얻기 위하여, 여러분과 가족들이 삶의 다른 부분들을 얼마나 많이 희생할 수 있는지는 단지 여러분만이 결정할 수 있습니다. (이 장의 뒷부분에서 저는 치료자들과 아이들이 결국 만나게 될 다른 진료의사들에 대한 보험의 적용 범위에 대해서 이야기를 하겠습니다.)

(편역자 주 : 대한민국에서는 전 국민 의무 가입제 및 행위별 수가체제를 선택하고 있으나, 정신건강의학과에서 이루어지는 각종 상담 및 정신치료의 경우에는 보험에서 보장이 미처 되지 못하여 역시 환아의 보호자가 개별적으로 직접 비용지불을 해야 하기 때문에 역시 비용이 부담되는 경우가 생길 수 있습니다.)

자격증과 수련을 체크하여 보기

여러분이 함께 작업할 수 있는 한 명 이상의 의사들을 찾아내면, 인터넷으로 그들에 대해서 어디에서 의과대학을 다녔는지, 언제 졸업을 했고 어디에서 전공의 수련을 받았는지 등과 같은 더 많은 것을 알아보는 것은 좋은 생각입니다. 만약 이 의사들이 허가받은 치료자 들인지 또는 일반 및 소아 청소년 정신과에서 전문의 자격증을 취득하였는지 여부도 추가한다면 좋겠습니다. 만약 인터넷에서 적절한 정보를 찾지 못한다면, 각 진료 사무실에 전화를 걸어서 직원들에게 조울병을 진단하고 치료하는 데에서의 의사의 경험과 훈련, 제공하는 치료의 유형, 그리고 유사한 정보들에 대해서 물어보는 것도 아주 좋습니다. 직원들이 이 모든 질문들에 답하지 않을 수도 있고, 미리 전화로 이러한 질문들 일부를 하는 것이 어색할 수도 있습니다. 이러할 경우에는 의사에게 첫 번 방문 시에 자격 사항에 대해서 물어보는 것이 낫습니다. 그러나 세심하게 접근하고 정중한 어조를 사용해서 의사가 방어적인 자세를 취하지 않도록 하십시오. 앞으로의 의사들과 여러분의 상호작용을 도와줄 수 있는 어구들에 대한 몇 가지 예제들에 대해서 아래의 상자 안을 보십시오.

의사들과의 면담에서 할 것과 하지 말아야 할 것

…… 라고 말하지 마십시오	…… 라고 말하십시오.
"아동기 조울병을 믿으십니까, 안 믿으시나요?"	"아이에서 이러한 문제들이 무엇 때문이라고 생각하십니까?"
"왜 당신은 나의 상황에 대한 평가를 믿지 않으십니까?"	"저는 자주 문제가 x라고 생각합니다. 당신의 생각은 어떻습니까?"
"당신은 조울병 아이들에 대해 충분한 경험이 있습니까?"	"이러한 아이들을 얼마나 오랫동안 진료를 해 오셨습니까"
"당신의 성공률은 얼마나 되나요?"	"당신은 이러한 아이들을 많이 보시는데, 아이들이 더 좋아지나요?"

자격증에 대해서 한가지 주의할 점 : 다양한 이유로, 많은 훌륭한 의사들은 자격증을 따려고 하지 않기도 합니다. 동시에 일부 자격-인증이 된 의사들이 조울병을 치료하는 데에 익숙하지 않기도 합니다. 그러니, 이러한 자격증은 가감을 해서 받아들여야 합니다. 가장 중요한 것은 조울병 아이들에 대한 의사의 지식과 경험 그리고 여러분 및 아이들과 관계를 맺는 능력입니다. 여러분의 직감을 믿으세요!

올바른 의사를 선택하기

일단 여러분이 필요로 하는 의사의 유형을 결정하고, 여러분 지역에서 한 명 이상의 검증되고, 알맞아 보이는 의사들을 찾아보았다면, 다음 단계는 아이들에서 조울병을 치료하기에 검증되었으면서 동시에 여러분과 및 가족들과 잘 연결이 가능한 의사를 찾는 것입니다. 확실하게 아는 유일한 방법은 의사를 만나서 그와 이야기를 하는 것이며, 적임자임을 보여줄 수 있는 능력과 개인적 특성이 잘 섞여 있는 누군가를 여러분이 발견하기 이전에 한 명 이상의 의사와의 만남이 필요할 것입니다.

조울병 아이의 부모들은 누구나 이전의 의사들이 이해하지 못하거나 도움을 줄 수 없었기 때문에 두 번째, 세 번째 또는 네 번째의 의사를 찾아 헤매던 이야기들을 들려주곤 합니다. 도움을 찾기 위한 탐색이 교착상태에 빠지거나 실패할 때, 가족들은 당연히 낙담하게 됩니다, 그러나 여러분이 속에 두 가지 기본적 기준-진단 적합성과 의사-가족 적합성-을 두고 탐색을 시작한다면, 그 과정은 더 쉬워질 수 있습니다.

의사–진단 적합성

조울병은 수 세기 동안 타당하고도 독립적인 질병으로 인식되었으며 증례 보고들에서 아동들의 조울병이 오랫동안 보고되어 왔지만, 아동들에서의 이 질병에 대한 연구는 단지 최근의 10년여 사이에 발달하였습니다. 결과적으로, 일부 의사들은 아동기 조울병을 받아들이고 이해하지만 일부는 이 질병이 성인기의 조울병과 너무나도 다르게 나타나기 때문에 회의적이거나 단순히 아동기에 이 질병이 존재한다는 것을 믿지 않습니다. 여러분은 의사가 조울병이 아동에게 존재할 수 있는지, 실로 존재하는지를 믿는지 여부를 사전에 질문하여 본다면 시간과 돈을 아끼고 스트레스를 피할 수 있을 것입니다. "강력한 조울병 가족력과 내 아이가 그 기준에 부합된다는 사실에도 불구하고, 아이는 항우울제를 처방받았고 극도로 조증 상태가 되어서 통제가 되지 않았어요. 나는 의사가 아이들이 조울병을 가질 수도 있다는 것을 믿지 않았다고 생각합니다."라고 한 어머니는 말했었습니다. 다른 부모는 다음과 같이 말합니다. "여러분은 전문가들을 믿고 싶어 할 것입니다. 그러나 그들은 때로는 무엇을 해야 할지 정말로 알지 못합니다. 행동전공 소아청소년과 의사는 단지 약물만 처방할 뿐이었고 우리가 시도했었던 모든 것들을 그저 따라가기에도 벅차 했었습니다." 이상적으로는 아이들의 의사는 이 분야 연구가 이제 시작 단계라는 것을 알고, 아동기 조울병 진단이라는 개념에 대해서 열려 있어야 합니다. 슬프게도 부모들에게서 처음부터 아이를 기꺼이 진단 내리려 하고 또 진단을 내려줄 수 있었던 의사를 찾았었으면 좋았었겠다는 말을 듣는 것은 아주 흔합니다.

의사-가족 적합성

아이의 의사와 여러분의 관계는 아주 중요합니다. 많은 가족들이 몇몇 의사들을 방문해 충분한 도움 – 심지어는 진단을 받는 것도 어려울 수 있습니다 – 을 얻지 못한 후에 우리의 클리닉에 옵니다. 사실, 우리는 이러한 나쁜 경험들의 결과로, 일부 가족들은 처음에 도움을 받을 수 있다는 것을 신뢰하는 것도 어려워한다고 믿습니다. 아이조차도 스트레스를 받습니다. 한 아이는 부모님에게 말하였습니다, "엄마와 아빠 말고는 아무도 나를 도와주려고 하지 않아요. 나의 뇌는 이제 제대로 돌아가지 않을 거예요."

따라서, 여러분은 자신과 자신의 의견들을 존중해서 대우하여 줄 의사를 찾고 있습니다. 그는 여러분의 역할이 아이의 치료 계획의 전체적인 성공에 필수적이자 한층 더 핵심적이라는 자신의 믿음을 분명하게 전달하여 주어야 합니다. 여기에는 여러분의 말을 듣고 아이에 대한 피드백과 관찰 및 아이의 욕구를 진지하게 받아들이는 것들을 포함합니다.

여러분과 동료가 되려는 의사는 여러분을 의사 결정에 참여시키고, 직접적으로 또는 추가적인 도움을 주는 것에 의해서 치료가 이루어지는 데에 있어서 부모로서 여러분의 요구사항들을 고려할 것입니다. 그는 또한, 여러분들이 아이들을 돌보는 데에서 코치로서 성장해 나가고 동시에 이러한 새로운 역할에 적응하는 과정에서 여러분 자신의 욕구들을 받아들이는 것을 도와줌으로써 여러분이 핵심적인 역할을 하도록 지지하여 주어야 합니다.

이전에 이야기된 대로, 만약 의사가 여러분을 분명히 믿지 않고, 아이의 증상들을 잘못 전한다고 여러분을 비난하거나 여러분이 제공하는 유용한 정보를 무시해 버린다면, 그가 가진 전문적인 식견과 경험에 상관없이 여러분의 가족에는 맞지 않는 의사일 것입니다.

아이의 의사와 신뢰하는 관계를 갖기 위해서는 무엇이 요구되는가? 다른 관계들처럼, 양쪽에서 시간과 노력을 요합니다. 여러분 편에서는, 만약 여러분이 자신의 기대를 분명하게 의사소통하고 의사에게 의사가 여러분의 가족을 돕기 위해서 얼마나 잘 해나가고 있는지에 대한 규칙적인 피드백을 제공한다면 도움이 됩니다. 질병을 효과적으로 치료하기 위해서 여러분은 의사에게 "그것이 잘 먹히고 있어요." 또는 "우리는 이 문제에 더 많은 도움이 필요합니다."라고 말할 수 있어야 합니다. 일반적인 규칙으로, 의사들은 다른 사람들과 마찬가지로, 일을 잘 해내고 또 그에 대해서 감사를 받기 원합니다. 좋은 관계는 또한 쌍방향입니다. 여러분이 의사의 말을 주의 깊게 듣고 그가 여러분에게 말하는 것을 이해하고 따르려고 해야만 하듯이, 의사도 또한 기꺼이 들으려고 해야 하고 아이들의 증상의 속성과 정도, 그리고 이것들이 아이의 생활의 모든 면에서 어떻게 나타날 것인지에 관해서 분명하고도 구체적인 설명을 제공하려면 여러분들에게 의존해야만 합니다.

의사와의 관계를 최대한 활용하기 위한 팁들

- 참여하고 도움을 구하는 데에 적극적이 되십시오!
- 모든 여러분의 문제들을 똑똑히 이야기하여 주십시오.
- 질병의 특성 (빈도, 강도, 횟수, 지속시간 – Frequency, Intensity, Number, Duration, 즉 FIND), 약물 그리고 시도하였던 다른 치료들, 변화를 주려는 이유들과 같은 정보를 제공하십시오.

- 여러분의 권리를 알아야 합니다. 정신과 질병이 있는 개인들의 권리에 관한 더 많은 정보를 위해서는 정신장애인가족협회와 여러분의 주의 정신 보건 법규를 참조하십시오.
- 진상을 알려 하고 할 수 있는 한 배워야 합니다.
- 부모들도 또한 전문가라는 점을 기억하십시오; 자신을 믿으십시오.
- 전문가들의 수고를 인정하고, 모든 사람들은 긍정적인 상호작용을 좋아함을 기억하십시오.
- 분명하고도 적극적으로 의사소통을 하십시오. 여러분이 이해받지 못하고 있다고 느끼면, 인내심을 가지고 꾸준해야 합니다. 여러분의 요점을 침착하게 다시 말하거나 써서 다음에 만날 때 전하여 주십시오. 무엇이 일어나든, 언성을 높이거나 퉁명스럽게 하거나 요구조로 하는 것은 권하지 않으며 의사와의 장기간의 관계를 손상시킬 수 있습니다.

앞으로 담당할 의사와 면담하기

아이를 앞으로 담당할 의사와의 첫 만남은 면담처럼 하되, 그러나 일이 잘된다면 앞으로의 관계에 다리를 놓는 쪽으로 접근해야 합니다. 여러분은 아래의 상자에 있는 것과 같은 질문들로 사전준비를 하고, 생각하기에 의사에게서 여러분과 아이가 필요로 하는 것을 이야기함으로써, 머릿속에서 모임을 장악하고 있어야 합니다. 이 단계에서 여러분의 요구가 현실적인지 또는 의사가 그것들을 만족시켜 줄 수 있는지 여부에 대해서 걱정하지 마십시오. 중요한 점은 의사가 여러분 및 가족들과 잘해 나갈 수 있을 정도의 적절한 경험과 인성(아래의 페이지에 있는 상자 안에 요약되어 있음)을 함께 갖고 있는 지에 대한 몇 가지 기본적인 단서들을 체크하는 것입니다.

의사를 면담할 때 물어보는 질문들

- 내가 아이의 조울병을 더 잘 이해하게 도와주실 수 있습니까? 어떻게 진단을 내립니까?
- 아이가 좋아지려면 얼마나 걸릴까요?
- 여기에서 조울병 아이에게 제공하는 치료에는 어떠한 것이 있습니까?
- 이러한 아이들의 예후는 어떻습니까? 당신의 경험으로 보아 아이가 더 좋아지나요? 변화를 보려면 얼마나 걸릴까요? 어떠한 변화를 내가 기대할 수 있습니까?
- 치료는 보통 얼마나 걸립니까? 평생 약을 먹어야 합니까? 어느 정도로 내가 치료에 참여해야 합니까?
- 나의 다른 아이들도 당신을 보러 와서 아이들의 걱정근심 거리를 이야기할 수 있을까요? 아이들을 돕기 위하여 다른 치료자들을 추천하여 주실 수 있습니까?
- 얼마나 자주 우리가 당신을 볼 수 있나요? 또는 당신을 만나야 합니까?
- 우리는 멀리 삽니다 – 우리와 일하는 것에 긍정적인 우리 고향 마을의 의사에게 진료를 받아도 가능할까요?
- 외래 시간 사이에 연락할 수 있습니까, 그리고 어떻게 (폰, 이메일) 하지요? 개별화 교육 계획을 위한 화상회의에 참여하여 주실 수 있습니까? 전화 통화에 대해서 수가가 매겨지나요? (이 마지막 질문은 진료보조원이 답할 수 있습니다.)

• 어떠한 종류의 위기상황에서 당신에게 전화를 걸어야 할까요?

• 필요하다면 입원 가능한 정신과 입원 시설과 연결되어 있습니까?

여러분은 다음과 같은 의사를 만나기를 원할 것입니다.

1. **대인관계 기술이 좋은** : 여러분과 아이들은 따뜻하고도 반갑게 맞아주고, 말하려는 것을 흥미를 가지고 들어줍니다. 의사는 공감을 표현하고 보살피는 자세를 보여 줍니다. 짜증을 내고 따지려고 들면서, 당신이 새로운 정보를 제공하고, 자신의 의견을 말하거나 배운 것을 확인하려고 할 때 이러한 것들을 허용하지 않는 의사는 피하십시오. 여러분은 근거 중심 진료에서 최신의 지식들을 알지 못할 수도 있지만, 질문하고 여러분이 알게 된 것들을 공유할 때에 편안하게 느껴야 합니다!

2. **부모의 역할을 존중하는** : 경청하고, 존중하고, 여러분들이 말하려고 하는 것을 귀 기울여 듣고, 여러분은 아이 진료 팀의 귀중한 구성원으로 대우하여야 합니다. 의사와 말할 때 여러분은 단지 또 하나의 "증례"로 무시당하기보다는 조력자처럼 느낄 수 있어야 합니다.

3. **의사소통을 분명하고도 간결하게 하는** : 조울병, 기분 조절, 약물들 및 흔한 대인관계 갈등들을 설명하기 일상어를 사용합니다. 의사는 아이조차도 알아들을 수 있는 단어들을 사용해야 합니다. 일부 의사들은 방어로서 과학적인 "알쏭달쏭한 말"을 사용합니다. 똑똑한 의사가 단순하게 말합니다!

4. **치료 선택사항들을 이해하는** : 조울병에 고유한 정신치료 기법들과 그들의 약물과의 병행 사용을 이해합니다. 조울병 진단의 복잡성은 흔히들

약물을 조절하는 것보다도 더 복잡한 형태의 치료들을 가져왔습니다.

5. **전체 가족들을 돌보는** : 조울병은 전체 가족에 영향을 미치며 전체 가족구성원들이 이 질병이 삶에 미치는 영향에 대처하기 위하여 도움을 필요로 합니다. 의사는 부모로서 여러분이 힘든 것을 이해해야 하고 여러분을 돕는 데에 관심을 가져야 합니다. 또한 치료 중인 아이의 형제들도 포함해서 아이들이 질병에 대처하도록 하면서 질병을 이해하도록 따뜻하게 도와야 합니다 (이 주제에 대해서 더 많은 것은 8장을 보세요).

6. **다른 전문가들을 존중하는** : 의사는 다른 분야 전문가들 및 보건 전문가들과 아이를 위한 최선의 진료를 제공하기 위하여 협조할 수 있고 또 기꺼이 협조하려고 해야 합니다. 소아청소년과 의사나 멀리 떨어져 있는 격오지에 있는 의사는 필요하다면, 전문가나 능력 있는 소아청소년 정신건강의학과 의사에게 자문을 구해야 합니다. 동료들을 폄하하는 의사는 자신의 한계와 두려움을 드러내는 것으로 아이에게 필요로 하는 것을 제공하지 못할 수도 있습니다. 한 부모는 말하였습니다. "우리는 도와주기 위해서 아주 노력을 한 훌륭한 의사를 만났었습니다. 첫 소아청소년과 의사는 자신이 할 수 있는 모든 것을 했습니다, 그리고는 우리는 소아신경과 의사에게 보냈어요. 소아신경과 의사는 검사를 하더니 아이를 5살 무렵에 주의력 결핍 과잉행동 장애, 적대적 반항장애가 있다고 하고는 소아청소년 정신건강의학과 의사에게 보냈습니다. 그런데 우리는 다른 정신건강의학과 의사에게 갔었습니다. 우리는 아이가 광물과 비타민 부족을 포함해서 모든 종류의 검사를 받게 했어요. 그리고 또 얼마 동안 작업치료를 받게 했습니다. 아무것도 실제로는 효과가 없었습니다. 정신건강의학과 의사와 3년을 보낸 후에야 그 여선생님이 마침내 아이를 조울병/주의력 결핍 과잉행동 장애로 진단을 내렸습니다.

7. **희망을 불어넣어 주는** : 긍정적이고 희망을 넣어주면서 여러분과 아이

들이 성공하게끔 도와주기 위하여 헌신하려고 해야 합니다. 아이들의 기분의 색깔은 무지개처럼 아름답지만, 극단적인 경우에는 일부 조절을 요합니다.

8. **가능한 방법들을 제공하여 주는** : 의사는 여러분과 아이들이 성공하는 것을 돕기 위해서, 처방전을 벗어나서 기꺼이 선택 가능한 선택안들, 전략들, 팁들과 요령들을 제공하여 주어야 합니다.

의사와 처음부터 관계를 잘 맺기

이제 여러분이 의사를 선택하였으니, 시작부터 긍정적인 작업 관계를 맺기 위한 기초를 닦는 것이 중요합니다. 만약 여러분이 아직 진단을 받지 않았다면, 의사는 아이에 대한 포괄적인 평가로 시작해야 합니다, 그리고 그 평가에 기초하여서 그 진단이 나오게 된 이유와 함께 진단을 제공하게 됩니다. 의사는 또한 아이들의 예후에 대한 추정 또는 발달 과정에서 어떻게 아이들이 해나갈 것인지에 대한 예상을 제공하여 주어야 합니다.

기록할 것과 노트들을 가까이에 두고 의사를 방문할 때에 가져가십시오

의사를 만나기 위하여 준비할 때, 아이에 대한 체크리스트들과 노트들을 만들어 두십시오. 의사와 논의할 사항들을 작성하여 두십시오; 여러분들이 대응하여야 하는 일들과 의사가 여러분과 가족들이 더 잘 기능할 수 있도록 돕기 위하여 할 수 있는 일들의 목록을 만들어 두십시오(각종 치료들로 아이의 형제들을 도와주기나 진료실을 통해서 지지 그룹과 연결을 제공하여 주기). 이러한 일들이 특히 위기 상황에서 쓸모가 있을 것입니다. 기분 도표, 약물 이력, 질병 삽화들의 패턴들, 그리고 여러분들이 의사에게 보여주고자 하는 긍정적인 효과들과 같은 요소들을 유기적으로 구성하여 보십시오. 우리는 또한 부모님들에게 특별한 일지-정보의 조각들을 모아서, 여러분 자신에게 격려가 되는 말들을 진주를 목걸이에 꿰듯이 함께 모아주는-를 쓰시도록 추천합니다.

여러분이 아이의 기분과 행동에 관련된 주제들에 대해서 읽은 책들의 모든 목록을 만드십시오. 각 책을 다시 읽고, 여러분에게 와 닿는 부분들을 강조하여 두어서 여러분에게 가장 인상적인 요점들을 다시 확인하십시오. 여러분의 일지에서 이러한 요점들에 관한 노트들을 써놓는 것이 또한 도움이 될 것입니다. 이들은 여러분이 의욕이 꺾이거나 막막할 때에 자문을 구하거나 읽어볼 수 있는 특별히 소중한 보석으로 작용할 것입니다. 여러분은 의사의 사무실에 있는 동안 여러분들이 중요한 사항들을 다루도록 돕거나, 아이와 스트레스를 받는 상황 또는 복잡한 상황에 직면하고 있을 때 사용할 플래시 카드들을 만들 수도 있습니다. 일지는 좋을 때나 힘들 때나 유용할 것이며 플래시 카드와 같은 가지고 다닐 수 있는 도구들은 일지를 휴대할 수 있게 하는데 도움이 됩니다. 흔히 길을 잃었다거나 진전이 없다고 느낄 수도 있습니다. 그러한 시기에, 단순하고, 아주 작은 목표들의 목록을 만들려고 하여 보십시오. 진전과 여러분 자신의 목표와 필요들을 기록하는 것은 의사와 더 의미 있는 대화를 하도록 도와주는 도구를 만들어 주고, 여러분이 질병 삽화로 인해서 경로에서 이탈하려 할 때 더 큰 시각을 가지고 집중할 수 있게 도와줄 것입니다. 여러분이 보물상자에서 필요로 하는 것에 대해서 생각하여 보고, 오늘부터 그것을 계획하고 채우기를 시작하십시오.

의사 방문에 대해서 준비하기

여러분이 의사에게 말하고자 하는 모든 것을 기억해 내기는 어렵습니다. 그러나 다음의 도구 들 중 일부 또는 모두가 여러분이 의사를 방문할 때에 시간을 최대한 활용하도록 도와줄 수 있습니다.

- 지난번에 의사를 만난 이후에 발생한 질문사항들의 목록. 일부 부모들은 특정 방문 시에 꼭 다루어야 하는 것들을 상기해내기 위해서 플래시 카드들을 만듭니다.
- 여러분이 대처해야 하는 문제들의 목록. 여러분들은 첫 번째 방문에서 최우선 순위에 두는 문제들을 꺼내놓고 그러고 나서 뒤이은 방문에서는 그 다음을 다루면서, 그 목록들을 처음부터 끝까지 조금씩 다 가져올 수 있습니다.
- 기분 도표를 위한 서류철 (이것들을 사용하고 있다면; 6장을 보세요).
- 아이가 각기 다른 약물들에서 경험한 긍정적인 효과들과 부작용들에 대한 주석을 달아놓은 약물 이력을 위한 서류철
- 아이에게 특히 도움이 되는 것을 알게 된 다른 전략들의 목록 (무지개 전략과 같은; 6장을 보세요).
- 의사가 여러분에게 목표 도달에 대해서 조언을 줄 수 있는, 아주 구체적이고 달성 가능한 목표들의 목록 ("좋은 수면 일과를 확립한다"와 같은 큰 목표들을 "제니가 이번 주에는 매일 밤 15분 일찍 침대에 가게 하기"와 "진정되고 편하게 하여 주는 잠잘 때의 동화를 찾아보기"와 같은 더 작은 것들로 쪼개기)

여러분이 제 궤도에 머물러 있도록 하고
안정을 유지하도록 하기 위해서 사용할 수 있는 도구들

아이의 의사들과 의사소통 할 때만큼이나 집에서도 여러분들에게 도움이 될 많은 도구들을 8장에서 보게 될 것입니다. 추가로, 다음의 사항들은 여러분들에게 여러분들의 경험들로부터 생각하고 배울 수 있는 기회들을 제공하여 주고, 여러분들이 아이들이 갖도록 격려할 수 있는 긍정적인 자기 대화의 개인적인 습관을 만들어 줄 것입니다.

- 여러분이 나중에 기재사항들을 다시 읽어볼 때 기억해내기 원하는 생각들을 강조해 둔, 자신의 희망, 꿈, 그리고 아이에 대한 고민거리들을 기록하기 위하여 사용하는 일지
- 처음에 읽었을 때에 도움이 되는 메시지들을 나중에 잃어버리지 않도록 강조하여 둔 구절들이 있는, 여러분들이 도움이 된다고 생각하는 책들. 내가 가장 좋아하는 책들은 자원 항목에 열거되어 있습니다.
- 여러분들이 가지고 다니면서 위기가 발생해서 그에 압도당했을 때 펴볼 수 있는 중요한 원칙들과 자기 훈련용의 생각들이 적힌 노트 카드들

치료 동안에 의사와 일하기

아이들의 의사는 여러분에게 조울병에 대한 최근의 일시적인 유행들에 휩쓸리지 않게 할 수 있어야 하며 여러분들이 가짜 검사나 치료를 추구하면서 비용과 시간을 낭비하지 않게끔 해야 합니다. 의문스럽거나 논란이 있는 연구에 기초한 설명이나 치료 선택안들에 주의하십시오.

전형적으로 저명한 학술 논문들에 발표되거나 학계에서의 선도자들에 의하여 검토된 연구들은, 단지 구전으로만 논의되거나 비과학적인 저술에 나와 있는 것들보다는 좀 더 과학에 기초한 치료법들을 제공할 것입니다.

여러분이 의사의 철학, 치료에 대한 접근법, 그리고 의사 결정 과정들을 어느 정도 이해하는 것이 중요합니다. 치료 계획은 아이, 부모, 그리고 학교체계의 생물학적, 심리적 및 가족적 인자들을 고려하여야 합니다. 각 인자들의 강점 및 약점들이 치료법의 결정에서 고려되어야 합니다. 이러한 평가 부분은 흔히 정신과적 용어로 "공식화(formulation)"라고 불립니다.

의사들은 흔히 시간에서 압박을 받습니다, 그러나 최소한 여러분들은 의사가 치료에 있어서 모든 주제들 또는 우선순위들의 흐름도나 벤다이어그램 도식은 그려주기를 기대할 수 있습니다. 이 시점에서의 교육과정의 일부는 가족들에게 치료를 위한 초점이 되는 주요 부분들과 변화들을 따라가기 위해서는 결과에서 무엇을 기대해야 하는지를 알려주는 것입니다. 결과는 직접적으로 나타나지 않으며 치료에서의 시행착오로 가득 차 있고, 여러 장애물들로 방해를 받게 마련이지만, 회복에 대한 궁극적인 희망의 틀 내에서 표현됩니다.

우리는 흔히 "의사가 아이가 주의력 결핍 과잉행동 장애를 가지고 있다면서 아이가 어떤 무언가를 하기 이전에 우선 그에 대해서 약을 먹어야 한다고 말했습니다."라거나 "의사들은 아이의 우울증을 진단 내리고 항우울제를 처방받아야 한다고 했는데, 우리는 그것이 아이의 증상을 악화시킨다는 것을 알았습니다. 실제로 그랬고 결국 병원 신세를 졌어요."와 같은 말들을 하는 가족들의 이야기를 듣습니다. 치료 결정에 대한 설명을 하는 것은 여러분, 아이 그리고 의사가 치료과정에 참여하게 해서 모두가 자신의 역할과 책임들을 이해하게끔 보장해 줄 것입니다.

의사는 또한 치료 계획에서 사용되는 각 기법들의 목표, 형식 그리고 제공되는 방식들-누가 서비스를 제공할 것인지 (예를 들어, 가족치료사 또는 소아 심리학자), 누가 그 치료를 받을지, 그리고 시간의 형식은 어떠한지-을 설명해야 합니다. 일단 여러분이 의사의 의사 결정 과정에 대해서 어느 정도 알게 되면, 여러분들은 또한 왜 아이가 특정 치료과정을 거쳐야 하는 지, 특정 약물에서 무엇을 기대할지, 그리고 이러한 접근법이 효과가 없을 때 다음에는 치료법이 어디로 진행이 될지를 더 잘 이해할 것입니다.

상황에 비추어서 비현실적인 선택 안이나, 과정에서 실행 가능성이 없는 복잡한 계획들을 조심하십시오. 예를 들어, 만약 여러분이 조울병 아이를 돕는 데 숙련된 치료자들이 없는 시골에서 산다면, 아이 및 가족 중심 인지 치료를 처방하는 것은 합리적이지 않을 것입니다. 다양한 범위의 진료의사들에 여러분이 접근 가능하더라도, 아이와 가족들이 굳이 최대로 노력한다고 시간을 낭비하고, 아무런 명분도 없이 아이만 지치게 할 필요까지는 없을 수도 있습니다! 계획은 아이, 가족, 그리고 상황에 맞게끔 짜야 합니다. 예를 들어, 만약 가족이 이미 아이와 잘 의사소통을 하고 집에서 행동을 조절하고 있다면 우리는 아이의 학교 및 친구들과의 경험을 호전시키는 것에 치료의 초점을 맞출 것입니다. 만약 가족이 경험이 없는, 시골의 개원의에게서 진료를 받고 있다면, 우리 팀은 대신에 의사에게 중요한 치료 원칙들을 소개하고 적절한 임상 정보들을 공유하는 것에 초점을 맞추게 됩니다.

의사가 제안하는 치료 계획은 다음과 같아야 합니다.

- 근거–중심적 – 즉, 과학적 연구와 충분한 임상 경험에 의하여 지지되는
- 아이, 가족 및 학교 시스템의 강점과 약점을 고려하는
- 치료의 우선순위와 초점, 그리고 호전이 어떻게 평가될 것인가에 대하여 목록이 제시되는
- 누가 치료의 각 부분을 제공하고, 누가 (아이 또는 다른 가족 구성원들) 그 치료를 받으며, 얼마의 시간 동안에 시행할 것인지를 명시하여 주는
- 치료가 효과가 없다면 다음에는 무엇을 시도할 것인지를 명시하여 주는
- 가족들에게 현실적으로 접근 가능한

주의 : 이 책을 여러분이 읽을 때, 이러한 일반 원칙들이 여러분 자신의 상황에 어떻게 적용될지에 대해서 생각하고 그 원칙들을 아이와 가족들의 도전 과제들에 어떻게 적용할 수 있는지에 대한 노트들을 적어두어야 함을 기억하세요. 그렇게 해서, 여러분은 단순히 읽기를 통해서 생각들을 받아들이기보다는, 생각들을 매일의 경험에 녹아들게 할 수 있습니다.

함께 약물들을 조절하기

약물들을 처방할 때의 복잡함을 이해하고 특히 아이가 이전에 약물에 부정적인 경험을 가지고 있을 때는 의사가 정확한 조합을 사용하는지 확신하기는 어렵습니다. 의사는 아이를 위한 약물들에 대한 정보,

약물들로부터 무엇을 기대해야 하는지, 왜 특정 약물이 선택되었는지, 그리고 처방하는 약물들 또는 약물들의 조합들에 대한 논리를 제공해 주어야 합니다. 만약 선택적 세로토닌 재흡수 억제제와 정신자극제 약물이 이전에 아이에게 해가 되었거나, 여러분이 이전에 다른 약물들이 도움이 되지 않았었음을 안다면, 그 정보를 의사와 공유해서 귀중한 치료 시간의 손실이나 불필요한 위기를 피할 수 있을 것입니다.

게다가, 제약회사와 의료기관들은 조울병을 치료하기 위하여 사용되는 다양한 약물들에 대한 정보를 제공합니다. 5장에서, 약물이 아이의 기분을 조절하기 위하여 어떻게 사용될 것인지에 대한 세부사항을 설명합니다. 추가로, 손쉬운 참고를 위해서, 가장 흔하게 처방되는 약물들의 목록을 약물들이 어떻게 작용하는지에 대한 개괄적 설명 및 가능한 부작용들과 함께 5장에서 제시하여 두었으며 부록 F에는 약물들의 목록이 있습니다.

위기 상황에서 의사에게 연락하기

일단 치료 계획이 틀이 짜이면, 어떻게 위기에서 중재할 것인가를 결정하는 것이 아주 중요합니다. 여기에는 불가피하게 일어나는 사소한 문제점들과 이에 비교하여 다가오는 위기들에 대한 신호들에, 그리고 어느 것이 무엇에 속하는지에 대해서 부모들을 교육하는 것을 포함합니다. 의사와 무엇이 위기에 해당하는지 그리고 여러분 부모 둘이 예상되는 문제들에 어떻게 반응을 하여야 하는지에 대해서 토의를 하십시오. 첫 번째 또는 두 번째 세션에서 의사에게 "내가 방문 사이에 궁금한 점이 생기면 그 문제를 어떻게 해서 알아보는 것이 가장 좋은 방법입니까?"와 "위기 상황이 생기면, 의사 선생님한테 연락할 수 있는 가장 좋은 방법은 무엇입니까?"라는 질문을 꼭 물어보세요. 모든 사소한 문제들에 대해서까지 의사에 연락하지는 않는 것이 중요하기는 하지만, 정말 위기상황에서는 연락정보와 함께 연락해도 좋다는 허락 정도는 받아 두어야 합니다.

의사가 다른 환자들이나 의사가 속한 기관 또는 의원, 또는 그들 자신의 가족들의 요구에 응하다 보면, 즉각적이나 제대로 여러분의 요구에 응답할 수 없을 때가 있을 수 있습니다. 그럼에도 불구하고, 여러분은 하루 24시간, 주 7일 의료 지원을 필요로 할 수 있습니다! 일부 질문은 의사의 진료실 직원들이 쉽게 답할 수도 있지만, 다른 것들은 의사의 개별적인 주의를 요합니다. 이러한 진료지원과 그에 대한 담당의사의 배려에 대해서도 알아두시는 것이 중요합니다.

감시 및 추적 관찰

정기적 방문, 주의 깊은 감시, 그리고 추적 관찰은 장기간의 수준 높은 의료를 위해서 필수적 요소들입니다. 의사는 초기 진단을 내리거나 다른 곳에서 내려진 진단을 확인하기 위해서 여러분과 아이를 최소한 한두 번은 보아야 합니다. 부모들은 흔히 의사들이 아이를 단지 한번 본 다음에 "딱지"를 붙이려고 하는 것은 아닐까 생각합니다. 물론, 어느 누구도 완전히 실패할 염려가 없는 것은 아니고, 인간의 실수는 불가피하기는 합니다, 그러나 일반적으로 임상의사들은 짧은 시간에 문제들을 이해하도록 훈련을 받으며, 한 번의 세션이면 작업을 위한 진단에 이르기에는 적절합니다.

새로운 환자들을 치료의 시작 기에는 2~3주마다 보는 것이 일상적이지만, 거리와 이동의 어려움에 따라서 덜 집중적인 일정도 가능할 수 있습니다. 전형적인 복잡한 증례에서는 증상들이 안정화되는 데에 대략 4에서 6개월이 걸립니다. 그리고 주의력 결핍 과잉행동 장애, 우울증상들, 수면 문제들, 약물 부작용들, 그리고 조증의 두드러진 신호가 되는 증상들로 인한 정신병과 같은 이차적인 문제들의 가능성이 높음을 감안하면, 문제가 복잡한 것은 예외적이라기보다는 하나의 일반적인 경우라고 할 수 있습니다.

의사는 약물들의 부작용들을 감시하기 위하여 증상들과 체크목록들을 기록하기 위한 적절한 도구 목록들을 가지고 있어야 합니다. 이러한 목록들은 또한 실험실 검사들, 진단 검사들 및 성과들을 추적 관찰하기 위한 수단들에 대한 지식을 포함해야 합니다. 의사는 언제 그리고 왜 검사들이 이루어져야 하는지에 대해서 친숙하면서, 여러분과 아이들이 무엇을 기대해야 하고 임상적인 수준에서 언제 그리고 어떻게 여러분들의 성과를 측정할지에 대해서 알게끔 도와주어야 합니다. 의사는 여러분에게 기분에 대한 도표들을 제공해 줄 수 있어야 하는데 이러한 것들로는 시각적인 척도나 소아 조증 평가 척도(Child Mania Rating Scale, CMRS), 아동 부작용 점검 목록 표(Pediatric Side Effects Checklist, P-SEC)와 같은 여러분들이 기록하는 점검 목록 표들, 또는 이전 병력에서의 결과에 대한 평가가 포함된 약물들의 점검 목록 표(이전에 시도되었던 것들에 대한 개괄적인 사항들을 제공하는)들이 있습니다. 이러한 도구들의 예제들은 부록 B, D, E에 포함되어 있습니다. 이들을 자유롭게 복사하시고, 필요하다면 의사에게도 제공하십시오. 단, 도구들이 매력적으로 보일 수는 있지만 훌륭한 정신건강의학과 의사의 임상적 직관과 소중한 경험들을 대신하지는 않으며 대치할 수도 없음을 명심하여야 합니다.

의사들에게 요청하게 되는 행정 서식들

기록들과 보고서들

아이의 담당의사는 여러분들에게 진료기록에 관한 서면 보고서를 제공하여 주어야 합니다. 오늘날의 이동 사회에서는, 검사들과 평가의 문서화가 여러분들에게 이전의 결과들을 반복하는 비용을 절약하게 하여주고 향후의 진료의 질을 높여 주면서, 보건 의료 제공자들이 정확하게 이전에 무엇이 시행되었고 시행되지 않았는지를 판단할 수 있게 하여 주기 때문에, 필수적입니다.

지원 및 다른 의사소통을 위한 편지들

의사들은 아이의 필요가 모든 환경들에서 반드시 충족되도록 돕기 위하여 여러 가지 요구들을 할 때에 아이들의 문제들에 관하여 다양한 지원을 부탁하는 편지나 문서들을 써 주도록 준비해야 합니다. 의사들은 적극적으로 학교와 접촉을 하고 화상회의에 참석을 하거나 또는 지원을 위한 편지를 기록해 주거나 치료자들과 교사들에게 서비스를 받게끔 간략한 노트들을 써 주거나, 아이를 키울 때에 중요한 여름 캠프나 다른 곳들에 문제들과 그에 대한 해결책들을 요약하여 주거나, 사전 정보들을 제공하여 주어야 합니다. 바쁜 의사가 개별적으로 이러한 서비스를 제공하여 주기를 기대하는 것이 현실적이지 않을 수도 있습니다만, 대신에 진료실의 직원들이 이러한 문서들의 일부에 대해서는 도와줄 수 있을 것입니다.

다른 전문의들 및 전문가들과 작업하기

여러분들의 의사에 더하여, 많은 다른 전문가들-임상 간호사들, 진료 보조인력들, 심리학자들, 치료사들, 사회사업가들, 언어 치료사들, 작업 치료사들 (글씨 쓰기 문제들에 대해서) 등등-이 아이의 평가, 진단 및 치료 프로그램에 관여하게 될 것입니다.

일부 경우들에서는, 이러한 전문가들은 접근 가능한 검증된 의사가 없을 때에 일차적인 의료를 제공할 수도 있습니다. 우리의 진료실에서, 일부 가족들은 소아정신과의사나 조울병을 치료하는 데에 경험이 있는 의사가 없는 수백 마일이 떨어진 곳에서 옵니다. 이러한 경우에, 특히 기분 안정화의 초기 단계에서는, 우리는 조울병에 대한 근거에 따르는 약물치료에 기초한 지침들을 써서 필요하다면 세션 사이에 함께 협력하는 의사와 이야기를 나누도록 제공합니다.

약물 관리가 아이의 진료의 일부분이기 때문에, 약물을 처방할 수 있거나 약물을 처방하는 전문가와 가까이서 일할 수 있는 누군가를 선택하는 것이 중요합니다. 일부 경우에는 전문 간호사(또는 임상 간호사)와 진료보조인력들이 의사처럼 일할 수도 있습니다. 다른 심리학자, 임상 사회사업가들 또는 치료사들과 같은 임상가들은 약물을 처방할 수는 없으나 역시 행동 조절과 정신치료에는 아주 능숙하며, 이들에 대해서는 6장에서 더 자세히 다룰 것입니다. 만약 치료사와 처방자가 같은 사람이라면 여러분이 운이 좋았던 것이라고 생각하십시오.

언제 자문이나 의뢰가 필요한가요?

의사는 필요하다면 기꺼이 다른 의사들로부터 도움을 구하거나, 다른 전문가들에게 여러분을 의뢰하여야 합니다. 아이의 나이(이러한 문제들 중의 일부는 특히 사춘기 직전의 나이나 막 사춘기에 들어가는 아이들에 더 관련이 있을 것입니다)에 따라서, 다른 전문가들에게 자문을 구하거나 의뢰하는 것에는 필요에 따라서, 신경과의사들(뇌전증이나 신경학적 원인들을 배제하기 위해), 피부과 의사들(리튬에 의해 생길 수 있는 여드름에 대해), 부인과 의사들(월경 불규칙과 같은 약물 관련 문제들, 리스페리돈 처방과 함께 일어날 수 있는 프로락틴과 같은 호르몬의 증가, 또는 발프로에이트에 의하여 유발될 수 있는 난소낭들에 대해), 그리고 내분비내과의사(리튬에서 간간이 보이는 높은 갑상선 자극 호르몬 농도에 대해)들이 포함될 수 있습니다.

권고를 여러분의 일차 담당의사가 얼마나 편하게 수용하는지를 염두에 두십시오(때때로 이러한 권고안은 차순위로 밀리곤 합니다), 그리고 일부 전문가들은 직접적이고 자발적인 권고안들을 내놓는 것을 내켜하지 않을 수도 있다는 것을 알아 두세요. 부모로서 여러분은 두 의사들 사이에서의 직접적인 대화가 이루어지도록 부탁을 할지 아니면 중개인으로서 역할을 할지를 가장 잘 판단할 수 있습니다. 이상적으로는, 자존심과 전문가로서의 시샘에서 나오는 방해가 없이, 아이의 건강과 안녕에 초점이 맞추어진 정보들이 자유롭게 움직여야 합니다.

전문가들의 유형 사전

(편역자 주 : 대한민국에서는 정식 의사 면허증을 갖고 있는 경우에만
약물을 처방할 수 있는 권한을 가지므로 차이가 있습니다.)

- **전문 간호사 (advanced practice nurse)** : 정서 및 행동 질환들이 있

는 아동 및 성인들을 평가하고 치료하기 위한 자격증을 가지고 간호학에서 석박사 학위가 있는 등록된 간호사. 약물을 처방할 수 있음

- **소아 청소년 정신과 의사 (child and adolescent psychiatrist)** : 의사로 일반 정신과학에 추가로 소아 청소년 정신과학에서의 의사로서의 수련을 마쳤음. 약물을 처방할 수 있으며 각종 치료를 할 수 있음
- **소아 심리학자 (child psychologist)** : 소아 청소년들을 전공한 박사 학위가 있는 심리학자. 밑의 임상 심리학자 부분을 참조하십시오.
- **임상 심리학자, 심리학자 (clinical psychologist, psychologist)** : 심리학에서 박사 학위를 가지고 있는 정신 보건 종사자로 아동과 성인들을 검사하고, 평가하며 치료합니다. 약물을 처방할 수는 없음
- **임상 사회 사업가 (clinical social worker)** : 사회사업 분야에서 석사 학위를 가지고 있으면서 정서 및 행동 질환들이 있는 아동 및 성인들을 평가하고 치료하는 정신 보건 종사자. 약물을 처방할 수는 없음
- **교육학 박사(Doctor of Education, EdD)** : 교육학에서 박사 학위가 있는 사람, 때로는 정신치료를 함
- **면허 소지 임상 사회사업가 (Licensed Clinical Social Worker, LCSW)** : 허가받은 임상 사회사업가 (자신의 전문 분야에서의 고급 임상 경험 및 면허와 함께 사회사업 분야에서의 석사학위를 갖고 있는 정신 보건 전문가)
- **의사 (Doctor of Medicine, MD)** : 의학에서 박사학위를 가지고 있는 사람. 약물을 처방할 수 있음. 소아청소년과 의사, 정신건강의학과 의사, 신경과의사, 그리고 가정의학과 의사들을 포함함
- **사회 사업가(Master of Social Welfare, MSW)** : 사회사업 분야에서 석사학위를 가지고 있는 사람을 말함

- **신경심리학자 (neuropsychologist)** : 지능지수, 주의력 학업 능력 등등과 같은 인지 능력들에 대한 포괄적인 평가를 하는 사람
- **소아청소년과 의사 (pediatrician)** : 모든 유형의 아동기 질환들을 치료하는 데에 전문가인 의사
- **박사 (PhD)** : 보통 심리학에서 박사학위를 가지고 있는 사람을 말함
- **진료보조인력 (physician's assistant, PA)** : 의사보다는 하위 수준이나, 특별 훈련을 받아서 의사의 지도 감독하에서 약물로 치료하고 처방할 수 있는 사람
- **정신건강의학과 간호사 (psychiatric nurse)** : 정서 및 행동 질환들이 있는 아동 및 성인들을 치료하는 것을 전공한 공인 간호사
- **정신건강의학과 의사 (psychiatrist)** : 정신건강의학과를 전공한 의사; 정서 및 행동 질환들이 있는 아동 및 성인들을 치료할 수 있음. 약물을 처방할 수 있음.
- **정신약물학자 (psychopharmacologist)** : 정신과 약물들을 사용하는 데에 경험이 있는 의사. 불행히도 많은 의사들이 이 분야에 충분히 숙련되지는 않았습니다.
- **치료사 (therapist)** : 정신치료를 제공하는 모든 전문가들

치료사에게 지불하기

조울병이 만성적이고 삽화적인 질병이기 때문에, 매년의 방문 한도, 최대 부담액수, 입원 및 부분 입원 범위 (날짜 수), 약물 남용 범위, 및 매년 그리고 평생의 최대한도들을 알아두는 것이 중요합니다. 여러분들

이 가지고 있는 보장 범위를 무엇이든 최대한도로 활용하기 위해서는, 다음의 사항들을 알아 두어야 합니다 :

- *규칙들을 알아 두십시오* : 보험 설계들을 사용할 때의 전형적인 실수들에 대해 알아 두십시오! 많은 가족들이 정신 보건 종사자들을 만나기 전에 보험회사로부터 사전 허가를 받지 못합니다. 그 경우에, 보험회사는 지불을 거절할 수 있고 만약 사전 허가를 얻었다면 보장될 수 있었던 서비스들에 대해 결과적으로 막대한 손실비용이 발생하게 됩니다. 보험설계가 무엇을 허용하고 어떠한 유형의 서비스들이 사전 허가를 필요로 하는지를 아는 것은 필수적입니다. 모든 보험설계들이 사전 허가를 필요로 하는 서비스들의 유형이 새로운 정신과적 평가에서부터 실험실 검사까지 각기 다릅니다.
- *제한을 알아 두십시오* : 각 새로운 연도가 되면, 공제액에 대한 요구사항들, 보장 범위의 최대 상한, 그리고 아이들의 질병을 재평가하고 치료를 하기 위한 요구사항들에 대한 연이은 변화를 불러오게 됩니다. 가족들은 어떻게 그들에게 할당된 매년의 방문 횟수(보통 매년 20회)를 사용할 것인지와 매년 이러한 방문들을 어떻게 하면 최대한으로 이용할지를 알아둘 필요가 있습니다. 예를 들어, 일부 임상의사들은 여러분에게 매주 방문하도록 요구할 수도 있습니다, 그러나 만약 아이가 꽤 안정적이라면 여러분은 방문 사이의 시간 간격을 늘릴 수 있을 것입니다. 또는, 어쩌면 가족들이 아이의 치료사와의 상담 세션에서 가장 도움을 받기에 작년보다는 약물 조정은 적은 횟수만 필요로 할 수도 있습니다. 물론, 만약 방문 횟수를 줄이기로 결정한다면, 필요하다면 방문 사이에도 치료자들에게 어떻게 연락하는지 분명히 알아두어야 합니다.
- *자신의 선택권들을 알아 두십시오* : 일부 보험회사들은 많은 횟

수의, 하나의 그룹 치료과정을 일정 횟수의 가족 또는 개인 치료 방문에 상응하는 것으로 수를 셉니다. 이러한 경우에는, 아이를 위해서 그룹 치료를 사용하여서 방문 허용 횟수를 늘릴 수도 있습니다. 그러나 그 치료가 양질이면서 경험에 근거하였고, 아이들에게 적절한 치료인지는 확실히 해야 합니다. 여기에서의 애로점은 이러한 아이들에게 알맞은 적절한 그룹들을 구할 수 있는지와 그 그룹들이 조울병 아이를 위한 자리를 허용하여 주는지 여부가 될 것입니다. 가장 좋은 그룹들은 문제점들-기분 조절, 분노 통제, 사회 기술들 및 우정 쌓기 기술들, 문제 해결, 의사소통 기술들, 그리고 자존감 구축-모두가 아니더라도 이러한 문제들 중의 일부를 해결하려는 그룹들입니다. 정신보건 종사자들과 이러한 아주 현실적인 문제들에 대해서 솔직하게 이야기하여 보십시오. 그렇게 해서 방문기회들을 현명하게 사용할 수 있는 전략들을 만들어 낼 수 있습니다.

만일에 대비해서 아껴두는 것으로 일종의 의료비 지출에 대한 유연 지출 계정(flexible spending account, FSA)이라는 것이 가족들 대상으로 있습니다. 이 계정들은 가족들이 세전 수입들을 의료비 지출을 특정 목적으로 하는 계정에다가 따로 남겨 두도록 도와줍니다. 많은 가족들은 세전 혜택 덕택에 이 계정들을 사용하여서 수백 달러씩을 절감하고 있습니다. 다음의 혜택 등록 기간 동안에는, 여러분의 고용주들이 이러한 유형의 보험 설계들을 포함하여 주는지 여부를 확인하여 보십시오. 만약 여러분이 유연 지출 계정에 있는 모든 돈을 주어진 연도 동안에 사용하지 못했을 경우에 보통은 그 돈을 잃게 된다는 점은 주의하여야 합니다. 또한 한 계정에 얼마나 많이 돈을 넣어둘 수 있는가에 대해서도 상한이 있습니다.

언제 다른 전문가를 찾아보는 것을 고려해야 하는가

저는 의사 쇼핑이라는 개념은 좋아하지 않습니다-이것은 여러분과 아이에게 많은 단절과 불안정성을 가져오므로, 가장 최후에 할 일입니다; 그러나, 의사의 치료적 접근법이 도움이 되기보다는 상처가 되거나, 여러분이 교착상태에 빠지고, 불편하고 억울하다고 느낀다면 여러분에게 변화를 주어보라고 권합니다. 여러분이 조울병 아이를 상대해야 하는 것을 넘어서서 인생에서 더 많은 스트레스를 필요로 하지는 않습니다! 대개는, 어떠한 어려움들도 특히 간단한 오해나 실수의 경우에는 해결될 수 있습니다. 그러나 만약 아래에 제시된 문제들이 잠시 동안의 논의 이후에도 사라지지 않는다면, 성격 차이나 철학에서 뚜렷한 차이가 있거나, 또는 전문가가 아이의 진료를 맡기에 필요한 정도의 전문적인 기술을 갖고 있지 못할 수도 있습니다. 새로운 임상의사를 찾아볼 때입니다. 여러분이 진단과정이 불완전하거나 부정확하다고 생각하고 진단이 여러분의 직관, 관찰 또는 다른 정통한 의견들에 부합되지 않을 때에는 새로운 의사가 필요할 수 있습니다. 여러분이 소견들을 논의하고 서로 이해에 이르게 될 기회를 얻지 못했다면 이는 특히 사실입니다.

만약 전문가가 아이와의 "비밀유지 약속" 때문에 부모들에게 비밀을 지키려고 한다면 어떻게 합니까?

17세가 되기 전의 모든 아이들은 미성년자로 간주되며, 이는 여러분이 아이가 치료를 받도록 허용하여 주어야 할 뿐 아니라 또한 아이가 받는 치료에 대해서 모든 정보를 받을 권리를 갖고 있음을 뜻합니다. 의사와 환아 사이에 생산적인 관계에 신뢰가 중요하기 때문에, 대부분의 의사들과 치료자(저를 포함하여)들은, 아이의 안전과 관련되지 않고, 부모와 정보를 공유하는 것이 치료 목적에 관련된 문제들을 해결하는 데에 중요해 보이지 않는다면, 일부 사항들은 아이의 요구에 따라서 비밀로 유지될 것임을 부모들과 아이들 모두가 이해하도록 사전에 가족들에게 이야기해서 확실히 하여 둡니다. 만약 아이가 자살 사고를 인정하거나 다른 누군가를 해치기를 원하면, 이러한 정보를 얻은 어떠한 임상의사들도 이를 여러분과 공유해야 합니다.

임상의사로서, 내가 이러한 상황들을 다루는 방식은 이렇습니다: 만약 아이가 내게 그녀가 형제와 또는 학교에서 문제를 겪고 있다고 말하고 내게 그 사실을 부모님들에게 말하지 말 것을 요청하였다면, 나는 그 상황을 주의 깊게 판단해 볼 것입니다. 나는 과잉 반응을 보이지도 또 아이의 감정을 무시하여 버리려고도 하지 않을 것입니다. 아이가 그것을 부모님들에게 이야기하도록 하거나, 나와 역할 놀이를 함으로써 아이가 분노를 이겨낼 수 있도록 격려할 것입니다. 아이의 부모님에게는 아이가 이야기한 구체적인 세부사항들을 공유하지는 않되, 가능성 있는 형제들 또는 학교에서의 갈등들에 대해서 주의해서 살펴보도록 부모님들에게는 부드럽게 부탁을 합니다. 위험성을 축소를 하려는 것은 아닙니다, 그러나 항상 이 아이들에게는 흔히들 많은 극적인 사건들이 있습니다. 심각한 위험성이 있는지 또는 이것이 단지 변덕스럽고 화가 나 있는 아이의 표현일 뿐인지를 구분하기 위해서 나의 임상적인 판단을 사용합니다.

아이들이 청소년기가 되어가면서, 사생활이 점차 더 큰 쟁점이 될 것이고 의사/ 치료자와 전체 가족 구성원들 사이에서 기본 원칙들에 대한 새로운 토의가 현명할 수 있음을 기억하여 두세요.

- 여러분이 치료 계획에서 하나 이상의 요소들이 비효과적이고, 역효과를 낳거나, 또는 해가 된다고 생각이 들 때. 예를 들면, 약물이 차도가 없거나, 또는 항우울제나 정신자극제의 경우에 임상 상황을 악화시키고 있을 때
- 전문가가 아이의 성장과 발달에 맞추어서 치료 계획을 바꾸거나 용량 수준을 조절하려고 하지 않을 때
- 여러분이 전문가에게 사실을 알림에도 불구하고, 그가 증상의 악화나 재발의 가능성에 대해서 관심을 두지 않을 때
- 여러분이 치료나 약물 권고안들에 대해서 만족스러운 설명을 받지 않았을 때. 즉, 의사가 제공하는 정보에서 틈이나 모순이 있어서 여러분들이 받아들이지 못하는 것처럼 보일 수 있으며, 여러분과 배우자가 질문을 하였는데, 전문가가 그에 답할 전문성 또는 정보를 갖지 못하였을 때
- 오해를 없애버리기 위해서 중재가 필수적인 환경에서 심각한 문제들이 있는 경우에, 전문가가 여러분이나 다른 전문가들과 의사소통을 하거나 협력하지 않을 때
- 의사가 학교나 아이의 생활의 다른 영역들에서의 문제들을 이해하지 못할 때
- 전문가가 공존 질병들을 치료할 수 없고 적절한 의뢰를 하여 주지 못할 때
- 치료가 도움이 되는 것 같아 보이지 않을 때

무지개에 도달하기

아이가 이미 조울병으로 진단을 받았다면, 나는 1부에서의 각 장들이 여러분에게 진단과정들이 철저하였으며, 전문가들, 의사들 및 다른 전문가들이 아이와 가족들을 위해서 찾을 수 있었던 최고의 사람들이었고, 아이들을 위하여 최고의 결과를 만들어 내기 위해서 치료가 무엇을 목표로 해서 나아가야 하는지를 여러분이 알고 있다는 점에 대한 확신들을 주었기를 바랍니다. 만약 여러분들이 이러한 과정을 아직 마치지 않았다면, 여러분이 이러한 중요한 사전 단계를 밟아 나가기 위한 준비가 더 잘 되었다고 생각하게 되기를 바랍니다. 일단 여러분들이 그렇게 하였다면, 아이들과 가족들이 궁극적으로 가능한 최고의 미래에 이르게끔 도와주기 위하여, 이제 약물, 치료요법, 그리고 숙련된 부모 역할들의 장점들을 조합하는 치료를 시작할 수 있습니다.

2부

아이와 가족을 도울 수 있는 치료 :

해답을 찾기

2부

아이와 가족을 도울 수 있는 치료 :
해답을 찾기

조울병을 이해하고 아이들을 도와줄 수 있는 전문가들을 찾는 것은 아이가 성장하면서 변화하고 바뀌어 나가게 될 장기간의 여행에서의 첫 큰 발걸음입니다. 여러분의 환경도 또한 바뀌게 될 것이며, 여러분이 질병을 대하는 방식도 또한 바뀌어야 할 것입니다. 게다가 과학적 지식의 수준은 빠르게 진보하고 있으며 새로운 약물들이 개발되고 시험 되고 있고, 의사들과 가족들은 매일 무엇이 효과가 있는지에 대해서 더 많은 것을 배우고 있습니다-미래에 어떠한 새롭고도 진보한 치료법이 나타날지는 아무도 모릅니다.

그러나, 당분간 아동에서의 조울병을 치료하기 위한 기본적인 도구들은 정신치료 및 행동 조절과 함께 조합을 이룬 약물로 구성될 것입니다. 나는 이러한 주제들 각각에 대해서 자세하게 다음의 이어지는 장들에서 다룰 것입니다. 나의 고유의 치료법에서는 약물 조절과 아동 및 가족 중심 인지행동 치료(CFF-CBT; 무지개 치료) 및 대인관계 치료를 결합하여서, 조울병 소아청소년을 위한 다학제적 통합 치료(MITY-BD)라고 이름 붙인 치료 계획을 사용합니다. 조울병 성인에서 사용된 모델에 기초한 이러한 조합은 연구와 임상 실제에서 아이들과 가족들에게 조울병을 치료하기 위한 성공률이 가장 높음을 보여 주었습니다. 무지개 치료와 조울병 소아청소년을 위한 다학제적 통합 치료가 우리 대학병원에 고유한 것이지만, 그 뒤에 내재한 원칙은 약물치료를 정신치료적 접근법과 결합한 어떠한 치료프로그램에도 쉽게 통합할 수 있습니다. 그래서, 여러분이 지역사회에서 정확하게 동일한 프로그램을 제공하는 의사를 찾지 못하더라도, 여러분은 이러한 철학과 도구들을 의사 및 치료사와 공유할 수 있으며 이 원칙들을 집에서 조울병을 관리하는 것을 돕는 데에 사용할 수 있습니다. 만약 여러분들이 예를 들어서, 주변에 치료사는 고사하고 의사도 반경 수 마일 이내에 없는 시골 지역에 산다면, 여러분들이 훈련받은 치료사를 만날 수 있기를 내가 기대하는 것은 비현실적입니다.

최선의 시나리오에서도, 치료는 계속 바뀔 것입니다. 환자, 가족 구성원 또는 전문가로서 조울병을 다루어본 사람이면 누구이든 매일매일의 관리가 아주 복잡할 수 있음을 알고 있습니다. 아이와 가족들의 경우에 작동하는 도르래와 레버들의 고유한 조합을 찾아내기 위해서는 인내심, 시행착오, 그리고 면밀한 감독이 필요합니다. 그리고 막 여러분들이 그 일에 익숙해졌다고 생각할 때-쾅! 무엇인가가 바뀌고, 여러분은 다시 한 번 과정들을 겪어 나가야 합니다.

예, 어렵습니다, 그러나 희망이 없지는 않습니다. 만약 여러분이 이 문제에 전체 가족들이 참여하고, 여러 색조를 띠는 이 복잡한 질병을 다루는 프로그램에 다양한 전략들을 통합하여서 접근한다면, 여러분이 보게 될 것은 폭풍우가 지나간 이후의 "무지개"입니다.

4장

치료에서 최대한을 얻어내기 위하여 단계 설정하기

여러분이 훌륭한 시작을 하도록 하여 줄 원칙들

"그 아이는 대화를 하고, 다른 사람들이 말하려는 것에 흥미를 보이고, 듣고, 휘갈긴 낙서를 하는 대신에 완전한 그림을 그리고 있어요. 우리는 이제 레스토랑에 갈 수 있습니다… 그 애가 절대 쉬운 아이는 아닙니다만, 우리가 치료를 시작한 후에 이제 감당이 가능해졌어요."

이것은 조울병 아이의 모든 부모들이 바라지만 결코 일어나지 않을까봐 두려워하는 종류의 변화입니다. 여러분에게 확인하여 드리고 싶은 것은 이것이 가능하다는 것과 여러분과 아이들은 더 호전된, 더 조절할 수 있는 삶을 가질 수 있다는 점입니다. 여기에 이르기 위해서는 여러분들은 일부 사용 가능한 기본적인 도구들, 올바른 종류의 전문적 지원, 그리고 여러분과 아이들이 성공으로 향하는 길에 올라타서 있도록 도와줄 수 있는 일부 현실적인 작동 원리들을 갖출 필요가 있습니다. 여러분이 원하는 대로, 여기에서 조금 그리고 저기에서 조금씩 취해서 그들을 함께 섞어서 효과를 보고, 매번 효과를 보거나 또는 영구적으로 효과가 있기까지를 기대할 수는 없습니다. 그러나 일부 아이들을 위하여 최선의 결과들을 가져올 기본적인 요소들-성공을 위한 방안, 만약 여러분이 시도한다면-은 있습니다.

왜 아동 및 가족 중심 인지행동 치료(CFF-CBT)입니까?

약물의 구체적인 구성요소들(5장)과 치료(6장)에 대한 내용으로 들어가기 전에, 여러분이 아이의 치료에 대한 훌륭한 기초를 세우도록 돕기를 바랍니다. 벽돌을 쌓듯이 차곡차곡, 우리는 아이의 치료를 지지하여 줄 흔들리지 않는 구조들을 만들고 있으며 이 모든 것은 목표가 무엇인가를 이해하는 것으로 시작합니다. 아동 및 가족 중심 인지행동 치료가 약물과 조합을 이루어서 아이들의 기분을 안정시키는 것을 돕고 전반적인 기능을 호전시키는 3가지 주된 기전이 있다는 것을 기억하여 두는 것은 여러분이 어찌할 줄 모르고 무언가 정말로 효과가 있는 것인지 의문을 가지기 시작할 때에 프로그램을 지속하도록 여러분에게 확신을 줄 수 있을 것입니다.

1. 증상 조절 : 첫째, 증상 수준에서, 아동 및 가족 중심 인지행동 치료는 일차적으로 약물의 사용과 규칙의 확립을 통해서, 흥분, 들뜬 기분, 우울증, 그리고 과민성을 줄이는 것을 목표로 합니다.

2. 감정 조절(뇌 기능에 대한 연구에 의하여 알려진 대로) : 생물학적인 뇌의 수준에서, 아동 및 가족 중심 인지행동 치료는 감정의 과민반응을 줄이도록 고안되었습니다. 우리의 뇌 연구는 조울병 아이들이 부정적 감정에 빠져 있다면 명료하게 사고할 수 없다는 것을 보여 주었습니다. 우선 감정을 평가하는 뇌의 영역은 아몬드 모양의 기관으로 편도라고 부릅니다. 조울병 아이들에 대한 우리의 연구에 따르면, 부

정적 자극에 대한 반응으로 편도에서 과도한 활성이 나왔으며, 복외측(ventrolateral) 전전두엽의 편도 조절은 비효율적이었습니다. 뇌에서 전전두엽의 배외측(dorsolateral) 부위는 우리가 전략을 세우고 생각을 하게 도와주는 부분인데, 편도가 과민반응을 보일 때에 기능이 떨어져 있는 것으로 보입니다. 특히 아주 많은 수의 다른 복잡한 연결들을 고려하면, 이러한 모델이 간단하게 되어 있기는 하지만, 이는 아주 유용한 정보이며 우리의 치료 모델들에 대한 기초를 제공합니다. 우리는 약물과 무지개 치료가 이러한 정동의 조절이상을 되돌리고 기분을 안정화할 것이라고 생각합니다(다음 페이지에 있는 뇌의 도표를 보십시오).

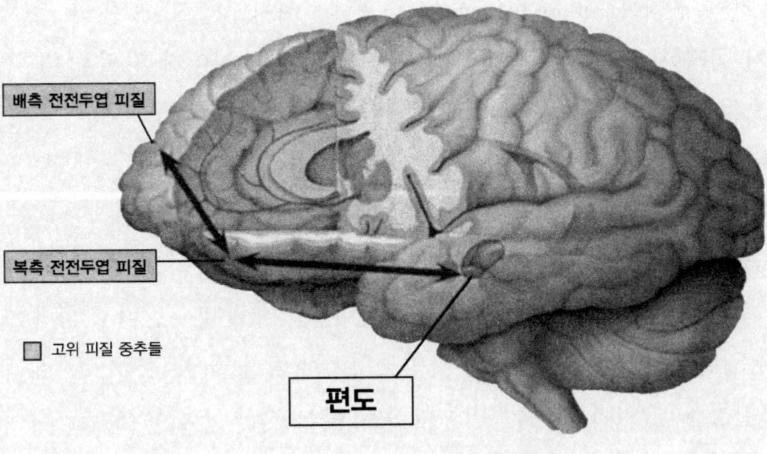

이러한 아이들은 비난이나 비난으로 받아들여지는 것에 노출되었을 때 너무 쉽게 불안해집니다. 따라서, 이 아이들에서 부정적 감정이 있을 때의 뇌 혈류에 대한 우리의 연구들에 기초해서 우리는 아이들에서의 어떠한 부정적 성향을 줄여주어야 한다는 철학을 가지고, 각별하게 공감에 기반을 둔 무지개 치료(아동 및 가족 중심 인지행동 치료)를 고안하였습니다. 이 치료의 목표는 지각된 위험과 자극에 대한 가능성을 줄이고, 보호적이면서 긍정적인 환경을 만들어서 아이들이 명료하게 생각하고 문제들을 더 쉽게 해결하도록 돕는 것입니다.

뇌의 전두엽 시스템들은 피질하 지역, 즉 뇌의 아랫부분에 있는 기저핵에 연결되어 있는 것에 주목하십시오. 전두-선조 시스템(fronto-striatal system)과의 관련성이 부주의 및 억제와 같은 인지 문제들의 기저에 깔려 있는 것으로 보입니다. 나는 당분간은 관련 있는 몇몇 회로들, 정동 조절곤란을 설명해 주는 주된 회로인 전두-변연 회로(fronto-limbic circuit)에 대해서 이야기하는 것 이외에는 너무 깊숙이 세부사항으로 들어가지는 않을 것입니다.

자기 심리학(self-psychology)의 요소들이 여기에서 또 도움이 됩니다. 자기 심리학 모델에서는, 여러분은 거울이 되며, 아이가 자신을 더 긍정적으로 보도록 돕기 위한 칭찬과 확인을 하여주는 근원으로서 기능합니다. 다른 말로, 여러분들이 아이들을 인정하여 준다는 것을 보여줌으로써, 아이에게 자아의식-자신의 선량함에 대한 내적인 감정들-을 제공하여 주는 것입니다. 이것은 내가 "매를 아끼면 자식을 버린다."는 오랜 속담이 "사랑을 아끼면 자식을 버린다."로 바뀌어야 한다고 생각하는 이유입니다. 이러한 접근법은 가족들의 상호작용을 증진시키고, 집에서의 갈등을 줄이며 기분의 변동을 유발하는 스트레스 요인들을 억제하여 줍니다. 따라서, 조울병 아이들의 뇌 모델은 또한 우리가 부정적 결과들을 가져오는 것을 멈추게끔 유도합니다. "너는 외출금지야!"라는 말은 우리가 가급적 피하고 싶어하는 말입니다. 행동치료를 통해서 부정적인 결과들을 경험하게 하는 것과는 근본적인 차이가 있음을 주목하십시오.

3. 가족 기능과 코치로서의 부모들 : 아동 및 가족 중심 인지행동치료는 가족 관계들, 가족을 전체로 보고 이해하고 지지하는 것에 초점

을 맞춥니다. 제가 관찰하여 본 바로는, 치료의 장단기 성과는 부모의 리더십과 다른 가족 구성원들의 협조에 크게 의존합니다. 조울병 아이의 존재에 전체 가족들이 영향을 받고 따라서 질병 관리에 전체 가족들이 역할을 맡는 경우를 보는 것은 어렵지 않습니다; 책임은 특히 스스로 인지 치료를 받고 그 기법들을 동시에 조울병 아이에게 적용하도록 배우는 부모들에게 있습니다. 아동 및 가족 중심 인지행동 치료는 부모들 및 다른 가족 구성원들이 질병들과 그것을 관리하는 최선의 방법들을 이해하고, 따라서 아이들을 더 잘 도울 수 있도록 도와줄 수 있습니다.

이러한 맥락에서, 많은 우울한 사람들이 무력감이나 무조감을 키우는 부정적이거나 비관적인 사고 과정을 갖는다는 생각에 착안하여, 인지적 전략들이 긍정적 사고를 촉진시키기 위하여 사용됩니다. 치료의 목적은 조울병 아이들이 자신의 관점을 다시 재구성하여서 삶에서 불가피한 도전과제들과 실망거리들에 좀 더 효과적으로 대처할 수 있도록 도와주는 것입니다. 나쁜 일들이 일어날 때, 조울병 아이들은 자신이 비난을 받아야 한다거나 자신이 특별하게 불행하다고 생각하고는, 시종일관 최악의 상황을 예상하기 시작할 수 있습니다. 아동 및 가족 중심 인지행동 치료는 아이들이 세계에 대해서 좀 더 현실적인 관점을 갖도록 도와주고, 긍정적인 결과들의 가능성을 깨닫고, 삶에서 불가피한 장애물들을 협상하는 법을 배우게 하며 따라서 우울과 불안에 대한 성향을 줄이게끔 도와줍니다. 따라서, 부모로서 여러분은 아이에게 코치가 됩니다. 여러분은 아이를 위하여 배워야 하는 기술들을 본을 보이는 법을 배웁니다. 다른 형제자매들도 포함시켜서 아이들이 질병이 있는 아이의 싸움을 이해하고 공감하게 할 수 있습니다. 계속 읽어 보고, 어떻게 하면 이러한 철학을 가족들의 삶에 가져올 지를 알아보십시오.

아이의 치료를 최대한으로 이용하기 : 새로운 철학

5장과 6장에서 이러한 접근법을 자세하게 설명하고 여러분이 어떻게 이를 가족들의 매일의 생활에 포함시킬 지를 구체적으로 설명할 것입니다. 그러나 우리가 핵심적인 세부사항으로 들어가기 전에, 나는 아동에서의 조울병을 치료하면서 얻은 장기간의 경험에서 얻은 일부 "치료에서의 아주 귀중한 사항들"을 공유하고자 합니다. 이러한 기본적인 개념들은 여러분들이 아동기 조울병의 복잡하고도 격랑이 치는 세계를 다루려고 할 때 중요한 영향을 미칠 수 있는 철학과 사고방식을 나타내어 줍니다. 이들은 여러분들, 부모가 성공에 이르는 길에서 아이, 자기 자신 그리고 나머지 가족들을 돕는 것을 보조하여 줄 방향을 소개하고 있습니다.

1. 압박감을 덜어내십시오 : 미국이나 어느 부유한 도시 사회에도 성취해야 하는 많은 압박들이 있으며, 아이들은 자신의 동료들에 뒤지지 않고 따라가야 합니다. 그러나 조울병이 있는 아이들은 부모들이 원하거나 또는 심지어는 아이 본인도 선호하는 만큼의 속도를 유지할 수가 없습니다. 부담되는 짐들에 내몰리지 마십시오; 자신의 속도를 설정하세요! 스스로에게 나의 운명은 나의 것이라고 말하십시오. 아이의 고유한 장점들을 이해하고 약점들을 받아들이고, 다른 아이들에 비교하여 어떠한가에 대해서 걱정하지 말도록 하십시오. 지금 아이가 할 수 있는 것에 초점을 맞추고 미래에 대한 기대는 놓아두십시오. 아이가 가진 훌륭한 특기들과 사고방식들을 강화시켜 주고 아이에게 매일의 사건들을 겪어나가면서 자신의 장점들을 발전시켜 나가게 따뜻하게 가르쳐 주세요. "영향력으로 가르치기" -유연하고, 공감적이면서, 일관적인- 는 아

주 유용할 것입니다.

2. **소수의 일들을 목표로 해서 그것에 끝까지 집중하십시오** : 아이가 보여줄 수 있는 모든 부정적인 행동들 하나하나를 목표로 하는 것은 아주 어렵습니다. 몇몇 중요한 문제들을 짚어서, 그것들을 수정하기 위해서 일관되고도 조심스럽게 노력을 하는 것이 더 낫습니다. 예를 들어서, 만약 문제가 문을 쾅쾅 닫고 차는 것이라면 아이가 여러분의 기대에서 벗어날 때마다 매번 조용하게 수정하여 주십시오. 일관되고, 조용하게 반복하여 주는 것은 협조적이게 하는 새로운 습관이 스며들도록 하는 "양심의 내부의 목소리"를 만들어 줄 것입니다. 여러분은, "안 돼, 조증이 오고 있어."라고 생각할 수도 있습니다만, 그러나 기분을 조절하여 주는 약물로도, 반항적 행동과 반응성은 가라앉게 하기에 시간이 걸리는 문제입니다. 만약 여러분이 이러한 문제를 해결하기 위해서 지속적으로 비난을 한다면, 아이는 여러분의 말을 무시하게 될 가능성이 높습니다. 부모들은 흔히, "제가 해봤는데, 한 귀로 듣고 다른 한 귀로 흘려 버립니다."라고 말합니다. 나의 경험으로는, 만약에 부모들이 한 번에 한 가지에만 집중을 한다면, 가르침은 결국 이해가 됩니다. 실제로 저는 가장 말을 안 듣는 아이들에서도 여러 번 이러한 일들을 보아 왔습니다. 부모님의 꾸준한 헌신과 확고함은 실제로 성과를 가져옵니다!

3. **아이의 "여러 가지 능력들"을 키워 주십시오** : 여러분의 조울병 아이들이 가질 수 있는 한가지 빛나는 특성들을 찾아서 키워주는 것이 중요합니다. 예를 들어, 사라는 환상적인 예술가입니다. 그 아이는 타고난 재주가 있어서 상상할 수 있는 가장 아름다운 그림들을 그립니다. 내 사무실에다가 그녀가 그린 그림들 중의 하나를 액자에 걸어두고 싶다고 부탁하고 싶은 유혹을 참을 수가 없었습니다. 아이는 미래의 반 고호가 될 수 있을 것입니다! 이러한 특별한 재능들을 키워 주는 것은 부

모들이 아이에게 수학을 더 잘하라고 압력을 주어서 아이가 매번 눈물을 흘리게 하는 것보다는 사라의 인생을 바꾸어 줄 수 있을 것입니다. 아이들 (그리고 성인들, 이 점에 있어서는)은 "여러 가지 능력들"을 가지고 있으며 훨씬 뛰어난 재기를 보입니다. 아이들은 자신이 무엇에 뛰어난 지를 알고 있습니다. 어느 누구도 모든 것에 뛰어날 수는 없다는 점을 아이들이 알게끔 도와주십시오. **아이들이 자신의 능력의 영역들을 기반으로 쌓아 나가게 하여 주십시오, 그러면 작은 섬들이 천천히 서로 이어져 나가서는 자기 확신감을 갖게 하고, 자존감을 키워주는 것을 볼 것입니다.**

4. 존중하여 줌으로써 존중을 받으세요 : 조울병 아이들은 감정적 조절이 부족하여서 결과적으로는 꽤 무례한 행동을 때때로 할 수 있으며, 이들이 일부 기본적인 예의를 지키도록 만들어 주는 것은 부모님들에게 달려 있습니다. 아이가 존경을 보이게끔 하는 가장 좋은 방법은 아이와 여러분들의 삶에서의 타인들, 즉 배우자와 친구들을 포함해서, 아이의 조부모님들, 그리고 다른 친척들에게 인정과 존중을 표시함으로써 예를 보여주는 것입니다. 요즈음, 가족들은 거리와 시간에 의해서 서로 떨어지는 경향이 있으며 단지 휴일이나 특별한 경우들에만 모이곤 합니다. 이러한 만남들을 아이에게 가족들을 배려하고 존중하면서 자신의 뿌리를 이해하도록 가르치는 기회로 사용하십시오. 어르신들에게 가족사들을 이야기하여 주시도록 하고 그들을 특별한 곳에서의 저녁 식사 테이블에서 기리도록 하십시오. 어르신들이 여러분과 아이들을 교회나, 외부에서의 저녁식사 또는 댄스 발표회나 스포츠 이벤트에서 함께 하시도록 초청하십시오. 이러한 것은 여러분들이 이러한 관계를 얼마나 소중히 여기는지를 즉각적으로 보여주며 아이가 가족들의 가치를 내면화하도록 돕습니다. 연장자들과 다른 가족 구성원들을 돌보는 것은 또한

아이들이 자신의 감정들과 좌절에서 초점을 옮겨서 타인들의 감정에 더 높은 우선순위를 두도록 돕습니다-즉, 아이가 자신의 감정과 행동들을 서서히 내재화되는 가치 체계에 맞추어서 조절하도록 돕습니다. 조울병 아이에게 가능한 한 자주 정중하고 예의가 바르면서 감사를 표현하도록 하는 것은 아이가 사회적으로 더 잘 지내게끔 하는 데에 도움을 줄 것입니다. 이러한 교훈을 확실하게 하기 위해서는 부드러운 반복이 필요할 것입니다. 여러분이 호감을 갖고 있는 옆집의 이웃에게 대하듯이 아이들을 대하여야 한다는 점을 항상 기억하십시오. 여러분들은 "왜 내가 내 아이에게도 정중하게 행동해야 하지?"라고 의문을 가질 수 있습니다. 그러나 이러한 기법들은 여러분과 조울병 자녀 사이에서 발생하는 감정의 강도를 조절하는 데에 도움이 될 것입니다.

5. **통제력을 다시 회복하십시오** : 조울병 아이가 리모콘을 가지고 있으면서 여러분이 돌려 달라고 하면 쏘아 보거나 소리를 칩니까? 아이가 계속적으로 당신에게 반발합니까? 아이가 자신이 집의 여왕인 것처럼 행동을 하나요? 아이가 누가 보든 상관 안 하고 집에서 말로 공격하거나 공공장소에서 비난합니까? 이것은 일부 알지 못하는 관찰자들이 말하듯이 당신이 아이를 "망쳐 놓은" 결과로 인한 것이 아니라, 조울병에 따라오는 극단적인 과민성과 반응성을 반영하여 주는 것입니다. 불행히도, 조울병 아이들이 너무나도 *통제가 불가능한* 상황이 되어버린 나머지, 결국 아이가 *여러분들을 통제*하게 되곤 합니다. 여러분은 집에서 평화를 유지하고 결혼생활과 다른 아이들을 보호하기 위해서 아이에게 맞추어주게 되고 아이의 기분에 따르게 됩니다. 여러분은 겁쟁이가 아니라 집안 분위기를 지낼 만하게 만드는 동안에 까다로운 아이를 다루기 위해서 사이에 끼어있는 사람입니다. 이러한 힘든 상황에서 지내기 위해서 *여러분은 통제력을 다시 회복해야 합니다*-즉, 지배자가 되어서, 부

모로서 여러분의 힘을 확인하고, 조울병 아이에 대해서 적절한 제한선을 설정하여야 합니다. 제한이 있고 부모가 그것을 지킬 것임을 아는 것은 실제로 아이들에게 안정감을 줍니다. 나는 이것이 조울병 아이들에게 적용하기가 분명히 더 어렵다는 것을 알고 있습니다-아이들은 여러분을 극한까지 밀어붙일 것입니다-그러나 여러분의 기대사항들을 분명히 하고 입장을 견지하는 것은 중요합니다. 이에 대해서 후반부에서 더 이야기를 할 것입니다. 그러나 여기에서는 조심해서, 통제력을 다시 회복하는 것이, 매일매일 조울병을 관리하는 데에 중요한 전략이라는 것만 말해두는 것으로 충분합니다. 여기에 그에 대해서 생각하여 볼 한 가지 방법이 있습니다 : "나의 우월성을 입증하기 위해서 언쟁에 끼이지 않고서도, 영향력을 가지고 있을 수 있다. 나는 부드러우면서도, 확고하고, 통제할 수 있다." 여기에서 기억하여야 할 중요한 점은 만약 여러분이 목소리를 높이면, 아이도 도로 소리를 칠 것이고 그렇게 되면 아수라장이 될 것입니다. 통제력을 얻는 한가지 영리한 방법은 물러나서, 아이에게 말하기를 멈추고, 진지하고도 근엄하게 있는 것입니다. 아이는 자신의 실수를 깨닫고, 조만간 책임을 인정하게 될 것입니다. 그 때에는 여러분이 아이의 행동에 대해서 걱정하고 있으며 이 문제를 양쪽이 다 냉정을 되찾았을 때에, 더 나중에 이야기해 보자고 말해 볼 수 있습니다.

6. 막대기와 돌멩이들…… : 여러분은 분명히 아이들이 여러분을 "멍청이" 또는 "바보" 또는 "얼간이"라고 부르는 것을 한 번 이상 들어왔었습니다, 그리고, 그에 반응을 보이지 않고, 당혹감을 느끼지 않거나, 마음속에 깊이 새겨두지 않는 것은 어려운 일입니다. 나는 부모님들에게 이러한 단어들에 너무 많은 에너지를 소모하지 마시라고 상담을 하여 드립니다. 한 어머니는 말했습니다, "나는 그 말은 아이가 아니라 조울병이 말하는 것이라고 계속 떠올립니다. 그리고 할 수 있는 한 자주 확

고하게 하지만 자애심을 가지고 말하려고 합니다 : "이러한 행동은 받아들일 수 없어, 그리고 우리는 너를 사랑하고 너가 그 행동을 억제하게끔 배우도록 도울 거란다; 너가 스스로를 조절할 수 없다고 생각이 들면, 우리가 도와줄게." 조울병 아이는 "그칠 줄 모르는 수다"를 떨 수 있어서, 흔히는 입 밖으로 나오는 것을 억제할 수가 없습니다. 이러한 장황한 비난을 마주칠 때에는 떨어져 있는 것이 가장 좋습니다. 다시 말해, 그것이 여러분을 좌지우지하지 못하게 하는 것입니다. 조용하게 있다가 이러한 말들이 무례한 것임을 설명하고, 위에서 언급한대로 여러분의 불쾌감을 전달하면서 수분 또는 수 시간 동안은 물러나 있는 것이 가장 효과가 좋습니다. 아이들에게 냉담한 태도를 보이라고 제안하지는 않지만, 여러분이 그렇게 대접받지는 않을 것이라는 메시지를 전하여 주십시오. 여러분들이 진정될 때까지는, 아이들도 또한 생각을 바꾸어서 사과하러 오거나 최소한 일정 부분은 물러서게 될 것입니다. 원한을 품지 마세요; "아무런 영향도 끼치지 못하는 것처럼" 그것을 무시하고 넘어가세요! 매번 새롭게 출발하십시오. 일부 싫은 것들을 참아 내어야 합니다, 그리고 틀림없이 여러분들은 그것을 잘 해낼 수 있습니다.

7. **후속 조치** : 아이에게 지시를 주었을 때, 여러분이 진심이라는 것을 아이가 알아야 할 필요가 있습니다. 최선을 다해서 후속 확인을 하도록 하고 협상이나 다르게 해석할 여지를 남기지 마십시오. 부드럽지만 분명하게 지도를 하여 주면 아이는 상호간의 목표에 다다를 수 있을 것입니다. 만약에 큰 분노 발작, 폭발, 격렬한 분노를 보인다면, 자연스럽게 두십시오. "우리는 조의 기분이 언제 고조되는지를 알고 있어서, 방향을 돌리거나 아이가 정신을 가다듬도록 여유를 주려고 했습니다."라고 조의 어머니는 말하였습니다. "조용하게 말하면서(항상 쉬운 일은 아닙니다만), 아이에게 잠시 동안 자기 방에 가서 음악을 들으라고 하는

것이 때로는 도움이 됩니다." 물론, 여러분들이 실패하고, 일들이 최고조에 달해서 길길이 날뛰게 되는 순간들도 있습니다. 다음 기회에는 다시 시작하십시오. 아이가 기분이 좋을 때에, 일어났었던 것과 여러분이 아이가 어떻게 행동하였으면 더 좋아할지에 대해서 긍정적이고 건설적인 대화를 가지면서, 여러분들은 항상 일어났었던 것을 탐색해 볼 수 있습니다. 그렇게 해서 여러분들은 결국 아이들에게 무엇을 기대하며 무엇이 합리적인가에 대한 메시지를 줄 수 있습니다.

시작하기 전에 명심하십시오 :

- 압박감을 낮추십시오 : 자신의 속도를 설정하고, 유연성을 가지고, 기대를 내려놓으십시오.
- 한번에 한두 가지의 일들에만 집중하십시오 : 적은 목표들을 가지고 시작하는 것은 여러분들이 그 목표를 고수할 수 있게 도와줄 것입니다.
- 아이의 여러 가지 능력들을 키워 주십시오 : 아이가 빛이 나는 지점을 알아 두시고, 아이가 자신이 잘 하는 것을 키워 나가면서 자존감을 키우도록 도와주십시오.
- 존중한다는 것을 본을 보이십시오 : 가족들의 가치에 따라서 생활하십시오. 그러면 황금률에서 여러분도 이익을 얻을 것입니다.
- 여러분이 대표자임을 기억하십시오 : 자애로운 권위는 조울병이 여러분의 생활을 지배하지 못하게 도와줄 것입니다.
- 개인적으로 받아들이지 마십시오 : 악의를 품지 않고서도 아이의 언어적인 무례함에 대해서 거부의 뜻을 전달할 수 있습니다. 새롭게 출발하고 그 일 이후로 넘어가세요!
- 후속 조치 : 분노가 표출되는 와중에 또는 그 직후까지도, 아이를 이해시키지 못할 수도 있습니다. 하지만 여러분은 조용해진 순간에

는 계속해서 행동에 대한 기준들을 강조할 수 있습니다.

여러분들 다수에게, 이러한 원칙들을 매일매일의 생활에서 사용하라고 하는 것은 특히 여러분과 아이들이 여전히 올바른 진단을 받으려거나 올바른 치료 프로그램을 찾으려고 애를 쓰고 있다면, 무리한 요구처럼 느껴질 수 있습니다. 그러나 여러분들이 도전적인 상황들을 맞부딪힐 때, 올바른 사고방식을 가지고 지지를 받는다면, 많은 것들을 제대로 다룰 수 있는 필요한 기술들을 키울 수 있다고 나는 장담합니다. 7장에서 나는 이러한 원칙들을 적용하고 아이들 편에서 최고의 지지자가 되기 위하여, 여러분들의 양육 기술을 어떻게 갈고 닦을지에 대해서 더 많은 것을 상세하게 말할 것입니다. 예, 당신은 아동 조울병에 대항하는 전투에서의 비밀병기이고 나는 여러분에게 성공하기 위해서 필요로 하는 모든 장비와 지원을 제공하여 드리고 싶습니다.

마지막으로, 3부에서 자세하게 다루는 대로, 같은 원칙들 중 다수가 집, 학교 그리고 많은 외부 활동들에서 관리하는 데에 도움을 줄 수 있습니다. 이제 아동기 조울병을 치료하는 데에서 약물과 기분 조절이 차지하는 역할로 옮겨가 봅시다.

5장

약물로 아이의 기분을 조절하기

"아이의 기분은 지금 쭉 먹고 있는 약물의 조합으로 대부분 안정적입니다-아이가 진단을 받은 이후에 아이가 처음으로 보여주는 안정한 상태입니다. 올바른 약물의 효과는 정말 놀랍군요!"

조울병 아이들을 치료하는 데에서 약물은 중요한 역할을 합니다. 약물의 기분 안정 효과가 없이는, 정신 치료와 행동 조절 중재가 완전한 효과를 보이는 것이 어렵습니다. 만약 공존 질환이나 여러 개의 증상들이 있는 경우에는 특히 그렇습니다. 아이들이 적절한 약물을 처방받는 부모들은 약물의 기분 조절 능력에 깊이 신뢰를 하고 치료에 대해서 개방적인 태도를 취할 것입니다. 나도 또한 약물들이 마법과도 같이 작용하는 것을 보면서 전문가로서 만족하게 됩니다. 이들은 내가 갖고 있는 도움이 될 만한 수단들 중에서도 가장 강력한 도구들입니다, 그러나 나는 또한 이들을 조심해서 사용하여야 한다는 책임을 갖고 있음을 알고 있습니다.

약물이 일부 조울병 아이들에게 모든 것이자 궁극적인 것이 될 수 없음을 이해하는 것이 중요합니다. 아이들에 약물에 반응을 보일 때에도, 여전히 관련해서 많은 시행착오가 있습니다. 아이들은 흔히 여러 약물들로 치료를 받으며 그 과정에서 의도하지 않게 적은 용량이나 또는 과도한 용량으로 치료를 받습니다. 이러한 약물들은 흔히 적절한 용법으로 주어지지 않곤 하며, 거기에 새로운 약물들이 추가되다 보면, 어떤 약물들이 효과를 나타내고 있는 것인지 불분명하게 됩니다. 실은, 치료를 안내하기 위한 목적의 연구 조사들에서조차도 질병의 성격이 복잡하기 때문에, 종종 투여 기간이 너무 짧고, 연구자들은 항상 충분한 피험자 수를 확보하지 못하거나 환자들을 충분기간 동안 유지할 수가 없습니다. 의심할 여지 없이, 우리의 질병과 질병의 아이의 발달하는 뇌에 미치는 영향 및 생리학에 대한 이해가 진보함에 따라서, 연구들은 더 엄격하여지고, 우리는 적절한 치료를 더 빨리 찾아내는 능력을 키워나가게 될 것입니다.

우리는 최근에 약물 알고리즘 (아이의 증상과 약물반응에 기초하여서 최적의 조합이 찾아질 때까지 각기 다른 약물들을 시도하여 보는 것에 대한 단계별 모델)을 우리의 프로그램에 관련된 조울병이 있는 한 그룹의 아이들에서 시도하여 보았습니다. 우리는 아이들을 18개월 동안 면밀하게 관찰하였고, 만약 새로운 증상들이 나타나고, 악화되거나 약물 반응이 좋지 않을 때에는, 알고리즘에 따라서 전략적으로 약물을 바꾸었습니다. 연구의 말미에, 알고리즘 그룹과 일상적 치료를 받은 그룹 사이에서는 유의한 차이가 있었으며 알고리즘에 따른 아이들은 더 큰 증상 감소와 함께 더 나은 전반적 기능을 보여 주었습니다. 그러나, 치료 반응률은 단지 68%이었습니다. 이러한 결과들은 조울병의 약물관리가 주의 깊은 조정과 추적관찰을 요하는 지속적인 과정이기는 하지만, 30%에 달하는 환아들은 약물만으로는 반응을 보이지 않을 수 있다는 것입니다.

다른 문제는 상황이 빠르게 변화를 하며, 어느 날에는 효과가 있었던 약물, 약물들의 조합 또는 용량이 다른 날에는 효과가 없을 수도 있다는 것입니다. "우리는 계속 반복해서 효과가 있을 어떠한 것을 찾기 위해서 노력합니다. 그리고 바로 우리가 어떠한 호전을 찾았을 때에는, 내 아들은 성장을 하든가 아니면 내성이 생겨서 우리가 처음으로 되돌아가게 됩니다."라고 한 어머니는 어느 정도는 피할 수 없는 이 문제를 한탄하면서 말씀을 하였었습니다. 이것이 아이의 기분에 대해서 면밀한 관찰이 아이가 특정 치료 과정에 어떻게 반응을 하는가에 대해서 의사와 좋은 의사소통을 유지하는 것과 함께 그토록 중요한 이유입니다. 그리고, 4장에서 내가 소개를 한 아동 및 가족 중심 인지행동 치료 접근법이 여러분들과, 아이 그리고 나머지 가족들이 직간접적으로 아이의 약물치료를 도와주게끔 함께 작업을 해 나가게끔 도와줄 것이며, 그렇게 함으로써 조울병아이들은 약물에서 가능한 최대의 호전을 이끌어낼 것입니다. 여러분들은 이 작업이 어떻게 이루어지는지에 대해서는 6장에서 더 자세하게 읽게 됩니다.

흔한 약물치료의 딜레마들

조울병의 약물 관리는 까다로울 수 있습니다. 어떤 의미에서는 이는 여전히 과학 못지 않은 예술의 영역에 있습니다.

시행착오를 예측하기

아이를 위한 올바른 조합을 찾아내는 것은 많은 시행착오를 요합니다. 한 가족은 3명의 다른 의사들을 거쳤으며, 한 명은 할돌(할로페리돌)에서 프로작(플루옥세틴)과 리튬에 이르기까지 모든 약물들을 처방해서, 마침내 아들에게 효과가 있는 올바른 약물의 조합을 찾아냈습니다. 이 질병을 치료하는 의사들은 구할 수 있는 문서들, 실제 생활에서의 경험들, 그리고 여러분과 아이들로부터 특정 약물이나 조합이 효과가 있는지에 대한 피드백들에 의지해야 합니다. 이는 여러분이 의사와 좋은 관계를 유지하고 정보에 입각한 처방 결정들을 내리기 위해서 필요한 기분상태들, 신체 반응들 및 다른 정보들을 잘 기록하여 두기 위해서 노력하는 것이 그토록 중요한 이유입니다. *약물들, 용량들, 그리고 아이들의 그에 대한 반응들의 기록은 여러분이 의사에게 보여주기 위하여 간직할 수 있는 첫째 가는 가장 귀중한 정보의 모음입니다(일지에 대해서 부록 D와 E를 보십시오).*

위험요소들을 저울질 해 보기

부모들은 인터넷에서 무시무시한 부작용들에 대해서 읽었거나 이들에 대해서 뉴스에서 들었기 때문에, 일부 약물들을 시도하는 것을 때때로 두려워합니다. 전형적인 예로는 이 장에 나중에 논의할 선택적 세로토닌 재흡수 억제제(selective serotonin reuptake inhibitor)들을 사용하는 아동 청소년들에서의 자살 사고와 행동들에 대한 최근의 논란이 있습니다. 유사하게, 여러분은 리튬이 콩팥에 영향을 미칠 수 있다거나 비정형 항정신병 약물들이 당뇨를 유발할 수 있다는 것을 읽어 보았을 수도 있습니다. 제약회사에 의하여 제공되는 정보들은 모든 상상 가능한 부작용들과 위험들을 다 포함해야 하고 있어서 또한 아주 당혹스러울 수 있습니다. 이러한 위험들이 실재하기는 하지만 치료받지 않은 조울병의 위험성은 훨씬 더 클 수 있으며, 여러분들은 가능한 부작용들의 과잉에서부터 좀 더 심각하거나 흔한 부작용들을 걸러내어 줄 수 있는, 임상의사와 여러분들의 걱정에 대해서 논의할 필요가 있습니다. 각 약물들에 대한 가장 관련성이 있는 부작용들은 나의 정신약물치료 핸드북에 열거되어 있습니다. (참고 자료 항목들을 보십시오.)

정보가 없다면 무장해제 상태와 같습니다

여러분이 의사와 약물의 선택에 대해서 논의를 할 때 여러분의 관심사항들의 목록들을 가지고 가서 그것들을 하나씩 검토하십시오. 의사는 임상 증거들과 경험에 기초해서 여러분들에게 예상되는 장점들을 설명하여 주고 위험성들을 경고해 줄 수 있어야 합니다, 그러나 여러분은 모든 가능한 문제에 대해서 지나치게 걱정해서는 안 됩니다. 물론, 이해하기 힘든 증상이 발생한 경우에 약물에 대한 정보를 여러분과 공유하는 것은 도움이 됩니다. 그렇게 해서 여러분은 그것을 보고하고, 그것이 약물에 관련된 것인지, 질병의 증상인지 또는 다른 원인에 기인한 것인지를 알고 그 다음에 적절한 조정을 할 수 있습니다.

약물에 대해서 의사에게 하는 질문들

어떠한 약물이 의심이 갈 때, 아이의 처방자에게 다음의 질문들을 가지고 토의하는 것이 중요합니다.

- 약이 어떻게 해서 작용합니까?
- 그 약물에 대한 연구들이 시행되었습니까?

- 아이가 약물을 시작하기 전에 어떠한 검사들이 이루어져야 합니까?
- 얼마나 빨리 호전을 보게 될 까요?
- 호전의 신호로는 어떠한 것이 있을까요?
- 아이들이 약을 얼마나 자주 먹어야 할까요?
- 약을 중단하려는 결정은 어떤 상황에서, 어떻게 내리게 됩니까?
- 약물의 부정적인 부작용들은 무엇이 있습니까?
- 아이가 약을 먹지 않으면 무엇이 일어납니까?
- 약을 빼먹었을 때에는 어떻게 합니까?

효과가 없었던 것을 기록하기

같은 이유로 아이가 특정 약물에 대해서 어떤 좋지 않은 경험을 하였다면 꼭 의사에게 알리십시오. 종종, 조울병이 있는 아이는 여러 의사를 만나고, 진단을 받기 전에 많은 치료법들을 시도를 하여 봅니다. 아이는 단순히 주의력 결핍 과잉행동 장애나 우울증을 갖고 있는 것으로 오진되었을 수도 있고, 따라서 정신자극제나 항우울제를 처방받아서 예측하던 대로 부정적인 결과를 경험하였을 수 있습니다. 또는, 아이가 정확하게 진단을 받았지만, 전형적인 주류 약물들 중의 하나에 부정적 경험을 하였을 수도 있습니다. 때로 아동 조울병에 훈련받지 않은 의사이거나 최신 연구결과나 아주 중요한 과학적 발견들을 따라가지 못하는 의사는 여러분이 경험상 아이에게 해롭다고 알고 있는 약물을 시도해 보도록 제안할 것입니다. 아이의 약물치료를 계획을 세울 때에는, 의사는 어떠한 약물이 아이의 상태를 이전에 악화를 시켰는지, 효과가 없었는지 그리고 일정 기간 동안 다소 유용하거나 도움이 되었는지에 대하여 이력을 청취하여야 합니다.

여러분이 그 약물이 효과가 없거나 해가 된다는 것을 알 때에는, 아이에 대한 치료를 거부할 권리가 있다는 점을 기억하십시오. 한 아버지는 "여러분은 자신이 아이에 대한 전문가라는 점을 기억해야 합니다-다른 사람의 말을 듣지 마십시오."라고도 말하였습니다. 같은 부모는 그러나, 여기에 내가 말하는 대로 중요한 주의점을 이야기하였습니다: "여러분은 스스로 공부해야 하고 꼭 가능한 모든 자원들에 대한 모든 필요한 정보를 모으면서 계속 찾아보아야 합니다." 이것은 여러분이 의사와 일하는 것을 결코 회피해서는 안 되고; 여러분이 모은 약물들에 대한 정보를 자유롭게 공유하되 그 정보들이 최신의 과학적으로 믿을 만한 정보원에서부터 나온 것인지를 확실히 하기 위해서 여러분이 받을 수 있는 어떠한 치료법에 관한 것이든지 의사에게 가져가서 항상 정중하게 보여 주어야 한다는 뜻입니다. 특히 만약 의사가 항우울제를 권유하고 여러분이 과거의 경험에서 아이가 그 약물에 대해서 강한 부정적 반응을 보일 것 같다고 여러분이 알고 있는 경우에는 그렇습니다. 잘 훈련 받은 의사는 여러분의 경험을 존중하고 이야기에 귀를 기울일 것이며, 만약 과거에 약물로 무엇이 일어났는지에 대해서 여러분이 문서로 기록을 잘 해 두었다면 더더욱 그러할 것입니다. 7장에서 아이를 위하여 옹호자로서 행동하기에 대해서 좀 더 이야기를 할 것입니다.

때때로, 어떠한 약물들을 처방을 받았는지에 대해서 전혀 기록을 가지고 오지 않는 부모님들이 있습니다, 그러나 이것이 치료에 넘을 수 없는 장애물이 되지는 않습니다. 사실, 무엇에서부터 이상적인 약물 요법을 찾아볼 것인가에 대해서 때때로는 나는 백지상태로 시작을 합니다. 부모님들은 간간이 이전 약물들의 목록을 줄줄이 이야기할 수 있으나, 그렇다고 해서 그러한 약들 중의 일부를 다시 사용하는 것을 내가 배제하지 않을 수도 있습니다-이전의 약물 처방들이 최적 용량이나 최적의 조합이 아니었을 수도 있고, 약물이 시도된 이후로 상황이 상당히 바뀌었을 수도 있습니다. 의사가 주의 깊은 단계별 과정을 밟고 그 결과들을 면밀하게 감독한다면, 논리적인 순서대로 다양한 약물들을 시도하여 보는 것은 나쁠 것이 없습니다.

약물들이 아동에 대한 미국 식품의약품국(The United States Food and Drug Administration, FDA) 승인을 받아야만 합니까?

미국 식품의약품국은 보통 많은 성인 자원자들을 포함하는 대규모의 임상 시험들을 통해서 약물이 안정성과 효과 두 가지 측면에서 검증이 되었는지를 확인하여, 중요한 감독 기능을 수행합니다. 리튬 (12세 이상)과 리스페리돈 (리스퍼달, 10세 이상)을 예외로 하면, 대부분의 아동 조울병을 치료하기 위하여 사용하는 약물들은 이러한 목적으로 미국 식품의약품국에서 승인받지 않았습니다. 미국 식품의약품국이 아동에서 임상시험을 시행하도록 제약회사들을 독려하기 때문에 시간이 흐르면 다른 약물들이 승인을 받을 수도 있습니다. 모든 약물들은 자격이 있는 의사의 면밀한 감독하에서 투약되어야 하지만, 아동용으로 승인되지 않은 약물을 처방하는 것이 반드시 해롭거나 위험한 것은 아닙니다. 만약 여러분이 아이에게 특정 약물을 사용하는 것에 대해서 걱정이 된다면, 왜 담당의사는 그 약물이 아이에게 좋은 선택이라고 생각하는지를 판단하기 위해서 의사와 그에 대해서 꼭 논의를 하십시오.

약물 처방 현실 점검

아이의 약물치료에 대해서 현실적 관점을 갖기 위하여 3가지 주의 사항을 염두에 두십시오.

1. 단거리 경주가 아닌 마라톤입니다. 밤사이에 기적이 일어나는 경우는 거의 없습니다. 이는 어쩌면, 증상이 무작위로 발생하고 새로운 질병 주기가 예측불허로 시작할 수 있는 길고 지루한 일입니다. 또한, 일부 약물들이 효과를 가지기 이전에 혈류에서 축적되는 데에는 시간이 걸립니다. 모든 아이들의 질병과 약물 반응 이력에 맞추어지는 단계별 과정이며, 개인별로 크게 다릅니다. 학령전기 발병 조울병 환아들에 대한 나의 연구들 중 하나에서는 약물 처방 후 대략 4~6개월이 지날 때까지 증상들이 안정화되기 시작하지 않았습니다. 이것은 우리의 임상 경험과도 일치하는 것으로 일단 아이의 기분이 안정화가 되면 초기의 추적 관찰 기간 이후에는 가족들이 방문을 3달에 한 번씩 하게끔 간격을 늘리는 것이 흔합니다.

2. 많은 용량이 항상 더 좋지는 않습니다. 의사가 약물이 원하는 효과를 갖지 못할 때 용량을 올려보자고 제안하는 것이 자명해 보일 수도 있습니다, 그러나 각 약물에는 최적 용량이 있으며 더 많은 것이 항상 더 낫지는 않습니다. 고용량의 리스페리돈 처방에는 주의하십시오; 나의 진료실에서의 연구로는 1–2밀리그램이 최적입니다(평균 용량은 아이가 외래 환자일 경우에는 대략 1밀리그램입니다). 유사하게, 고용량의 혼합 암페타민 염들(애더럴 XR)나 메틸페니데이트(리탈린)은 흔히 심각한 문제들을 유발하고, 증상을 악화시키거나 고용량의 도파민 농도로 인해 정신병적 증상들을 유발할 수도 있습니다. 과소 용량 처방도 주로 이 약물이 가져와야 되는 기분 안정효과를 지연시키기 때문에 또한 문제가 됩니다. 나는 150~300밀

리그램의 옥스카바제핀(트리렙탈)을 먹으면서 진료실에 내원하는 아이들을 보아 왔습니다만, 이 용량은 치료적 용량 범위 밑에 속하는 것으로, 이러한 처방도 주의하여야 합니다.

3. 약물은 급하게 변경되어서는 안 됩니다. 그러나 다시 말하지만 만약 해를 끼치고 있다면 우리는 약물을 빨리 중단할 필요가 있을 수도 있습니다. 우리 진료실에서, 우리는 흔히 부모님들로부터 "담당의사가 약물들을 너무 빨리 바꿉니다."거나 "의사가 약물이 득보다는 해가 더 되는 데도 약물 처방을 멈추지를 않습니다."라는 불평을 듣습니다. 위에서 말한 대로, 온전한 처방 주기 동안 약물을 지속하는 것은 특히 적어도 부분적인 치료 반응이 있을 때에는 중요합니다. 동시에, 만약 증상들이 악화된다면, 때로는 서서히 감량을 통해서 중단하는 것 대신에 즉시, 의사는 약물을 빨리 중단할 필요가 있습니다. 나는 보통, 약물이 무엇이건 간에, 약의 역가가 다양할 경우에도 격일로 한 알씩 줄여나가시도록 요청합니다. 그러나 이것은 여러분 자신의 의사선생님과 함께 처리하여야 할 종류의 문제입니다. 나는 항정신병 약물이나 정신자극제의 경우에서는 2주 이내에 절대적으로 반응이 없다면 다른 약물로 옮겨갈 준비를 합니다. 그러나 이러한 규칙들은 기분안정제의 경우에는 효과를 보이기 시작하는 데에 더 오래 걸릴 수가 있기 때문에 적용되지 않습니다. 아이에게서 차분해진다는 작은 신호라도 있다면 이는 부분적인 반응을 나타내는 것이어서, 아마도 여러분이 약물을 좀 더 고수해야만 한다는 것을 뜻할 수 있습니다.

우리의 약물 선택안들에는 무엇이 있습니까?

아이들의 의사가 처방할 4가지 기본적인 유형들의 약물들이 있습니다.

- 기분 안정제들
- 2세대 항정신병 약물들
- 항우울제들
- 조울 증상들, 공존 질환들, 및 부작용들을 치료하기 위한 "보조적" 약물들

약물 관리의 목표들은 최대한의 기분 안정화를 이루어서 아이가 "안전"한 중간 지역(6장에서 더 자세히 설명할 것입니다)에 있게 하는 것입니다. 그러나 조울병의 변동성과 아이의 생리학적 변화로 인하여, 아주 흔히는 특정 약물이 일부분만 또는 단지 일정기간 동안만 작용을 해서 요법에서 변화를 필요로 하게 됩니다. 의사가 약물을 어디에서 시작하고, 무엇을 궁극적으로 처방할 것인가는 아이의 기분상태와 특정 약물 처방에 대한 아이의 반응에 따르게 됩니다.

여러분은 흔히 처방하는 약물들에 대한 더 세부적인 정보를 부록 F와 제가 필립 쟈니칵 선생과 함께 쓴 정신약물치료 핸드북이라는 책을 포함하는 참고자료에 있는 추천 읽을거리 목록들에서 얻을 수 있습니다. 이 핸드북은 여러분이 아이의 약물에 대해서 중요한 사실들을 상기할 필요가 있을 때 간편한 참고용으로 쓰일 수 있습니다, 그러나 아이의 의사가 여러분에게 정보와 통찰의 일차적인 근원이 되어야 함을 기억하십시오. 나는 가족들에게 다음과 같이 말합니다 : "저는 의과대학에 가서 여러분을 위하여 이 모든 것에 대해서 훈련을 받았습니다. 제가 신경을 쓰고 최선을 다 할 것입니다. 의문 나시는 것이 있으면 질문하십시오. 하지만 이 모든 것을 이해하려고 스스로에게 부담을 지울 필요는 없습니다." 내가 말하고자 하는 것은 우리는 당신의 아이를 위해서 최선을 다해서 함께 일을 할 것이고 나는 여러분들이 아이에게서 관찰한 것을

보고하여 주는 것에 대해 여러분에게 의지할 것이라는 점입니다. 어떠한 의사도 여러분이 아이의 치료의 모든 세세한 점들에 대해서 하나하나 다 걱정을 해야 하는 것처럼 느끼게 놔두어서는 안됩니다. 그것은 의사의 임무입니다. 만약 여러분들의 질문에 충분히 대답을 듣지 못했다면, 다시 질문하십시오.

의사는 여러분을 불필요하게 불안하게 만들지 않기 위해서, 약물의 모든 가능한 부작용들에 대해서 말하지 않을 수도 있습니다. 보통 여러분은 가장 흔하거나 잠재적으로 위중한 부작용들에 대해서만 인식하고 있으면 됩니다. 그러나, 만약 여러분이 특별한 무언가를 감지하였다면, 그것을 즉각 의사에게 이야기할 준비를 하고 계십시오. 여러분은 부록 E에 있는 소아 부작용 점검목록(pediatric side effects checklist, P-SEC)을 아이들의 반응들을 파악하는 데 도움받기 위해서 사용할 수 있습니다.

전통적인 약물들에 추가해서, 대체 치료법들과 오메가-3 지방산, 콜린, 이노시톨, 그리고 미량영양소들 또는 대용량 비타민과 같은 "생물학적 제제들"이 아이들에서의 조울병을 치료하기 위하여 점차 제안되고 있습니다. 나는 이러한 치료법들과 관련된 현실들에 대해서 우리가 아는 것을 이러한 것들을 사용하는데 있어서의 장단점들과 함께 조금 있다가 이 장에서 이야기할 것입니다.

어떠한 약물들이 중단되어야 하나

• 효과가 없는 약물들 : 2주간의 처방(또는 효과를 보이기에 시간이 더 걸리는 약물들에 대해서는 좀 더 오래) 후에는, 절대적으로 치료적인 효과가 없었다면 어떠한 약물들이라도, 상황에 따라서 감량에 걸리는 시간이 아주 다양할 수는 있지만 순리적으로는 빠르게 중단이 되

어야 합니다.

• 항우울제들 : 항우울제가 환아를 조증 상태로 만들거나 조증을 악화시키는 것에 의하여 조울 증상들을 악화시킬 수 있다는 분명한 증거들에도 불구하고, 아이들은 여전히 상당한 용량들로 치료를 받아오고 있습니다. 이 질병이 있는 아이들이 일반적으로 우울, 불안, 그리고 안절부절 증의 조합을 경험하기 때문에, 많은 의사들은 조증을 악화시킬 수 있는 위험을 무릅쓰고, 우울 증상들에 초점을 맞추게 됩니다. 따라서, 항우울제들, 특히 서트랄린(졸로프트), 플루옥세틴(프로작), 에시탈로프람(렉사프로), 또는 부프로피온(웰부트린)과 같은 선택적 세토로닌 재흡수 차단제들은 중단되어야 합니다. (여기에서부턴, 대부분의 부모님들이 상표명에 친숙하기 때문에 상표명을 사용하도록 하겠습니다; 여러분은 부록 F에서 일반명들을 찾을 수 있습니다. 미국 외의 독자들은 이 목록에 기초해서 지역에서의 약물 이름을 판독하도록 상호 참조할 수 있습니다.)

• 자극제들 : 기분 안정제들이 최우선 순위이며, 아이가 주의력 결핍 과잉행동 장애를 조절하기 위하여 먹고 있는 어떠한 자극제들도 아이의 기분이 안정되기 이전까지는 중단되어야 합니다. 정신 자극제들의 아이의 기분에 대한 영향에도 불구하고 도움이 되는 것처럼 보인다면, 의사는 정신자극제를 계속 쓸 것을 선택할 수도 있지만, 가능한 한 가장 낮은 용량과 서방형 제제 형태로 처방을 해야 하고, 아이의 기분이 조증이나 우울증과 혼재된 조증 상태로 급등하기 이전에 재빠르게 기분 안정제를 추가해야 합니다.

일차적인 치료 선택안들

아이들이 조증 증상을 보이건 우울증 증상을 보이건, 조울병 아이들에 대한 일차 치료 선택 안은 이 약들이(주로 성인 조울병 연구에 기초하여) 예방 효과들에 대한 확립된 실적이 있기 때문에, 계속해서 리튬이나 데파코트(디발프로엑스)와 같은 기분 안정제입니다; 그러나, 리튬이나 데파코트는 항상 효과적이지는 않을 수 있으며, 작용이 나타나기까지 시간이 걸릴 수 있습니다. 최근의 출판되지 않은 데파코트에 대한 회사 자료들은 일부 발간된 비-회사 주도형의 임상 시험들이 양분된 결과들을 보여주기는 하였지만, 아이들에서 실망스러웠었습니다. 나는 흔히 라믹탈(라모트리진)을 만약 우울증상들이 조증과 혼재되어 있다면 일차 선택 안으로 처방하는 것을 고려합니다. 이 약물은 생명을 위협할 수도 있지만 용량이 적절하게 주어진다면 극도로 드물게 발생하는 발진을 피하기 위해서 시작해서 용량을 다소 천천히 증량하기 때문에, 작용하기까지 시간이 걸립니다. 결과적으로, 리스퍼달과 아빌리파이(아리피프라졸)과 같은 이세대 항정신병 약물(second-generation antipsychotic, SGA)들이 단독(조증을 안정화시키는 것이 최우선인 응급 상황들에서)으로 또는 기분 안정제와 조합을 이루어서 재빠르게 자리를 잡아가고 있습니다. 나 자신의 연구는 과민성이 두드러져서 일차적 기분 안정제들로는 가능하지 않은 더 빠른 반응들을 요구할 때, 이세대 항정신병 약물 단독만으로도, 효과적일 수 있음을 보여줍니다.

약물에 대하여 입증된 단계별 접근

소개에서 언급한대로, 다음의 모델은 나의 진료실에서 치료받은 소아청소년들의 68%에서 18개월에 걸쳐서 질병으로부터 안정화되는 결과를 보였습니다.

1. 아이가 현재 먹고 있는 항우울제나 다른 맞지 않는 약물들을 중단하기 (책 뒤쪽 페이지에서 중단되어야 하는 약물들의 목록을 보십시오).
2. 기분 안정제들이나 항정신병 약물들을 병합으로 또는 단독으로 치료하기 (앞부분 페이지에서 일차 치료약물 선택 안들과 조합 치료에 대한 정보를 보십시오).
3. 기분 안정화가 된 이후에 공존 질환들을 치료하기 (뒤 페이지들을 보십시오).
4. 해결되지 않은 증상들과 부작용들을 다루기 위해 추가적인 문제 해결

어떻게 내가 약물들을 처방하는가에 대한 상세 설명

다음의 페이지들에서, 여러분들은 약물을 통해서 기분을 조절하는 과정에서 많은 아이들이 경험하게 될 것들을 대표적으로 보여준다고 생각되는 몇몇 아이들의 약물치료에 대해서 읽게 될 것입니다. 여기에서, 나는 여러분에게 내가 가장 효과적이라고 알고 있는 약물들과 그 약들을 어떻게 처방하는지-내가 가장 유용했었다고 알게 된 것으로, 약물 처방을 사용할 때에 시작하는 용량과 증가시키는 용량들, 약물이 사용 가능한 제제 형태들, 흔히 부딪히게 되는 부작용들과 내가 그 문제들을

어떻게 대처하는 지, 그리고 여러분이 알아두어야 하는 약물 처방 시에 고려할 점들-에 대해서 대해서 좀 더 자세하게 설명을 하고자 합니다. 이러한 정보들이 여러분이 아이가 치료를 시작할 때에 무엇을 예상할 수 있는지에 대해서 아주 잘 파악할 수 있게 해 주기를 바랍니다.

처음에 무엇을 고려해야 할까요? 우선, 약물을 처방하기 위해서 모든 의사들은 아이의 특정 체중과 연령에 적절한 용량에 대해서 생각을 합니다. 체중을 쉽게 참조하기 위하여, 나는 아이들을 세 군으로 나눕니다 : 8세 이하의 아이들, 9~12세 사이의 아동기 중반에 있는 아이들, 그리고 청소년들. 다음의 약물들에 대해서 읽으시면서 아이들이 어느 그룹에 속하는지에 대해서 생각하여 보십시오.

두 번째로, 이러한 약물들 중 어떠한 것을 처방할지에 대해서는 경험적인 규칙이란 것은 없음을 기억하십시오. **모든 아이들은 이러한 약물들에 대해서 각기 다르게 견디고 또 반응을 보입니다.**

세 번째, 나는 거의 항상 기분 안정제들과 정신자극제들을 서방형으로 처방하거나 모든 약물들을 밤에 복용하도록 처방합니다. 이러한 전략은 여러 번 약을 복용하는 번거로움을 줄여주고 진정 효과들을 이용하게 합니다. 다음의 논의 동안에는, 외래 환자로 치료를 받으면서 일반적인 가정 환경에서 살고 있는 아이들에게 맞추어진 용량들에 대해서 말하고 있다는 것을 염두에 두십시오. 내가 우리 대학의 입원 시설에서 일상적인 진료 시에 보는 아이들은 몹시 아프고 흔히는 다소 체구가 커서 아이들이 평균적으로 여기에서 제안하는 것보다는 적어도 1/3정도는 더 높은 용량을 필요로 합니다.

마지막으로, 나는 조울병이 있는 아이들의 치료에서 클로니딘처럼 부차적이거나, 뉴론틴 (가바펜틴)처럼 그렇게 유용하지는 않은 약물들은 배제하였습니다.

이 책에 걸쳐서 이야기를 한 대로, 아이가 이미 먹고 있는 일부 약물들을 중단한 후에, 나의 첫 번째 목표는 아이의 기분을 안정화시키는 것입니다. **다음은 선호하는 순서대로 내가 처방하는 기분 안정제들입니다 :**

(편역자 주 : 여기에 소개되는 약물들은 미국을 기준으로 한 것으로 대다수의 약물들이 역시 한국에도 도입되어 있습니다. 그러나, 정신자극제와 같은 경우에는 한국의 경우에는 안전 관련 규제로 인하여 차이가 꽤 있는 편입니다. 구체적인 약물들의 종류의 차이에 대해서는 뒤의 부록에 나와 있습니다.)

리튬

리튬은 신경보호효과가 있으며 기분을 안정화시키는 데에 도움을 준다고 생각되는 고전적인 기분안정제입니다. "신경보호"라는 것은 이 약물이 신경 세포 사망을 감소시키고 새로운 신경 세포들이 생겨나는 것을 돕는다는 것을 뜻합니다. 사실, 나는 이 약물들을 가족들에게는 정말로 믿을 만한 것으로 설명합니다. 이를 통해서 말하고자 하는 것은 리튬이 특히, 일부 다른 비정형적 항정신병 약물들과 함께 일단 효과를 나타내기 시작하면, 아이들은 그 약물에 쉽게 내성을 발현시키지 않으며, 일반적으로 수주간의 약물치료를 꾸준히 하면 성과를 본다는 것입니다.

불리한 점? 리튬이 효과를 나타내기 시작하는 데에는 시간이 걸립니다. 약물이 효과를 보이기 시작하기 전까지 적어도 2개월 때로는 심지어 4개월을 기다려야 합니다. 한편, 아이는 혈중 리튬 농도를 알기 위하여 몇몇 실험실 검사들을 받아야만 할 것이며 이 혈중 농도는 의사가 적절한 용량을 결정하게 도와줄 것입니다. 혈중 농도는 0.6에서

1.3mEq/L 사이에 어느 것이든 될 수 있으며, 유지 용량에서의 혈중 농도는 1mEq/L 밑으로 내려가는 경향이 있습니다. 실험실 검사는 단순히 혈청 농도만을 위해서만이 아니라 또한 갑상선 기능 저하증과 신장 기능에 대한 평가를 위해서도 또한 시행하여야 합니다.

리튬은 150 또는 300밀리그램 정제로 나옵니다. 그래서 다른 연령대의 아이들을 위하여 어떻게 용량을 나눌 것인가에 대해서 생각할 때에는 이러한 어림수에서의 증가를 고려하게 됩니다. 보통 아주 어린 아이들에서는 하루 150밀리그램 두 번으로 시작을 해서 하루 300밀리그램 두 번까지 증량합니다. 아동기 중반의 경우에는 900에서 1200밀리그램까지 증량합니다. 십 대들의 경우는 1800~2000밀리그램까지 견딥니다-그러나, 나는 약물반응, 혈청 농도, 그리고 약물을 견뎌내는 정도들을 더욱 감안하여서 약물을 조정합니다. 만약 아이가 정제들을 먹을 수 없다면, 액상 형태의 리튬 사이트레이트를 쓸 수 있습니다.

알아 두어야 하는 전형적인 부작용은 야뇨증으로 특히 자다가 이불에 오줌 싸기가 있습니다. 아이는 리튬을 먹을 때 목이 마르다고 느낄 수 있으니, 야뇨증이 문제가 될 때라도 아이가 물을 마시지 못하게 하지는 마십시오.

트리렙탈

트리렙탈(옥스카르바제핀)은 이 책이 출판되기 직전에 발표된 연구에서 이 약물이 위약, 즉 설탕 알약을 먹는 것 정도의 효과만을 보였다고 보고하였음에도 불구하고, 내가 다음으로 선호하는 약물입니다. 이 약물은 내가 아이들에서 사용하여본 경험으로 보아서 아동 조울병에서의 공격성에 대해서 아주 잘 효과를 나타냅니다. 따라서 나는 이 약이 공격성을 줄이는 데에서의 유사한 효과를 고려한다면 "기분 안정제들 중에서의 리스퍼달"이라고 생각합니다(임상의사이자 과학자로서 나는 임상이사로서의 나 자신의 확실한 경험에 반하여 연구되어 나온 근거들을 신중히 고려해서, 주의 깊게 판단해야 합니다. 때때로, 나는 단지 하나의 진단이라는 폭넓은 상위 개념에 의존하기보다는, 조울병 아이들의 복잡한 증상 개요에 기초하여 선택합니다. 이것은 현재 의미하는 대로의 과학이 실생활에서의 진료상황을 항상 제대로 반영하여 줄 수는 없는 부분입니다.) 트리렙탈이 사용 가능하게 되면서, 같은 계열의 화합물인 테그레톨(카바마제핀)을 사용하지 않게 되었는데, 이는 트리렙탈이 부작용이 적고 혈액 검사들을 요구하지 않는 장점을 가지기 때문입니다. 트리렙탈을 아이가 처방받고 있을 때에는 드물기는 하지만, 이 약물의 알려진 부작용으로 저나트륨 혈증이 있기 때문에 혈중 나트륨 농도의 감소 여부를 점검하는 것이 좋습니다.

나는 이 약물을 아주 어린 아이들에서는 하루에 150밀리그램 두 번으로 처방하고 600밀리그램까지 증량하며, 학령기 아동에서는 900밀리그램까지, 십 대들에서는 900~1200밀리그램까지 증량합니다. 트리렙탈(과 테그레톨)은 체내에서의 반감기를 고려하여 하루에 두 번씩 복용하도록 나누어서 처방됩니다.

아주 드물게, 발진과 복시가 트리렙탈을 먹는 아이들에서 보고되어 왔습니다. 두 가지 부작용 다 무해하지만, 나는 만약 발진이 있다면 약물을 중단하고, 만약 복시가 있다면 용량을 감량합니다.

데파코트

데파코트(디발프로엑스)는 또한 계속해서 기분 안정제로서 중요한 선택 안입니다; 그러나 견뎌내기 힘든 심한 위장관계 부작용들, 체중 증가, 진정 작용이 있습니다. 아이들은 데파코트를 단기간 복용한 후에 흥분하기 쉽게 될 수 있습니다. 그러나, 만약 효과가 나타난다면 흥분성을 줄이고 기분을 안정화시키는 데에 효과가 좋습니다. 혈중 농도, 간기능 검사, 그리고 전체 혈구 검사를 정기적으로 시행해야 한다는 것을 기억하십시오.

이 약물을 아주 어린 아이에서는 하루 125밀리그램 두 번씩 처방하고 하루 250밀리그램 두 번으로 증량하여서 아이의 연령에 따라서 점차 하루 1000 또는 1250밀리그램까지 증량합니다. 대략 1200밀리그램의 아주 고용량에서, 트리렙탈과 데파코트 둘 다 2~3주 이내에 효과를 보입니다. 십 대, 특히 체격이 좋거나 약물을 빨리 대사하는 아이들은 1500~2000밀리그램까지 더 고용량을 필요로 할 수도 있습니다. 데파코트는 하루 한번 서방형으로 나오고 나는 단지 야간에만 투약을 하는 편입니다. 이 약은 라믹탈의 대사를 느리게 하여서, 용량을 증가시키고 혈중 라믹탈 농도가 은연중에 상승하게 하여서 발진을 유발할 수도 있습니다. 그래서, 나는 특히 주의를 하고-일부 의사들은 병합투여를 할 때에 데파코트는 일반 용량의 절반이면 적절하다고 여기지만-이 두 약물들을 함께 처방하는 것을 피하는 편입니다.

라믹탈

라믹탈(라모트리진)은 내가 주로 우울증이 있는 2형 조울병에 대해서 많이 사용하는 약물입니다. 조울병 아이들에서 거의 항우울제로 사용되며, 유지기 동안에는 때로는 단독으로, 또는 더 흔하게는 항정신병 약물들과 조합을 이루어서 쓰이지만, 리튬과의 조합은 거의 쓰이지 않습니다. 효과를 보일 때에는, 아이들이 우울증 및 관련된 조울병의 혼재 증상들로부터 회복하는 정도는 실로 기적적입니다. 그럼에도 불구하고 이 약물은 급성기에는 단독으로는 반드시 효과를 보인다고 할 수는 없다는 점을 기억하십시오.

이 약물과 관련해서 기억해야 하는 가장 중요한 것은 약물이 아주 천천히 증량할 필요가 있다는 것입니다. 그렇지 않으면 심각한 발진의 위험성이 있습니다. 만약 천천히 약이 도입된다면, 발진은 극히 드물며, 설령 있다고 하더라도 아무 가정의학과 의사나 정신건강의학과 의사도 처방할 수 있는 코티졸이나 경구 항히스타민제의 사용으로 쉽게 해결할 수 있는 양성의 발진에 머무르는 편입니다. 아이들이 열이 날 경우에는 학교에 보내지 않도록 하고, 발진은 대부분의 경우에 5~6일 이내에 해소됩니다.

나는 하루 12.5밀리그램의 저용량으로 보통 시작하며 매주 12.5밀리그램씩 증량해서 200밀리그램까지 도달하게 합니다. 대개 어떠한 나이의 아이들이든지 200밀리그램이 넘는 용량은 견디지 못하고 초조해하는 경향이 있습니다. 어린 나이에서는, 150밀리그램의 용량에서 멈추곤 하지만 더 큰 아이들에서는 200밀리그램까지 올립니다. 트리렙탈처럼 라믹탈은 체내에서 반감기를 고려해서, 하루에 두 번씩 주어지게 분복하도록 처방됩니다. 주요 혈액 검사는 이 약물을 위해서는 필요하지는 않습니다.

토파맥스

토파맥스(토피라메이트)는 대략 100밀리그램 정도 용량으로 주로 보조약물로 사용되며, 요즘에는 아주 드물게 처방하는 약물입니다. 기분안정제 또는 다른 항정신병 약물과 함께, 나는 체중 증가를 누그러뜨리기 위해서 사용합니다. 그러나 결과는 종종 기껏해야 보통 정도입니다.

이세대 항정신병 약물 또는 신경이완제 처방들에 대해서, 이들은 빠

르게 작용을 하며 기분 안정제들보다도 급성 상태를 치료하기에 훨씬 더 효과적입니다. 아주 흔히 나는 증상들의 조절을 위해서 기분 안정제를 추가하기 이전에 이세대 항정신병 약물들을 사용합니다. 무기력감, 진정 그리고 지질 농도들을 감시하기 위한 정기적 혈액 검사에 대한 필요 때문에 기분 안정제를 처방하기를 원하지 않게 되는 때가 있습니다. 이세대 항정신병 약물들은 보통 1주 이내에 효과를 보이기 시작하며, 여러분이 어떠한 변경을 하기 이전에, 여러분과 의사는 2주 이내에 그 약물이 효과적인지를 알 수 있어야 합니다. 어떠한 이세대 항정신병 약물이라도, 용량을 조심스럽게 조절하는 것이 아주 중요합니다. 고용량은 반드시 도움이 되는 것은 아니며 실제로는 호전에 방해가 될 것입니다. 다시 말하면, 이러한 약물들을 조합하고 최적의 용량을 제공하는 것은 미묘한 줄타기입니다.

리스퍼달

리스퍼달(리스페리돈), 이 이세대 항정신병 약물에 대해서 내가 선호하는 점은 공격성, 과민성, 조증, 그리고 전 범위에 걸치는 조증 증상들에 대한 효과입니다. 이 약물에 대해서 주된 걱정거리는 체중 증가, 추체외로계 부작용들(불편함과 함께 눈이 돌아가거나 턱과 팔 근육이 뻣뻣해지고 진전이 생기는 것과 같은 겁먹게 만드는 효과들)과 프로락틴 상승(결과적으로 유방이 커지면서 유즙이 분비되거나 뚜렷한 임상 증상이 없을 수도 있습니다; 이러한 상승의 장기적인 결과를 우리가 알지는 못하나 주의하는 것이 좋습니다)입니다. 하루 0.25밀리그램 두 번으로 시작해서 하루 0.5밀리그램 두 번까지 증량합니다. 연령에 상관없이 나는 어린 아이들에서는 일반적인 외래 환경에서는 2밀리그램을 결코 넘지 않습니다. 2밀리그램에서 효과가 없다면, 나는 고용량으로 더 증량하는 것보다는 또 다른 약물로 차라리 변경을 하는 편입니다.

세로켈

세로켈(퀘티아핀)은 아이들이 우울하거나 다소 불안해하는 경우에, 특히 야간에 수면을 필요로 할 때에 나의 다른 선택지가 됩니다. 나는 세로켈을 야간에 200밀리그램 처방합니다. 일반적으로, 효과를 위해서 나는 50밀리그램에서 시작해서, 특히 보조약물로, 500밀리그램 용량까지 어떠한 용량이든 사용합니다. 이 약물에 대해서 재미있는 점은 아마도 진정작용과 체중증가를 제외한다면 다른 주된 부작용이 없이 폭넓은 용량 범위에서 안전하다는 것입니다. 정기적으로 지질 농도를 검사할 필요가 있습니다. 이는 수면문제를 위해서 다른 항정신병 약물들에 보조제로서 처방하기를 주저하지 않는 한 가지 예외적인 약물입니다(나는 거의 항상 결코 두 가지 이세대 항정신병 약물을 동시에 처방하지는 않습니다만).

아빌리파이

아빌리파이(아리피프라졸)는 아주 어린 아이에서 2.5밀리그램 사이의 사이의 용량으로 그리고 아동기 중반에는 평균 10밀리그램으로 처방됩니다. 이는 정신병을 위한 훌륭한 약물입니다. 추체외로 부작용들 (위에 설명된)이 이 약물을 먹을 때 큰 쟁점이 되어서, 특히 내가 생각하기에 이 특정한 아이가 어떠한 약물에도 민감할 것이라고 생각이 된다면, 이 약물과 함께 코젠틴(벤즈트로핀)을 하루 1밀리그램을 흔히 처방합니다. 오심과 구토가 특히 이 약물을 시작할 때 흔한 부작용입니다.

젤독스

젤독스(지프라시돈)는 특히 자의식이 강하거나 다른 기분 안정제에 체중 증가에 대해서 영향을 받는 사람들에서, 내가 체중 증가를 줄이는 것에 초점을 맞추고자 할 때에 선호하는 다른 약물입니다. 이 약물은 또한 혼재성 또는 우울 상태들에 대해서 잘 작용하는 것으로 또한 알려져 있습니다. 추체외로 부작용들이 이 약물에서 주된 걱정거리이며 나는 이 약과 함께 주저하지 않고 코젠틴(벤즈트로핀)을 처방합니다. 아이들은 성인과는 달리 보통 아주 고용량을 견디지 못하며, 이는 흔히 최적의 효과 용량에 다다르는 것이 어려움을 뜻합니다. 이전에 기술된 대로, 하루에 20밀리그램 두 번으로 처방이 되어서 오전 20밀리그램, 오후 40밀리그램으로 증량하며 평균해서 100밀리그램까지 사용합니다. 다시 말하면, 이러한 용량들 모두는 체구가 크거나 극단적으로 방해가 되는 행동을 보이는 십 대들에서는 조금 더 높은 용량까지 올라갈 수 있습니다.

자이프렉사

자이프렉사(올란자핀)는 아이에서의 심각한 체중 증가 때문에 거의 처방하지 않는 약물입니다. 다시 말하면, 일부 아이들이 이 약물에 잘 반응을 함에도 불구하고 (아주 효과가 좋지만), 지질농도는 아주 주의 깊은 관찰이 필요합니다.

클로자릴

클로자릴(클로자핀)은 치료-저항성 사례들에서는 유용할 수 있습니다. 그러나 백혈구 수를 점검하기 위한 규칙적인 채혈 필요성 때문에 나의 목록에서는 하위에 위치하며, 처방한다면 아주 유용하다는 것을 알고는 있지만, 나 자신이 많은 아이들에게 이 약물을 처방하여 보지는 않았다는 점을 고백해야 하겠습니다. 특히 음성 증상들이 있는 만성 조울병에서와 정신병에서, 몇몇 아이들은 대단할 정도로, 삶을 다시 되찾았다는 점을 강조하여 두겠습니다!

정신자극제들

정신자극제들은 이 아이들에서의 짧은 주의 지속 시간과 작업 기억에서의 문제와 같은 신경인지 증상들을 치료하기 위하여 흔히들 사용되며, 어느 정도는 이러한 실행 기능(정신적 기술들을 통제하고 의도적으로 적용하는 능력)을 호전시킵니다. 한가지 기억해 두어야 하는 중요한 점은, 그러나, 현재로서는 단시간 작용하는 정신자극제로는(조울병 자체에 대해서는) 할 수 있는 게 없다는 것입니다. 약 12시간 지속되는 지속성 제제는 아침에 단일 용량으로 사용할 수 있습니다. 필요하다면, 소량의 속효성 정신자극제(4~6시간 사이로 지속되는 단기 작용 약물)는 오후 3시나 4시에 사용되어서(약물이 사용되어야 하는 가장 늦은 시간) 아이가 숙제를 하게 할 수 있습니다. 내 임상에서는 몇몇 아이스하키 골키퍼들이 있는데, 많은 경우에 부모님들은 내게 애더럴을 오후 6시에도 처방을 해서 아이들이 저녁 게임에 집중할 수 있도록 해달라고 하십니다만, 나는 이렇게 하는 것을 조심스러워 합니다.

보통, 나는 또한 이러한 정신자극제들의 용량 상한에 대해서 우려를 하게 되는 경우가 있습니다. 그래서, 아이들이 진료실로 아주 고용량의 정신자극제들을 처방받으면서 걸어 들어오게 되면 나의 즉각적인 역할은 우선 약물을 최적 농도로 줄이거나 중단시키는 것입니다. 정신자극제는 아주 고용량에서는 다른 보조 약물이 사용되고 있지 않아도, 조울병 아이를 아주 조증 상태로 만들 수가 있습니다. *나는 애더럴 XR은*

40밀리그램, 리탈린은 60밀리그램, 또는 콘서타(메틸페니데이트)는 54 밀리그램을 넘어서 처방되도록 결코 추천하지 않습니다. 물론, 스트라테라 (아토목세틴)는 정신자극제처럼 작용하지는 않습니다; 이것은 야간에 투약을 필요로 하는 다른 유형의 약물로 보통 최고의 용량이 어린 아이들에서는 120밀리그램 그리고 십 대들에서는 160밀리그램을 넘지 않습니다.

불안과 우울에 대해서는, 나는 이 약물들을 처방하는 것에 반대합니다. 불안이나 우울을 치료하기 위한 약물을 절실히 필요로 하는 유형의 아이는 퇴행해서 움츠러든 아이, 심하게 불안해하는 경향을 보이고, 심한 공황 발작이 있고, 학교에 가지 않으려고 하거나 아무것도 하지 않으려 하고, 계속적으로 걱정하고, 그리고 초조해하면서 어쩔 줄 모르는 아이입니다. 일단 항정신병 약물이나 기분 안정제가 투약 되고 있다는 것을 알게 되면, 나는 조심해서 아주 소량의 항우울제–10일리그램의 렉사프로 또는 상응하는 양의 다른 선택적 세로토닌 재흡수 억제제–를 이 아이들에게 처방하되, *그러나 아주 조심스럽게 추적관찰을 합니다. 만약 초조, 공격성, 과민성, 우둔해짐, 낄낄거림, 그리고 다행감이라는 측면에서 악화가 일주일 이내에 심화된다면, 이 약물들은 중단할 필요가 있습니다.*

기분 안정을 위한 일반적인 약물 처방

치료적 혈중 농도 (혈중 농도는 모두는 아니나 일부 기분 안정제에 적용되며 항정신병약물에는 해당되지 않습니다)에서 4 내지 6주간 그리고/또는 적절한 용량 (리튬과 같은 일부 약물들에 대해서는 8주간의 치료가 요구될 수 있습니다)의 다음 약물들

1. 리튬 또는 데파코트
2. 혼재성 우울증과 조증에 대해서는 라믹탈
3. 뚜렷한 과민성에 대해서는 이세대 항정신병 약물

일세대와 이세대 항정신병 약물들 사이의 차이는 무엇입니까?

기본적으로, 1990년대에 개발된 이세대 항정신병 약물들은 할돌(할로페리돌) 및 쏘라진(클로르프로마진)과 같은 일세대 항정신병 약물들보다는 적고도 덜 부담스러운 부작용들을 갖고 있습니다. 일세대 항정신병 약물들은, 특히 장기간 투약을 받을 경우에, 잠재적으로 뻣뻣하게 하면서 동시에 손을 부들부들 떨게 하고 입술을 오므리게 할 수 있고 또한 진정작용이 더 큽니다. 이세대 항정신병 약물들은 빠르게 작용하면서 진정효과가 덜 하고, 보통 환자들을 더 정신이 초롱초롱하게 합니다. 이세대 항정신병 약물들의 부작용들로는 체중 증가가 있는데 이는 특히 십 대들에게는 달갑지 않지만 어린 아이들에서는 그나마 감당하기 쉬울 수 있습니다. 두 가지 종류의 약물들의 전반적인 부작용들에 대한 개요에 따르면, 일세대 항정신병 약물들에 비해 이세대 항정신병 약물들을 더 선호하게 됩니다.

조울병 아형에 따라서 약물들이 크게 달라지지는 않습니다; 그러나, 2형 조울병에서는 우울증을 다루기 위한 약물들을 결국 사용하게 되며, 달리 분류된 조울병에서는 이세대 항정신병 약물은 흔히 첫 번째로 선택이 됩니다.

조증에 대한 병합 치료들

조울병 치료에서 단일 기분 안정제의 사용은 50% 이상의 경우들에서 효과적이지 못한 것으로 알려지고 있습니다. 따라서, 여러분의 의사들은 두 번째 기분 안정제나 이세대 항정신병 약물을 사용해서 약물 요법의 효과를 증강하려고 선택할 수도 있습니다.

조증에 대해 가능한 약물 조합들로는 다음과 같은 것들이 있습니다 :

- 리튬에 항정신병 약물들 중의 하나(순서대로, 리스퍼달, 세로켈, 아빌리파이, 인베가, 지오돈, 자이프렉사; 아빌리파이는 아이가 정신병적이라면 다른 약물들에 우선합니다)를 추가
- 데파코트에 항정신병 약물들 중의 하나를 추가
- 트리렙탈에 항정신병 약물들 중의 하나를 추가 (특히 만약 아이가 공격적이라면)
- 라믹탈에 항정신병 약물들 중의 하나를 추가 (두드러진 우울 증상들이 있을 때)

심한 조증, 정신병적 특징들이 있는 조증, 또는 치료 저항성의 경우들에서, 의사는 바로 항정신병 약물을 리튬, 데파코트, 또는 트리렙탈과 같은 기분 안정제와의 조합으로 시작할 수도 있으며 그리고 나서 원하는 결과를 얻을 때까지 필요한 대로 다른 기분 안정제나 항정신병 약물

들을 추가할 수 있습니다. 이러한 전략은 단일 약물치료에 비교해서, 낮은 용량의 이세대 항정신병 약물들을 필요로 하는 이점이 있으며, 결과적으로 심한 부작용의 횟수가 훨씬 더 줄어들게 됩니다. 예를 들어 리튬과 데파코트와 같은 기분 안정제들의 조합도 이러한 약물들 중의 하나를 단독으로 사용했을 때에 재발을 한 사람들에서뿐만 아니라 급성기에도 똑같이 효과적인 것으로 알려져 있습니다. 효과적이지 못하였던 약물들을 배제하면서, 의사는 목록에서 다음의 최선의 선택 안을 대안이 되는 다른 약을 고르거나, 처방을 조합하는 방식으로 선택할 수 있습니다.

나는 트리렙탈이 과학적 결과들은 불분명함에도 불구하고 임상적으로는 아주 효과적이기 때문에 계속해서 테그레톨보다는 트리렙탈을 추천하고 있습니다. 소아청소년 정신과에서 약물 임상 시험의 문제는 비교를 위해서 위약 치료를 받을 대조군이 부족하다는 것입니다. 어떤 부모님이 자신의 아이가 벽을 두들기고 있는 동안에, 수 주 동안 실제로 효과가 있는 약 대신에 위약을 처방받게 되어버릴 수도 있는 연구에 참여하는 데에 동의를 하겠습니까? 분명히 일부 연구에 헌신적인 일부 자비로운 부모님들이 있고 철저한 의학적 진료가 이루어지는 하에서 동의를 하시게 되겠지만, 내 경험으로는 그러한 분들은 흔하지 않다고 말해야 하겠습니다.

아이에게서 만성적인 치료저항성의 증상들을 만나게 될 때 무엇을 시도할 것인가에 대한 지침들 :

1. 단일 대체 약물
2. 기분 안정제들과 이세대 항정신병 약물 하나의 조합들로 적어도 두 가지를 시도

3. 공존 질환을 해결하기 위한 세가지 병합 치료 (예를 들어서, 공존 주의력 결핍 과잉행동 장애에 대한 추가적인 정신자극제 사용) 다른 연구들에서 많은 아이들이 경조증이 있는 것으로 진단을 받았음에도 불구하고, 구체적으로 경조증의 치료에 대한 소아청소년들에서의 연구는 없습니다. 대체로, 경조증 증상들의 치료는 완전히 진행된 조증의 치료에 유사합니다.

우울증에 대한 치료 (치료 저항성을 포함하여)

기분안정제들 또는 이세대 항정신병 약물들을 선택적 세로토닌 재흡수 억제제 또는 부프로피온과 조합하여 사용하는 것이 우울한 조울병 아이들을 치료하는 데에 효과적인 것으로 알려져 있습니다. 리튬, 라믹탈, 그리고 이세대 항정신병 약물들을 단독이나 조합을 해서 소수의 우울한 조울병 아이들에서 사용한 개방 연구들은 이러한 접근법이 효과적일 수 있다는 것을 보여주지만, 무작위 임상 연구들이 이러한 소견들을 확인하기 위하여 필요합니다.

한 연구는 선택적 세로토닌 재흡수 억제제들이 십 대들의 우울증 치료에 효과적일 수 있다고 보여주었습니다만, 위에서 언급한 대로, 선택적 세로토닌 재흡수 억제제나 다른 항우울제는 특히 동시에 기분 안정제 치료가 없이 사용될 때에 조증, 경조증, 혼재성 삽화들 또는 급속 순환성으로의 전환 등등을 유발할 수 있습니다. 미국 식품의약품국은 또한 "블랙박스 경고문"(포장 내 설명서상에 굵은 검정색 경계선 안에 인쇄된 경고)을 항우울제에 요구하는 데, 이것은 부모들과 전문가들에게 이러한 약을 처방을 받는 아이들과 십 대들에서 특히 치료 초기에 자살 사고 및 행동들에서의 증가에 대해서 조심하도록 경고하고 있습니다. 이러한 경고문은 약물들이 우울증 및 다른 질환들이 있는 아이들에서 자살경향성-그러나 실제 자살은 아닙니다-의 증가를 보인다는 많은 연구들의 검토에 뒤이어서 나온 것입니다. 우울증 그 자체가 자살 사고 및 행동들의 증가와 관련이 있고, 그래서 여러분과 의사들이 이러한 약물들에 대한 잠재적인 비용-효과 비를 주의 깊게 재어 보아야 한다는 점을 기억하도록 하는 것이 중요합니다. 다음 페이지에 조울병 아이들이 자살경향성의 위험성이 증가하게 되는 어려운 임상 실제에 대한 논의가 있습니다.

앞서의 모든 이유들로 인해서, 선택적 세로토닌 재흡수 억제제나 다른 항우울제들은 조증 또는 경조증 증상들이 기분 안정제들이나 비정형 항정신병 약물들로 안정화된 이후에 주의해서 소량으로 처방되어야 합니다. 예를 들면, 2.5에서 5밀리그램과 같은 소량의 렉사프로를 면밀한 감독과 정신교육 하에서 제한된 시간 동안에 기분 안정제와 함께 사용하는 것이 흔히는 효과적입니다. 아동에서의 선택적 세로토닌 재흡수 억제제와 항우울제 사용에 관련된 블랙박스 경고문을 고려하면, 위험과 이득 사이에서 균형을 맞추는 것이 중요합니다. *조울병 아동들에서 우울증 치료의 가장 중요한 측면들 중의 하나는 정신사회적 치료입니다 (6장을 보십시오).*

공격성에 대한 치료법들

우리는 만약 경도의 공격성이 있다면, 흔히 환자들에서 이세대 항정신병 약물 단독요법으로 바꿉니다. 중등도에서 심한 경우에는, 효과 없는 약물들을 배제하고, 선택된 약물들을 적절하게 시도한 후에 가능한 선택안들의 목록들을 적어 내려가면서, 기분 안정제와 이세대 항정신병 약물의 조합을 하여 사용합니다. 상황이 통제가 되지 않을 때에 카타프레스(클로니딘)가 분노 발작들을 가라앉히기 위하여 사용될 수 있습니다. 그러나 특별히 관찰해서 더 조사해 보아야 할 필요가 있기는 하지만, 아이들이 약물의 지속적 사용 이후에도 탈억제가 되거나 더 흥분할 수도 있습니다. 때로는 카타프레스에 유사한 테넥스(구안파신) 같은 장시간 작용 약물이 불길에 물을 끼얹듯이 효과를 발휘하기도 합니다.

약물 관리에서 부딪히는 갖가지 고난들

조울병 아이를 위한 안정적인 약물 요법을 확립하는 것은 길고도 복잡한 과정일 수 있습니다. 아이의 진단에 따라서 아주 다양할 수는 있지만, 기본적인 수준의 기분 안정성을 얻기 위하여서는 일반적으로는 약 4개월이라는 시간과 많은 수의 환아의 시행착오를 요합니다. 기능수준과 삶의 질을 극대화하기 위하여 요구되는 종류의 조절을 하려면 수개월이 더 걸릴 수 있습니다. 이러한 목표를 이루기 위해서, 의사는 다양한 도움이 될 만한 수단들을 갖고 있어야 하며 부모와 교사들로부터 피드백을 잘 받아야 합니다. 부모님들은 일부가 계획한 대로 작용하지 않을 수도 있지만 그럼에도 불구하고, 의사를 신뢰하고 다른 전략들을 되풀이해서 시도해 볼 수 있을 필요가 있습니다. 여기에 이러한 긍정적인 목표에 도달하기 위하여 취할 수 있는 각기 다른 길들을 보여주는 두 개의 예제들이 있습니다.

예제 1 : 여러 개의 진단들과 공존 질병들에 대해서 투약하기

11살 된 잭은 신경인지 결함, 주의력 결핍 과잉행동 장애, 아스퍼거 증후군 그리고 학습 문제들을 포함하는 치료를 복잡하게 만드는 다양한 질환들과 함께, 조울병을 진단받았습니다. 부모님은 아이가 항우울제인 렉사프로를 처방을 받은 뒤, 이것이 아이를 안절부절못하고 과민해지면서, 정신병적으로-혼잣말을 하고, 공상에 빠지고-만든 다음에, 진료실로 아이를 데리고 왔습니다. 아이는 또한 콘서타, 리탈린, 애더럴에 조증 상태가 되는 병력을 가지고 있었습니다. 아이는 이미 과체중이었으며 부모는 잠재적인 체중 증가와 프로락틴 증가를 고려하여서, 아이에게 리스퍼달을 시작하는 것을 원하지 않았습니다.

일 단계는 렉사프로를 중단하고 시간에 걸쳐서 용량을 증가시키려는 목적을 갖고 잭에게 세로켈을 시작하는 것이었습니다. 아이는 점차로 진정이 되었으며 초기 용량을 넘어서서는 약물을 견뎌낼 수 없었고, 여전히 정신병적이었습니다. 아이는 그리고서는 아빌리파이를 시작하였으며 점차 용량을 증가시켜 나갔습니다; 그러나, 아빌리파이는 안절부절증(가만히 있지 못하고, "안달"하는 느낌)을 가져왔습니다, 그래서 우리는 이 부작용을 치료하기 위하여 코젠틴을 추가할 필요가 있었습니다. 장기간의 기분 안정화를 이루려는 목표를 가지고, 우리는 또한 잭에게 소량의 리튬을 시작하였으며 우리는 시간에 걸쳐서 증량을 계획하였습니다.

이 시점에서, 잭은 치료받은 지 4개월째가 되었고 목소리를 듣는 것은 멈추었지만, 여전히 빠른 기분 주기를 경험하였습니다. 리튬 용량이 증가하였으나, 결과적으로 잭은 무기력해져서 아침에 일어날 수가 없었습니다. 따라서, 리튬은 2회의 용량으로 쪼개어졌습니다. 일부 진전이 있었지만, 코젠틴을 먹고 있음에도 불구하고, 계속해서 경미한 안절부절증을 경험하였습니다. 따라서, 아빌리파이 용량이 또한 감소되었습니다. 빠른 기분 주기와 정신병적 증상은 사라졌지만, 여전히 몸의 움직임과 머리 회전은 느려져 있어서, 선생님들은 학교에서 무기력함과 주의집중이 잘 되지 못하고 있음을 보고하였습니다. 따라서 우리는 리튬과 아빌리파이 용량을 추가로 감량하였습니다. 그러나, 집중력은 계속해서 문제가 되었습니다. 리튬을 투약 중이었기 때문에, 우리는 잭에게 아주 소량의 정신자극제인 포칼린 XR(덱스메틸페니데이트)을 처방하기 시작하는 것은 안전할 것이라고 생각했습니다. 우리는 정신자극제의 용량을 올려서 잭이 학교에서 더 잘 집중하도록 도와주려고 하였으나, 약물이 아이가 밤에 깨어 있게 만든 이후에는 그 약물을 결국 감량하였습니다.

8개월간의 약물 관리 이후에, 잭은 다가오는 학교생활에 대한 자신의 현실적인 관심거리들에 대해서 차분하게 이야기할 수 있으며, 진료실에 몇 개월 전에 왔었던 아이와는 완전히 다른, 기분 좋은 유머 감각과 동시에 천연덕스러운 재치를 가진, 자신감 있는 청소년으로 성장하였습니다.

예제 2 : 시스템을 재작동 시키기 : 약물 과부하를 바로 잡기

14살 된 로레타는 애더럴, 세로켈, 트리렙탈, 카타프레스 그리고 렉사프로에 추가해서 야간에는 인데랄(프로프라놀롤)을 포함하는 여러 약물들로 조절되어 왔습니다. 그녀는 고용량의 애더럴에 대한 반응으로 발가벗고 춤을 추며 돌아다니다가 입원되었습니다. 이것은 몸에서 이전의 "의도하는 효과를 얻지 못한" 약물 요법들을 제거하지 않고 다른 것 위에다 약물들이 처방되었을 때 무엇이 일어날 수 있는지를 보여주는 예입니다. 로레타를 위해 좀 더 배려가 된 약물 요법으로 바꾸어주기 위해서, 우리는 그녀에게 모든 약물들을 1주 기간에 걸쳐서 빠르게 중단하였습니다. 이것을 천천히 할 수도 있었지만, 그러한 조합에서 올 수 있는 해롭고도 심각할 수 있는 부작용들을 고려하여, 우리는 외래 기반으로 빠르게 중단하기로 선택하였고, 가족들과 가까운 연락관계를 유지하였습니다.

다른 약물들이 중단된 이후에 로레타는 리튬 서방형 제제들로 시작을 하였고 점차 용량을 늘려갔습니다. 즉각적인 호전을 기대하지 않았기 때문에, 소량의 리스퍼달을 하루에 두 번 추가하였습니다. 결과적으로, 많은 양의 음식을 먹기 시작하고 과도하게 체중이 늘었기 때문에, 우리는 그녀에게서 리스퍼달을 점점 줄였습니다. 그녀는 또한 계속해서 우울감을 느껴서 지오돈을 시작하였습니다. 용량을 증가시킨 후에, 정기적으로 코젠틴을 사용하였는데도 추체외로 증상이 발생하였습니다. 따라서, 아빌리파이가 추가되어서 용량을 리튬과 함께 천천히 증량하였습니다. 정신자극제가 다시 시작되었고 (이전의 용량보다 훨씬 적은 양으로 하되 오전에만 사용함), 그리고 나서는 아이가 고용량에서 더 잘 기능하는 것으로 보인다는 부모들의 관찰에 따라서 증량하였습니다. 로레타는 계속해서 우울한 채로 남아있었고, 그래서 지오돈은 라믹탈로 교체되었습니다; 그리고 그녀가 계속해서 다소 무기력하기 때문에 리튬은 점차적으로 중단되었습니다.

4개월 후에, 로레타는 라믹탈, 아빌리파이, 그리고 콘서타의 조합으로 안정되었으며 이는 기분 순환, 정신병 또는 우울 증상들이 없이도 훌륭한 균형 잡힌 기분 상태를 만들어 주었습니다. 그리고 우리는 과거에 항우울제에 대한 부정적인 반응을 고려하면 특히 중요하였던 항우울제를 사용하지 않을 수 있었습니다.

대체 및 보조 치료들

사용 가능한 약물들이 모든 아이들에게 모든 것을 해주지는 못하기 때문에, 추가적인 새로운 중재안들에 대한 강한 욕구가 있습니다. 만약 많은 부모님들처럼 여러분이 아주 매력적이고도 그런대로 괜찮은 천연적인 대안들을 찾는다면, 아동에서의 조울병에 대한 가장 유망한 대체 치료법이 오메가-3 지방산이라는 것에 흥미를 가지게 될 것입니다.

오메가-3 지방산들

오메가-3 지방산들에 도움이 되는 증거들은 고무적입니다만 예비적이며 잘 고안되고 적절한 설명력을 갖춘 무작위 통제 임상연구를 필요로 하고 있습니다. 그러나, 기분의 불안정성에 대해서 표준적 치료에 적절하게 반응하지 않는 우울증 환자들에서는 이들을 처방하는 것이 정당화될 수 있다는 것에 의학적인 공감대가 생기고 있습니다. 부작용은 경미하고 드물며, 비린내의 뒷맛, 위장관계 불편, 출혈 시간 변화, 그리고 혈당 수준 저하 등이 있습니다.

오메가-3 지방산은 일반 뇌 발달과 기능에서 중요한 역할을 하며 다양한 범주의 정신과적, 발달 및 신경학적 질환들에 잠재적인 관련성을 갖고 있습니다. 전형적인 미국식 식사에서는 오메가-3 지방산이 오메가-6 지방에 비교하여 너무 낮으며, 선진국 식단에서의 이러한 상대적인 오메가-3 지방의 감소는 폭넓은 범주의 신체적 및 정신적 질환들에서의 증가와 관련되어 왔습니다. 다행히도, 오메가-3 지방산은 생선과 어유 그리고 또 씨앗들, 녹색 채소들, 그리고 견과류에서 얻을 수 있습니다. 현재, 미국 심장 재단은 심질환이 없는 사람들은 다른 오메가-3 지방산들이 풍부한 음식들과 함께 지방이 많은 생선을 매주 최소 2회 섭취할 것을 권장하고 있는데, 이 정도이면 이 다양한 인구군에 속하는 모든 사람들에게도 안전해 보입니다.

추가 치료로 오메가-3 지방산에 대한 연구들은 이들이 단순히 조울 증상 등을 경감시킬 뿐만 아니라, 또한 기분 변화들을 예방하고, 민감성을 줄이며, 조울 삽화들 사이의 시간 간격을 늘리는 것을 도와준다는 것을 보여주었습니다. 이들은 또한 성인과 아동 둘 다에서 우울증에 대해 긍정적인 효과를 갖는 것으로 보입니다. 오메가-3 지방산은 다른 주의력 결핍 과잉행동 장애에 대한 치료들-예를 들어서, 조울병과 주의력 결핍 과잉행동 장애가 있는 사람들에서 우울 증상들을 조절하기 위한 또 다른 인기 있는 보조제인 S-아데노실 메티오닌의 경우-이 하는 것처럼 조증 증상들을 유발하거나 악화시키는 것 없이도, 그토록 많은 조울병 아이들이 또한 경험하는 주의력 결핍과 충동성을 호전시키는 추가적인 장점을 줍니다. 지방산에 대한 대부분의 치료 임상시험들은 약 400~1600밀리그램 용량의 EPA와 DHA로 알려진 지방산들을 조울병에서는 다양한 비율로 그리고 주의력 결핍 과잉행동 장애에서는 이 두 가지들을 300~700밀리그램을 사용해 왔습니다. 오메가-3 보조제들이 여러분들의 아이에서 도움이 될 수 있는 지 여부는 담당 의사에게 물어보십시오.

레시틴(포스파티딜콜린)과 콜린

조울병 십 대들은 뇌의 내측 안와전두 피질 영역에서 콜린 농도가 낮아져 있는 것이 알려져 왔습니다, 그리고 레시틴의 활성 형태인 포스파티딜콜린은 세포막의 주된 구성요소입니다. 몇몇 연구들은 레시틴/콜린이 조증(리튬을 중단한 이후에 증상들이 없이, 레시틴/포스파티딜콜린을 2년 이상 먹은 한 십 대의 경우를 포함해서)을 감소시켜 주는 것을 보였으나 이러한 효과들을 확인하기 위해서 추가적인 통제된 연구들이 필요합니다. 부작용들은 경미하여 보이며 주로 오심, 구토 그리고 설사입니다. 그러나, 만약 아이의 의사가 약물치료를 레시틴이나 콜린으로 증강하는 것에 동의한다면, 용량은 낮게 시작해서 꼭 천천히 증량되어야 합니다(이러한 보조제들이 조울병이 아닌 단극성 우울증 환자들에서 우울증을 증가시키는 것으로 보인다는 데에 또한 주의하십시오.)

S-아데노실 메티오닌(S-Adenosyl Methionine, SAM-e)

소수의 통제된 예비 연구들은 미국에서는 1999년 이래로 시장에서 구할 수 있고, 유럽에서는 훨씬 더 오래된 이 보조제가 조울병에서의 우울증을 경감시키는 데에 도움이 될 수 있다는 것을 보여주었습니다. 그러나 고용량에서 S-아데노실 메티오닌은 조울병이 있는 사람들에서 조증과 우울증을 악화시킬 수도 있으며 중요한 약물 상호작용들을 가지고 있습니다. 위장관계 부작용 이외에도, 불면증, 신경과민, 두통, 어지러움증, 구강 건조, 발한 또는 심계 항진들을 유발할 수 있습니다. 그래서 적어도 추가적인 연구가 이루어지기 전까지는, 아이의 약물 처방 의사의 아주 주의깊은 감독하에서, 일반적으로 단지 치료-저항성 우울증에 대해서만 고려되어야 합니다.

이노시톨

약식으로는 비타민 B8로 불리는 이노시톨은 리튬과 함께 복용 시에 우울 증상들을 완화시켜줄 수 있습니다. 오심 및 설사와 같은 위장관계 부작용들이 보고되어 왔으며, 이 보조제를 고용량에서 사용할 때에 주의해야 하는 약물 상호작용들이 있습니다.

기타들

L-트립토판이 일부 연구들에서-거의 모두가 성인들에 대한 것이지만-조울병 환자들에서, 특히 리튬에 대한 보조제로 조증을 감소시킨다고 알려져 왔습니다만, 이 보조제는 다양한 부작용들과 약물 상호작용을 유발할 수 있고, L-트립토판에 도움이 되는 근거가 소아청소년들에게로 확장될 수 있는지 여부는 의문시됩니다. 타우린도 특히 급속 순환성 조울병이 있는 이들에서, 조증을 줄일 수 있는 잠재력이 있으나 연구는 아직 예비단계입니다. 비타민들은 흔히 기분 조절에 중요하다고 주장되며, 연구들은 비타민 B1, B6, B12와 C 같은 비타민들의 부족이 우울증 발현에 역할을 한다는 것을 보여 주었습니다, 그러나 아이들에서 대용량의 비타민 치료의 근거는 아래에서 설명을 하겠지만 기껏해야 불확실한 정도입니다.

허위 치료들

언급한 대로 허위 평가들이 있고 또한 허위 치료들이 있습니다. 소아청소년과/신생아학자와 결혼생활을 하고 있는 관계로, 나는 계속적으로 고용량으로 너무 많은 비타민들은 아기들과 아이들에게 해롭다고 계속적으로 경고를 들어왔습니다. 대용량 비타민 치료, 여러 무기질 섭취, 그리고 해독치료는 여러분들이 이러한 보조 또는 대체 "치료법들"에 대해서 무엇을 읽었는가에 상관없이, 모두 나의 관점에서는 부적절합니다. 모든 것을 고려해 볼 때, 조울병 아이들 중의 일부는 면역성이 좋지 않을 수도 있고, 쉽게 편두통을 앓을 수도 있으며, 대개는 허약 체질일 것입니다. 이러한 아이들에게 일반의약품인 비타민 B와 C의 조합을 주는 것은 해가 되지 않을 것입니다.

그러나, 가족들이 프라나의 치유, 소위 몸이 자기 자신을 치유하게 하도록 도와준다는 접촉이 없는 에너지 치유와 같은 대체요법들에 대해서 이야기를 하면, 걱정하게 됩니다. 이러한 접근법이 조울병이 있는 누군가를 도와줄 수 있다는 증거가 없습니다. 동종요법과 같은 다른 대체요법들의 경우 동종요법에 학위를 가지고 완전히 훈련을 받는 누군가에 의해 시술받는다면 보조적인 효과는 있을 수 있겠으나, 동종요법용 알약을 준다면서 특별 진료실을 설치까지 하여 두는 그러한 허위 의사는 누구든 해롭지는 않다고 하더라도 유용하지 않을 수 있습니다.

세인트존스 워트와 같은 약초들은 항우울제에 유사한 성분들을 포함하고 있으며, 이제 여러분도 아시다시피, 조증을 악화시킬 수 있습니다. 세인트존스 워트는 만약 여러분이 그것이 자연산물이고 따라서 최악의 경우에도 해롭지는 않을 거라고 생각하면서, 우울증에 대해서 아이에게 먹이려고 할지라도, 똑같이 부정적인 효과를 보일 수 있습니다. 자연산이라고 해서 안전하고 건강에 좋은 제품과 동의어가 아닙니다!

여러분은 아마도 겨울 우울증 (계절성 정동장애; seasonal affective disorder, SAD)에 쓰이는 광치료와 이것이 이러한 유형의 우울증을 갖는 일부 사람들에게 효과가 있다는 것을 들어보았겠지만, 이는 조울병 아동을 위해서 일상적으로 사용되어서는 안됩니다. 이것을 사용하는 것은 드문 치료전략이기는 하지만, 실제로 허위는 아닙니다.

나의 친애하는 부모님들 중 일부는 대체 치료법들이 효과를 보이는 기적이 있었다고 맹세를 합니다. 내가 그들의 사용을 뒷받침하여 줄 어떤 임상실험들에 대해서도 알지 못할 때에는, 나는 그러시라고 말하고 맙니다, 그러나 부모님들은 흔히는 내 말을 들은 다음에 자신의 결정을 하게 되곤 합니다. 나는 부모님들에게 충고하는 것을 선호하지만, 그들에게 선택권을 줍니다.

공존 상태들을 치료하기

"[아이의] 기분이 안정적일 때조차도, 주의력 결핍 과잉행동 장애와 적대적 반항장애 같은 공존 질병의 증상들이 아이의 기능을 방해했습니다. 내가 희망을 갖게 하여준 것은 아이의 기분이 지금 계속 먹고 있는 약의 조합에서는 대부분 안정적이라는 것입니다."

아주 흔히, 공격성, 정신병, 그리고 수면장애와 같은 증상들을 치료하기 위하여 일차 기분 안정제에 추가로 "구조" 약물이 필요합니다. 똑같은 상황이 주의력 결핍 과잉행동 장애, 불안 또는 다른 공존 상태들에도 적용될 수 있습니다.

공존 주의력 결핍 과잉행동 장애

주의력 결핍 과잉행동 장애가 아동기 조울병과는 구분되지만, 조울병에서의 주의력 결핍 과잉행동 장애-유사 증상들이 기분 안정화를 넘어서 추가적인 치료를 필요로 하는 가 여부는 알려지지 않았습니다. 우리의 조사 연구와 임상에서, 일부 환아들은 지속적으로 기분 안정화 이후에도 부주의 증상들을 보여서 정신자극제 약물의 추가를 필요로 했습니다. 주의력 결핍 과잉행동 장애와 조울병 둘 다에서 보이는 주의 전환과 실행 기능 같은 인지기능의 어려움은 정신자극제들로 어쩌면 접근할 수도 있습니다. 정신자극제들은 효능을 유지하기 위해서 추가적인 방과 후 용량이 요구되지 않는 한은 거의 항상 장시간 지속되는 서방형 형태로 주어집니다.

정신자극제들 중에서, 장기 작용 메틸페니데이트(리탈린 화합물과 같은)나 혼합 암페타민 염들은 효과에서 동등합니다. 공존질환으로 주의력 결핍 과잉행동 장애가 있는 조울병 아동에서의 치료에 스트라테라의 안전성이나 효과를 보여주는 자료는 없지만, 만약 정신자극제들이 비효과적이라면 스트라테라가 대안이 되는 치료법입니다. 스트라테라는 이론적으로는 조증 증상들을 유발하거나 악화시킬 수 있는 잠재적인 항우울 효과들을 갖고 있는 선택적 노르에피네프린 재흡수 억제제입니다. 그래서 조울병 아이들에서는 아주 주의하여 사용되어야 합니다.

공존 불안

범불안 장애와 분리 불안 장애를 포함하여 불안 장애들은 특히 조울병 1형에서 상대적으로 흔합니다. 인지 행동 치료와 같은 정신치료적 중재안들은 공존하는 조울병과 불안 장애가 있는 소아청소년들에서 치료의 첫 번째 선택으로 남아 있습니다. 보조 약물로써 렉사프로와 같은 소량의 선택적 세로토닌 재흡수 억제제들은 조울병과 공존하는 불안에 대한 통제된 임상 연구들이 없음에도 불구하고, 만약 조증이 안정화되어 있다면 효과적일 수 있습니다. 선택적 세로토닌 재흡수 억제제들은 소아 불안 장애에 대해서 통제된 임상시험에서 효과가 있다고 일관되게 보고되는 유일한 약물입니다. 이 약물로 치료 중재를 할 때에는 가족들에게 조증 전환의 위험성에 대해서 교육을 요하며, 치료 반응의 세밀한 감독이 필요합니다. 만약 경계, 각성, 및 흥분성이 뚜렷하다면 테넥스가 선택안이 될 수도 있습니다. 벤조디아제핀과 부스파(부스피론)도 대체안으로 그 뒤를 잇습니다. 청소년들에서 벤조디아제핀을 장기간 사용할 때는 의존성이 생길 위험을 고려해야 합니다. 부스파는 모든 경우에서 효과적이지는 않기도 합니다. 인데랄이 수행 불안의 경우에는 고려할 수 있습니다. 약물은 흔히 소량으로 사용해서, 조울병을 악화시킬 위험성을 줄이고 환자들이 정신치료적 중재에서 도움을 받도록 합니다.

약물 문제들을 어떻게 다루는가?

부작용들

소량과 느린 증량 (혈중에서 약물 농도를 점진적으로 올림)은 약물에의 부작용들을 최소화시키도록 돕는 두 가지 기본적 원칙들입니다. 만약 문제가 계속된다면, 대안이 되는 약으로 변경하는 것이 필요할 수 있습니다. 문제가 되는 약물의 이점이 단점들을 상쇄하는지에 대해서 결정해야 합니다. 그 경우에는, 적절한 관리전략을 가지고 원하는 용량에서 약물을 지속하기 위하여 노력을 해야 합니다. 예를 들면, 단지 리튬에만 훌륭한 치료 반응을 볼 수 있는데, 아이가 갑상선 기능이 저하될 수 있습니다. 우리는 이러한 부작용을 합성 갑상선 보조제를 주어서 치료하면서 리튬을 계속할 수 있습니다. 만약 아이가 단지 리스퍼달에만 반응을 하는데, 체중증가가 심하다면, 우리는 용량을 낮추고 영양과 체중 관리를 시도할 수 있습니다. 여기에 몇 가지 흔한 부작용들에 대처하는 팁들이 있습니다 :

체중 증가

체중을 줄이기 위하여 개발된 많은 방법들이 있습니다만, 한가지 가장 중요한 중재는 식이와 운동입니다. 온라인 체중감시 사이트(weight watchers online)를 특히 부모와 함께 이용하는 것은 저렴하고도 효과적인 선택입니다. 제때에 식사를 하고 현명하게 음식을 선택하는 것은 과도한 칼로리를 줄여 줍니다. 청량음료를 피하십시오. 건강에 좋지 못한 것으로 여겨지는 인스턴트 음식이나 패스트푸드를 줄이세요. 건강에 좋은 식사를 하십시오. 만약 체중이 계속해서 문제가 된다면, 자이프렉사를 피하고 가급적 지오돈이나 라믹탈을 대신하여 사용합니다. 토파맥스를 소량으로 보조약물로 투약하는 것이 때로는 효과가 있습니다, 그러나 아주 흔하지는 않지만서도, 말초 신경에서 따끔거림과 감각 저하가 가능한 부작용입니다.

불수의적 운동들

이것들은 항정신병 약물들, 대개 일세대 항정신병 약물들로부터의 흔한 부작용입니다만, 이 장에서 이전에 논의된 대로 이세대 항정신병 약물들에서도 또한 일어날 수 있습니다. 증상들로는 불수의적인 운동들, 진전과 뻣뻣해짐, 신체의 동요 (안절부절증), 근수축, 그리고 호흡 및 심박에서의 변화들이 포함될 수 있습니다. 코젠틴 1~2밀리그램을 격일이나 하루 한번 복용하는 것은 이러한 증상들에 대처하는 데에 효과적입니다. 이세대 항정신병약물로 치료받는 환자들에서의 안절부절증은 흔히 간과되며 소량의 인데랄에 반응을 보이기도 합니다.

진정

일부 약물들은 기분을 조절하는 것을 돕지만, 또한 아이를 졸리게 만들 수 있습니다. 야간의 처방은 진정과 관련된 문제들을 줄여주므로, 임상의사가 이러한 사실을 이용해서 취침 시에 진정작용이 있는 기분 안정제 용량을 올리는 것이 관례적입니다. 그 이외에, 멜라토닌 1~3

밀리그램, 가비트릴 (티아가빈) 2~4밀리그램, 또는 트라조돈 25~50밀리그램이 조울병 아이들에게 중요한 수면 습관을 확립하여 주기 위해서 투약 될 수 있습니다. 이러한 약물들이 조울병 아이들을 대상으로 하여 별도로 검증되지는 않았지만, 이들은 작용을 하면서도 아이들에서 안전하고, 렘수면은 최소한으로만 방해를 하는 것으로 알려져 있습니다. 남용 가능성이 있는 사람들에서 벤조다이제핀은 오용될 수 있어서 트라조돈과 같은 약물들이 효과적인 대체 약물이 될 수 있습니다.

위장관계 증상들

장시간 작용하는 데파코트나 리튬 또는 이세대 항정신병 약물을 자기 전에 야간에 먹는 것은 위장관계의 불편감을 줄여주는 경향이 있습니다.

리튬 관련 높은 갑상선 자극 호르몬 농도

갑상선 기능 저하증이 리튬 사용에 관련이 있는 지 유무에 대해서 평가하기 위하여 내분비계 자문이 필요합니다. 만약 리튬이 계속되어야 한다면, 갑상선 기능저하증은 레보티록신 일일 25~50마이크로그램 용량으로, 추적 관찰에서 갑상선 자극 호르몬의 농도에 따라서 적정하면서 효과적으로 치료됩니다.

발진

발진은 보통 트리렙탈이나 라믹탈과 관련이 있습니다. 이러한 약물들은 아주 소량으로 시작해서 용량을 아주 천천히 증량하는 것이, 특히 라믹탈의 경우에는 발진을 피하는 데 도움이 될 수 있습니다. 라믹탈은 일주일에 12.5밀리그램씩 6~12주에 걸쳐서 원하는 용량(150~400밀리그램)을 얻기 위하여 증량합니다.

자다가 이불에 오줌 싸기 (야뇨증)

만약 이것이 리스퍼달 복용과 관련이 있다면, 보통 항콜린제를 추가하면 호전됩니다. 만약 문제가 리튬에 의해서 생기고 이른 아침 소변의 비중이 낮지 않다면, 데스모프레신(1-deamino-8-D-arginine vasopressin, DDAVP)을 안전하게 사용할 수 있습니다. 대개, DDAVP는 자기 전에 각 콧구멍에 두 번까지 흡입하면, 매일 이불을 빨아야 하는 부담을 덜 수 있습니다. 더 중요한 것은 DDAVP는 슬립오버(편역자 주 : 친구네 집에 가서 밤 늦도록 놀다 자고 오기)에서도 유용할 수 있습니다.

약물이 조울병 아이에게 제공하는 많은 장점들에도 불구하고, 우리가 알지 못하는 많은 것이 있습니다. 조울병 아이들의 치료에 대해서 잘 알기 위해서는 더 많은 연구가 필요합니다–내가 말하려는 것은 인간의 생리학에 적용되는 동물 연구들보다는 임상 연구들을 뜻합니다. 우리는 실생활의 진료에서 아이들에게 효과적인 것에 대한 실제 증거를 필요로 합니다!

실생활에서 약물들을 관리하기

신체적인 효과들을 마주치는 것에 더해서, 부모들은 약물 관리시의 매일매일의 운반보관 및 심리적인 문제들에 당면하게 됩니다. 예를 들어 아이가 약을 먹지 않으려 할 (또는 먹을 수 없을) 경우에는 어떻게 하시겠습니까? 하룻밤 동안의 방문이나 학교에서 또는 여행 중에는 약물을 어떻게 다루겠습니까? 만약 여러분이 없을 때 아이가 약물에 부작용을 보인다면 어떻게 됩니까? 여기에 여러분이 약물 프로그램을 유지하고 다가올 예상치 못한 문제들을 대처하도록 여러분에게 도움을 줄 몇 가지 제안들이 있습니다.

- *만약 약물을 잊어버렸으면,* 다음 처방으로 넘어가되, 다음번에 두 배의 용량을 복용해서 문제를 해결하려고 하지는 않는 것이 일반적인 규칙으로서 최선입니다. 만약 아이가 수 주일 동안 약을 먹지 않았다면, 약물을 갑작스럽게 전체 용량으로 시작하면 견디기가 너무 어려울 수도 있습니다. 이는 특히 라믹탈의 경우에는 위험할 수 있어서, 공백기 이후에 천천히 증량하지 않고 높은 용량을 재시작하는 것은 발진을 가져올 수 있습니다.
- *만약 아이가 알약들을 삼킬 수 없다면,* 패치가 혀 밑에서 사용하는 녹는 정제(설하제), 물약 또는 사과소스에 뿌려서 부을 수 있는 캡슐 등등이 약을 더 먹기 쉽게 해 줍니다. 각 약물들에 대한 제형들은 참고자료에 제시된 정신약물치료 핸드북에 요약되어 있습니다.
- *아이가 슬립오버에서와 같이 하룻밤 동안 집을 나가 있을 때*에는 일단 아이가 자신의 약물을 다룰 수 있을 정도로 나이가 들었다면 (보통 약 12세 경에), 약물들을 주머니에 지퍼백에 넣어서 갖고 다니면서 은밀하게 복용하여서 자신의 사생활을 보호할 수 있습니다. 만약 아이가 좋아하는 고모와 같은 믿을 만한 친척이나 자신의 가장 친한 친구 어머니 집에서 있는다면, 약물을 그 어른에게 맡길 수도 있으며 이것은 아이가 12살 이하일 때에는 좋은 대안입니다. 여름 캠프는 그러한 약물들을 관리하기 위해 간호사들을 두고 있음을 기억하십시오.

약물에 대해 지불하기

"만약 아이의 리튬 농도를 점검하기 위해서 혈액 검사를 한다면, 의료 보험회사 직원들은 그것이 정신 건강을 위한 것이기 때문이라면서 그 비용을 지불하지 않을 것이고 정신 보건 보험사 사람들은 이것이 의료 비용이라고 말하면서 또 비용청구를 거절합니다. 나는 양쪽에서 거절되어서 여러모로 검토된 비용청구를 받아내려고 일 년을 썼습니다; 결국, 나는 그것을 전부 나 자신이 지불해야 했습니다."

조울병이 있는 아이들은 여러 약물들을 복용할 수 있고 수많은 검사들과 의사 방문을 포함하는 면밀한 관찰을 필요로 합니다. 이에 대해서 지불하는 것은 특히 많은 보험 보장계획들이 필요한 약물들, 검사 그리고 추적 관찰에 대해서 전체가 아니라 일부에 대해서만 비용지불을 하게 되는 경우에는 힘겨운 일이 될 수 있습니다. 만약 여러분이 제한적인 보험을 갖거나 보험을 갖고 있지 않다면, 여기에 아이의 처방과 관련된 치료 비용들에 대해서 지불하는 데에 도움을 얻을 수 있는 몇 가지 방안들이 있습니다.

(편역자 주 : 아래에 나와 있는 내용은 미국의 임상 현실에 맞추어진 것입니다. 국내는 의료보험 시스템에서 차이가 있으므로 비용 부담이 되실 경우에는 해당 담당 의사와 직접 상의를 하시기를 권합니다.)

연구에 참여하기

여러분이 다행히도 의료 연구 센터 근처에 살거나 그곳들로 기꺼이 방문할 생각이 있다면, 아이들은 조울병 아이들에 맞추어진 치료 연구에 참여할 자격을 가질 수도 있습니다. 기본적으로, 여러분은 무료로 훌륭한 진단적 평가와 제한된 기간 동안의 치료에 대한 주의 깊은 관찰을 받게 됩니다. 이러한 유형의 프로그램들의 대부분은 임상 시험 후에도 바로 최선의 가능한 추적 관찰 임상 진료에 여러분들을 연결시켜 주어야 할 책임도 집니다.

다행히, 더 많은 자금이 과거 몇 년 사이에 아동기 조울병에서의 연구를 위하여 배정되어 왔습니다. 그리고 이는 이전에 방치되었던 지역들에서의 임상 연구를 가능하게 만들어 주었습니다. 연구들을 보통 새로운 약물이나 치료법을 조사하고 그것을 기존의 치료법이나 다른 형태의 치료법에 비교합니다. 여러분과 아이가 연구에 참여하는 것에 동의할 때에는, 사용되는 어떠한 치료나 약물도 보통 연구 기간 동안에는 무료입니다. 연구 동안에 아이는 보통 자주 진료를 받고 관찰을 받습니다, 그러나 아이의 진료에서 일부 요소들은 다루어지지 않을 수도 있습니다. 일부 가족들은 연구 참여를, 치료를 위하거나 또는 연구참여가 적절하고 아이의 치료를 위해서 받아들일 만하고, 아이에게 도움이 될 때 보험 보장을 확대하기 위한 다리로써, 두 번째의 선택으로 이용해 왔습니다.

균형 잡힌 마음 재단은 아이들에게 열려 있는 연구들의 목록을 웹사이트(www.thebalancedmind.org)상에 갖고 있으며 흔히 교통 비용들도 지원이 됩니다. 또한 미국 국립정신보건연수원(www.nimh.nih.gov)를 찾아보거나 구글을 검색하여 볼 수도 있습니다. 연구들을 광고하는 데에는 돈이 들기 때문에, 모든 연구들이 웹사이트에 나와 있지는 않습니다. 가장 안전하고 확실한 방책은 내가 지휘를 하고 있는 일리노이 대학교 시카고에 있는 아동 기분 장애 클리닉(www.psych.uic.edu)과 같은 조울병에 대한 알려진 연구 센터가 있는 여러분 주변의 지역 대학 병원이나 정신 보건 시설에 전화를 해서, 아이에게 맞는 어떤 진행 중인 연구 조사들이 있는지 여부를 물어보는 것입니다.

여러분이 속한 주는 정신 건강의 동등성을 요구합니까?

여러분의 보험 회사에다 아이의 조울병 진단이 보험회사에서 신체 질환에 대해 제공하는 것에 상응하는 정신 보건 혜택(같은 수준의 환자부담금, 공제금액 등등)을 제공하도록 요구하고 있는지 물어보십시오. 이러한 개념은 동등성으로 알려져 있으며 연방법에 의하여 어느 정도 그리고 2007년경까지는 대략 3분 2의 주들에서 주법에 의하여 규정되어 있습니다. 그리고 이러한 추가적인 사항적용을 확대하기 위하여 만들어진 새로운 법 제정이 대기 중입니다. 정신 보건 혜택이 정확하게 어떻게 같아야 하는 지는 주에 따라서 다를 것입니다. 미국 소아청소년 정신과 학회는 이러한 영역들에서의 진전사항들을 면밀하게 파악하고 있습니다; 학회 웹사이트(aacap.org)는 더 자세한 세부적인 최신의 정보들에 대해서 자문을 구할 수 있는 좋은 장소입니다. (편역자 주 : 2014년 2월 현재 한국에서는 정신질환은 모두 일률적으로 실손보험 보상대상에서 제외하였었으나, 보상대상에 포함시키는 방향으로 금융위원회에서 법 개정에 착수한 상태입니다.)

약물 견본을 요청하기

의사들은 보통 새로운 약물들로 시작하는 가족들이나 너무 많은 다른 약물들을 복용하고 있어서 직접 부담하는 지출이 천문학적인 아이의 가족들에게 약물 표본들을 제공할 수 있습니다. 조울병과 흔히 함께 발생하는 주의력 결핍 과잉행동 장애와 같은 질환들의 복잡성 때문에, 가족들은 3, 4, 5 또는 그 이상의 다른 약물들을 처방을 받으며 그 각각에 대해서 별도의 환자 부담금이 적용됩니다. 내 동료들과 나는 많은 가족들한테서 유효한 보험이 있는데도, 약물의 환자 부담금이 때로는 한 달에 수백 달러가 넘곤 한다고 말하는 것을 들어왔습니다. 우리는 이러한 곤란에 대해 민감하게 여기며 의약품 도매상 및 제약회사와 이러한 유형이 문제들에 대한 답안에 대해서 문제 해결을 하려고 시도하고 있으며, 만약 보험이 없다면 약품들이 얼마나 비싼지를 알고 있습니다. 우리의 경험으로는 의약품 도매상과 제약회사에서는 도움을 주려고 하였으며, 때로는 우리에게 이러한 상황들 때문에 한 달 동안의 무료 체험 약물 쿠폰이나 더 많은 견본을 제공하여 줍니다. 그러나 대부분의 의사들은 견본들을 제한적으로만 갖고 있으며, 따라서 여러분은 의사에게 약물로 인한 비용지출과 수요가 어느 정도인지를 알릴 필요가 있습니다. 그렇게 해야 의사들이 여러분들이 얻을 수 있는 효과적인 약물들을 계속 유지하기 위한 방법들을 찾을 수 있도록 도와줄 수 있습니다. 또한 처방전들을 길게 펼쳐 놓는 방법들도 있습니다. 예를 들면, 일부 약물들은 쪼갤 수 있어서, 만약 여러분의 의사가 대용량으로 처방한다면, 한 알이 실제로는 두 번 먹는 용량이 될 수도 있어서, 한 번의 처방이 2배로 길게 지속되게 할 수 있습니다. 이것이 항상 가능한 것은 아니지만, 그러나 아이가 필요로 하는 약물들을 얻는 경제적인 방법들에 위한 아이디어들에 대해서 의사와 머리를 맞대어 보십시오.

무료 또는 저비용 투약 선택안들을 알아보기

각 제약 회사들은 필요로 하는 가족들을 위한 무료 또는 저비용 투약 프로그램을 갖고 있습니다. 의사, 의사의 의약품 도매상들, 그리고 제약회사의 웹사이트들은 여러분이 이러한 프로그램들에 대한 최신의 정보를 얻고 신청방법들을 찾도록 도와줄 수 있습니다. 각 회사는 고유한 규정과 정책들을 갖습니다. 일부는 의사에게 직접 약품을 보냅니다; 다른 일부는 여러분이 프로그램 기준에 부합한다면 직접 여러분에게 약품을 보낼 수도 있습니다. 미국 제약 연구 제조 협회(The Pharmaceutical Research and Manufacturers of America, PhRMA)의 출판 주문 전화도 또 다른 좋은 참고 자료가 됩니다(다음 페이지를 보십시오), 그리고 제약 회사들은 때때로 무료 또는 저비용 투약 프로그램들을 그들의 웹사이트에 게재합니다. 다시 말하면, 이러한 방법들 중 어떠한 것이든 실천하여 보고 끈기를 가지십시오, 그리고 의사들에게 여러분들이 하고 있는 것을 알게 해서, 그들이 도울 수 있도록 하십시오.

약물 비용을 낮추는 또 다른 방법은 아이가 먹는 약물들에 대해서 제네릭 의약품이 사용 가능한지를 알아보는 것입니다. 약물들의 제네릭 형태들은 만약 사용 가능 하다면, 브랜드 의약품보다 비용에서 20~40% 더 저렴할 수 있습니다. 물어본다고 나쁠 건 없습니다. 새로운 약품들은 제네릭 약품들이 개발되고 필요한 규제 기관들로부터 승인을 얻는 데에 시간이 걸리기 때문에, 제네릭 형태가 있을 가능성이 떨어집니다. 여러분이 제네릭 또는 브랜드 의약품 중에서 어떠한 것을 선호하는지에 대해서 의사에게 알리십시오.

가족들은 또한 통신 판매 조제 서비스를 이용해서 처방에 돈을 절약할 수 있습니다. 이렇게 하려면, 의사가 3개월 동안 재충전이 되는 한 달 짜리의 처방전보다는 90일 치의 약물에 대한 처방전을 써 주어야 합니다. 이는 환자부담금을 줄여 주는 데에 도움이 됩니다(여러분이 3달에 걸쳐서 세 번씩 부담하는 것보다는 한번에 90일 치 처방전을 받는 것으로 2번의 환자부담금을 아끼기 때문에) 그러나 만약에 여러분이 여전히 올바른 약물 조합을 찾거나 용량들을 조정하고 있는 중이라면 이 방법을 선택하지 못할 수도 있습니다.(편역자 주 : 현재 한국에서는 전문·일반의약품 모두 통신판매는 불허되고 있습니다.)

무료 또는 저비용 투약 프로그램들

미국 제약 연구 제조 협회의 출판 주문 전화 (1-202-835-3450)으로 전화를 해서 그들의 환자 지원 안내 책자를 요청하시거나, 온라인으로는 www.pharma.org로 가십시오.

투약을 넘어서 : 아동기 조울병에서 치료의 역할

우리 모두는 마법의 알약을 원하지만, 약물만으로는 조울병 아동의 모든 요구사항을 해결할 수는 없습니다. 약물이 기분 변화를 안정화시키는 것을 돕는 동안, 아이의 기분을 관찰하고 아이가 매일매일의 환경에 대처해 나가도록 돕기 위하여 다른 중재기법들이 필요합니다. 다른 중재기법들은 아이가 약물에서 가능한 최대의 효과를 확실하게 얻도록 하여 줄 수 있습니다. 아이 주변의 모든 사람들이 질병에 영향을 받기 때문에, 치료는 전체 가족들을 포함해야 합니다. 6장은 어떻게 하면, 아이의 기분 상태를 유지하면서 아이와 다른 가족들이 치료와 행동 조절을 통해서 더 잘 기능할 수 있도록 도울 것인지에 대해서 다룹니다.

6장

무지개 치료로 삶을 더 낫게 만들기

"우리에게 희망은 다양한 형태로 옵니다. 어떤 날은 보통 힘들었을 날에 하나의 미소만큼이나 작은 것에서 옵니다. 무지개의 끝에서 꿈이 실현되는 것을 보게 되는 것과 같습니다…… 우리 가족들 두 명은 조울병이 흔히 가져다주는 통찰력의 축복을 받았습니다. 나는 그들의 조언을 받고 언제 그들이 (질병과) 싸우고 어떻게 승리하는지를 알게 되는 것이 우리 모두가 잘 살아남도록 도와준다고 느낍니다."

"우리의 개입(치료, 약물, 상담)이 없이는, 그 아이는 이러한 삶의 질을 얻지 못할 것입니다…… 나는 언젠가 그 아이가 이러한 일들을 스스로 해낼 것이고 다른 사람들에게도 멘토 역할을 하면서 긍정적이고 자비롭게 사회에 기여하게 될 것이라고 희망을 가지고 있습니다."

왜 치료가 중요하고, 우리는 어떠한 종류의 치료를 필요로 하는가?

아동기 조울병의 관리에서 약물의 중요성에 대해 반박하려고 하는 과학자나 의사는 거의 없습니다. 사실, 약물관리는 아동과 성인 양쪽에서 오늘날의 치료의 표준이 되었습니다. 그러나, 질병의 복잡성과 성장에 따른 아이의 심리적 및 생리적 변화로 인해서, 주의 깊은 약물 관리에도 불구하고, 항상 재발의 위험성이 있습니다. 다른 치료에 대한 필요성은 단순히 약물의 긍정적 효과를 최대화한다는 목표를 넘어서는 그 이상의 것입니다; 이 장이 보여주듯이 여러분들은 요법과 약물 둘 다를 매일 매일 질병에 대처하고 잘 다루기 위해서 필요로 하게 될 것입니다.

나의 치료와 연구에서, 나는 다른 중재 기법들이 치료로 인한 호전을 지속시키고 유지하기 위해서는 필요하다는 것을 보아 왔습니다. 나의 연구들은 약물과 조울병의 특성에 대한 교육을 결합한 특정한 형태의 "심리사회적 중재기법들" – 아동 및 가족 중심 인지 행동 치료(child-and family-focused cognitive-behavior therapy, CFF-CBT)–이 다양한 방식으로 조울병 아이들에게 도움이 된다는 것을 보여 줍니다. 집 짓기에 비유하여 보면, 약물관리는 기초, 심리 상담은 벽돌, 그리고 가족 치료는 이 모두를 연결하도록 돕는 시멘트와 같습니다. 이러한 종류의 치료들은 조울병 아동이 긍정적인 자아–개념을 갖고, 더 나은 대처 기법들을 배우고, 건강한 사회관계를 구축하게 해서, 삶의 질을 호전시키고, 재발을 예방하게 합니다.

아이들과 가족들이 기억하기 쉽게 하기 위해서, 소개에서 말하였듯이 나는 이 치료 기법을 폭풍우가 지나간 후에 흔히 오는 행복과 고요함을 상징하고 조울병으로 인한 격랑에서 가족들에게 희망의 신호로서 작용하도록, 무지개라고 부릅니다. 무지개는 또한 기분의 변동성 (무지개의 색깔로 나타나는)은 중간 정도(녹색 대 "자외선" 슬픈 기분이나 '적외선" 분노 또는 조증 발작, 둘 다 극단적임)에서 적절하다는 나의 철학을 따라가는 것입니다. 내 진료실에서는, 나는 조울병 아이들이 밑에서 설명할 안전한 중간 지대에 도달하도록 도와주려는 목적에서, 무지개 시스템을 가족들의 매일의 삶에 녹아들게 하기 위하여 가족들과 작업합니다. 무지개의 개관에 대해서 상자를 보십시오.

연구 결과들 : 무지개는 희망을 줍니다

체계적인 계획서를 사용해서, 우리는 클리닉에서 처음에 36명의 아이들에서 무지개 치료의 효과를 연구 계획서를 통해서 평가하였습니다. 치료 이후에 조증 증상들, 우울증, 정신병, 공격성, 부주의 그리고 수면 장애 증상들에서 호전이 있었습니다. 전반적인 기능이 호전되었으며 기분의 급속 순환은 치료 전의 97.1%에서 치료 후에는 32.4%로 감소하였습니다. 우리가 향후의 체계적인 임상 연구를 기다리고 있지만, 이러한 것은 우리에게 이러한 접근법이 조울병 아이들과 그들의 가족들의 삶에서 차이를 만든다는 희망을 주었습니다. 뒤이어, 우리는 수백 명의 아이들에서 이러한 기법을 계속해서 사용하여 믿기 힘들 정도의 성공을 보이고 있습니다. 우리는 또한 3년에 걸쳐서 아이들을 추적관찰을 해서 이 치료의 효과가 보조적인 후속 치료를 받는 가족들에서 지속되는 것을 발견하였습니다. 조증, 우울증, 공격성, 정신병, 수면 문제, 및 주의력 결핍 과잉행동 장애의 발병률이 감소하였고, 전반적 기능이 호전되었습니다.

무지개 치료의 핵심 요소들 : 여러분과 아이들을 위해서

- **R (일상, Routine)** : 갈등과 함께 주의 산만을 가져오는 협상을 줄이면서, 안정적인 일정을 가지게 하기 위한 확고한 일상을 확립합니다.
- **A (정동 조절과 분노 통제, Affect regulation/Anger control)** : 아이에게 자신의 감정 상태를 평가하기 위하여 기분 도표를 사용하도록 가르칩니다. 부모와 다른 가족 구성원들은 이 질병의 주기적인 성격과 조울병 아이들에서 보이는 크고 빈번한 기분 동요를 조절하는 데 있어서 약물들의 역할을 이해해야 합니다.
- **I (나는 할 수 있어, I can do it)** : 아이가 긍정적인 자기-이야기를 하도록 격려하고, 집과 학교에서 긍정적인 자기진술을 함으로써 자존심을 격려하고 구축하도록 합니다. 여러분도 또한 자신에게 긍정적인 피드백을 주도록 배워야 합니다.
- **N (부정적인 생각은 않기, No negative thoughts)** : 학교에서의 도움이 안 되는 생각이나 경험들을 차이를 가져올 수 있는 도움이 되는 생각들로 어떻게 바꿀 것인가에 대해서 아이가 생각해 보도록 안내하여서, 부정적 사고를 재구조화합니다. 여러분은 또한 긍정적이고 건설적인 사고들에 초점을 맞춰야 합니다. "현재를 살아야 한다"는 다른 말로는 마음 챙김(mindfulness)으로도 부르며, 매 순간을 살아간다는 생각으로 생활해 나간다는 일종의 경구입니다.
- **B ((아이에게) 좋은 친구가 되기 그리고 (여러분을 위한) 균형 잡힌 생활스타일 유지, Be a good friend, lead a Balanced lifestyle)** : 아이들에게 친구관계를 만들되, 더 중요하게는, 이러한 친구관계를 유지하라고 사전에 가르쳐 줍니다. 자기-가치감과 또래들에게 연결되어 있다는

느낌을 조성하여 줄 것입니다. "소속감"은 좋은 감정에 중요합니다. 아이를 돌보기 위해서 내내 "주의를 하고 있어야"한다는 점을 감안한다면, 여러분 자신을 위한 균형 잡힌 생활스타일을 유지하는 것이 중요합니다.

- **O (최적의 문제 해결, Optimal problem solving)** : 가족구성원들은 아이와 함께 공동의 문제 해결에 참여하도록 격려를 받습니다, 그러나 분노가 지나갈 때까지 기다려야 합니다. 중요: 바람직하지 않은 행동에 대한 즉각적인 결과는 추천하지 않습니다, 그리고 보상 시스템은 적당하게 사용되어야 합니다. "격려의 말들"을 통해서 가르치는 것이 조울병 아이들에게 영향을 주는 데에 핵심입니다.
- **W (아이와 나머지 가족들을 위한 지원을 받기, Ways to get support)** : 아이들에게 버팀목을 그려보고 그들이 만날 수 있고 그들에게 가까운 모든 사람들의 이름을 각 가지에다가 써 보도록 격려를 합니다. 이 기법은 아이들이 자신이 지원을 해 줄 수 있는 안전망이나 체계를 주변에 가지고 있어서 필요로 할 때에는 그들을 보살펴 줄 것이라는 점을 깨닫도록 도와주려는 의도입니다.

우리가 클리닉에서 12세션으로 진행하는 무지개 치료는 또한 회복을 흔히 방해하는 불안, 주의력 결핍 과잉행동 장애, 및 관리능력 및 충동 조절능력의 부족들과 같은 다른 문제들을 해결하는 데에 도움을 줍니다. 따라서, 아이들은 약물을 먹는 것의 중요성을 배우고, 치료에 남아 있기 쉽게 있게 됩니다. 무지개 치료에 참여하는 마지막으로 가장 중요한 이유는 여러분이 집에서 치료 환경을 이어가고 아이가 성장함에 따라서 아이의 성장을 키워 주는 팁들을 배우게 된다는 점입니다. 여러분은 치료자가 아이와 일주일에 한 시간 같이 있을 때 자리를 떠나서 어둠 속에 있지 않으며, 이제 지금 무슨 일이 일어나고 있는 건지를 자신에게 묻지 않습니다. 여러분은 참여하고, 숙련되며, 통제를 할 수 있습니다. 여러분이 무엇인가를 할 수 있다는 것을 알고, 할 수 있는 모든 것을 했다는 것을 알고, 여러분들이 얼마나 할 수 있는지 그 한계를 아는 것은 아주 해방감을 느끼게 하여 줄 것입니다! 이러한 종류의 요법은 단지 아이만을 위한 것이 아니라 또한 여러분을 위한 것입니다.

무지개 치료가 내 자신이 나의 팀과 함께 만들어 낸 것이기는 하지만, 그 뒤에 있는 원칙들은 어떠한 형태의 치료에서도 사용될 수 있습니다. 여러분이 지역 사회에서 같은 프로그램을 찾아내지 못한다 할지라도, 여러분은 이 원칙과 도구들을 의사와 공유하고 이 원칙들을 사용해서 집에서 조울병을 관리하는데 도움이 되도록 할 수 있습니다.

무지개 치료는 어떻게 작용하는가?

아동 조울병의 무지개 치료의 뼈대를 구성하는 아동 및 가족 중심 인지행동 치료와 관련된 몇 가지 연습들이 있습니다. 이러한 연습들은 조울병 아이가 일상을 세우고, 기분 요동을 감시하고 관리하며, 자존감과 대처 능력을 향상시키고, 부정적인 사고와 불안을 줄여주고, 사회기술을 구축하며, 효과적인 문제해결에 참여하고 적절한 시기에 사회적 지지를 구하도록 도와줍니다. 다음의 페이지들은 여러분에게 우리가 클리닉에서 하고 있는 것들과 함께 집에서 원칙들과 전략들을 적용하기 위한 많은 실용적인 제안들을 제공하여 드릴 것입니다. 이러한 전략들이 치료사의 도움으로 강화되고 적용되어서 완전히 효과를 발휘하게 되면, 이들은 또한 자구적(self-help)으로 스스로도 적용할 수 있습니다.

규칙적인 일상을 확립하기

가족에 조울병 아이들이 있을 때 삶이 혼란이라는 것은 말할 필요도 없습니다. 만약 조울병 아이들을 놔둔다면, 아이들은 늦게 일어나고 하루 종일 텔레비전을 보고, 먹고 자신이 내키는 대로 교제를 하기도, 사귀지 않기도 한다는 것을 여러분은 이미 알고 있습니다! 그러나 여러분께 상기시켜 드리고 싶은 것은 최대한 가능한 정도로 정상적인 삶을 확립해서, 든든한 기둥이자 안내를 하여 줄 지주를 세우는 것이 여러분이 조절 가능한 하루를 시작하도록 도와줄 거라는 점입니다. 일상이라는 데에서 내가 뜻하는 것은 규칙적인 식사와 수면, 이러한 실제적인 일상들이 확실히 중요하기는 하지만, 그보다 훨씬 이상의 것입니다. 나는 한 어머니가 이야기를 한 대로 "서로에게 일관성을 갖기", 즉 매일매일 서로를 같은 방식으로 그리고 존중하면서 대우하는 것에 신경을 쓰도록 하는 것을 목표로 하게끔 가족들을 충분히 격려합니다. 그러고 나면 아이들은 그들 주변에서의 일정 수준의 정서적인 안정성에 의지할 수 있습니다.

지극히 중요한 수면 주기

그렇기는 하지만, 내가 이전에 이야기를 한 대로, 일상을 확립하는 것의 지극히 중요한 목표로 수면 주기가 건강한 패턴을 가지게끔 하는 것이 있습니다. 만약 그러한 사이클이 깨진다면, 기분 상태의 변동이 분노와 섞여서 나타나게 유발할 수 있습니다. 따라서, 좋은 야간 수면을 매일매일 갖는 것이 예방적이면서 안정하게 하여 줍니다. 이는 피곤함과 일주기 리듬의 비정상적인 변화를 줄여주고, 활동 사이의 전환이 더 부드럽게 이루어지게끔 도와줄 것입니다.

조울병 아이들은 조증이나 경조증 단계에 있다면, 특히 수면에 대한 욕구 감소는 흔한 질병 증상이기 때문에, 흔히 수면시간과 관련해 한계를 넘기곤 합니다. 치료자는 여러분들이 수면 습관을 확립하거나 재설정하게끔 행동 전략들을 찾도록 도와줄 수 있어야 하며, 이를 통해서 아이가 쉬고 낮 동안에 활동할 수 있을 것입니다. 이러한 것들 중의 일부로는 샤워를 하거나 우유를 마시는 것으로, 아이에게 다가오는 잠자리의 키스나 또는 등 두들겨 주기에 대한 신호를 주게 됩니다. 정신적 자극이나 컴퓨터 게임과 같은 활동 또는 소다나 커피와 같은 카페인이 들은 음료들은 피하십시오. 수면시간, 기상시간의 일관성 그리고 잠자리의 일상들은 지극히 중요합니다. 텔레비전을 끄시고 잡음을 줄이고, 등을 끄십시오. 주말이라고 평정심을 잃지는 마십시오. 휴일과 주말 동안에도 일상을 똑같이(음, 거의 같은 정도로)유지하십시오. 좋은 규칙은 잠드는 시간을 주말에는 1시간, 여름 방학 동안에는 2시간 정도로 더 늦게 설정을 해서, 학기 중의 일상을 다시 회복하는 것을 쉽게 하는 것입니다.

학교에서 집에 오자마자 잠을 자는 아이를 알고 있습니다. 어머니는 아이가 피곤하다고 생각해서 잠을 자게 놔두었습니다. 이는 일부 약물들이 아이를 진정시켜서 학교에서 주목하려고 할 때에 피곤해지기 때문에 흔히 있는 일입니다. 낮잠시간은 꼭 필요할 때만 허용하되 30분에서 한 시간 이내로 제한을 하고, 약물을 조정해서 낮잠을 최소화하도록 하십시오. 나는 낮잠을 필요한 것으로 추천하지 않으며, 필요하지 않다면 허용하지 않습니다. 나는 또한 만약 잠을 잘 못 자는 것이 지속적인 문제가 되고 있다면, 약물을 바꾸는 것이 좋다고 생각합니다. 여러분들이 의사에게 부탁할 수 있는 몇 가지 선택안들이 있고, 일부는 5장에서 적절한 약물들을 처방하기에 대해서 이야기가 있었습니다.

규칙적인 식사와 간식

주목해야 하는 또 다른 일상의 요소로 식사가 있습니다. 여러분은 "배고픈 사람은 화내게 된다."는 속담을 들어 보았습니까? 배고픔, (흥분과 초조에 내재하는) 자율신경계의 불안정성, 그리고 수면 장애는 모두 다 시상하부라는 뇌 구조물을 통해서 뇌에 연결되어 있습니다. 그러니 아이에게 규칙적으로 제 시간에 식사를 하게 하십시오.

휴식 활동들

매일의 일정을 유지하는 것을 제외하고는, 주중에 아이를 달래 주기 위한 두어 가지 활동들을 고려하는 것에 대해서 또한 생각해 보십시오. 예를 들어, 수영과 테니스는 접촉이 없는 스포츠로 좋은 선택이며 혼자서 또는 파트너와 함께 감당할 수 있습니다. 이들은 "발산" 활동으로 기능합니다. 부드러운 음악은 아이가 긴장을 풀고 스스로를 달래도록 도와줄 수 있습니다. 많은 어머니들이 이것이 어느 날이든 쉽게 받아들여지는, 아이들이 이완하도록 도움을 주는 좋은 방법이라고 우리에게 이야기해 왔습니다. 궁극적으로 어떠한 것이 아이를 진정시켜주는가 하는 것은 아주 개인적입니다. 가족들이 집에서 더 잘 기능하도록 도울 수 있는 유연한 일상을 확립하는 더 많은 방법들에 대해서는 8장을 보십시오.

일관되게 하되 융통성은 가지게 하기

여러분들의 일상을 너무 엄격하게 하지는 마십시오. 그렇지 않으면 모두가 힘든 약속을 계속 지키게 하느라고 미쳐버릴 것 같은 여러분 자신을 발견하게 될 것입니다. 너무 열심히 노력하다가 여러분의 스트레스를 키우지는 마십시오! 기상시간, 학교 시간, 저녁 시간, 숙제 시간, 그리고 취침시간과 같이 하루에서 중요한 때들만을 골라서 그것들을 엄격하게 지키려 하십시오. 아이가 하루를 제대로 시작하게 하기 위해서 하나 제일 중요한 것은 여러분이 아이가 깨어나야 하는 시간쯤에는 옆에 가 있는 것입니다. 그리고 자신에게도 친절하게 대하십시오 (팁들에 대해서는 7장을 보십시오).

정동 조절 : 기분을 관리하기

아이의 기분을 한쪽 끝의 "자외선" 슬픈 기분에서부터 다른 쪽 끝의 "적외선" 분노 또는 조증 발작에 이르기까지 하나의 무지개로 보는 것이 도움이 된다는 것을 알았습니다. 목표는 여러분들의 아이들이 가능한 많은 시간을 이 스펙트럼의 가운데에 있는 안전한 녹색 지대에서 보내도록 도와주는 것입니다. 아이들의 기분이 이 스펙트럼의 바깥쪽 극단에 있을 때 도와주기가 가장 어렵습니다. 흔히, 나는 가족들과 아이들에게 그들의 기분변동에 대한 경험을 설명해 보라고 물어봅니다. 한 십대는 기분 장애를 자신을 치는 "보이지 않는 주먹"과 같다고 설명했습니다. 질병 경험을 이름 붙이는 것은 아이가 그것을 자신과 별개의 어떠한 것으로 기억하게끔 도와줄 수 있습니다; 조울병이 아이를 정의하지 않게 되는 것입니다.

5장에서 설명하였듯이 약물의 한가지 목표는 아이의 기분이 중앙 범위에 머물도록 안정화시키는 것입니다(높거나 낮은 어느 한쪽 방향으로 극단의 10중에서 1과 4 사이; 아래의 그림을 보십시오). 투약은 부러진 팔에 대는 부목과 같습니다. 팔은 여러분이 부목을 덧대지 않으면 붙지 않을 것입니다. 비슷하게, 만약 아이가 약을 먹으려 하지 않는다면, 뼈는 감염이 생기고 잘못된 방향으로 아물거나 전혀 낫지 않을 수도 있습니다. 같은 식으로, 만약 우리가 조울병을 지금 돌보지 않는다면 다른 정신적인 문제들도 생길 수 있습니다. 따라서, 아이가 약을 원하지 않을 때에도 약을 먹어야 함을 강조하는 것은 기분 조절을 향한 핵심적 단계입니다.

부모들이 약물에 대한 저항을 극복하기 위하여 말할 수 있는 것

약물 저항을 극복하도록 돕는 가장 좋은 방법들 중의 하나는 외교 수완을 통해서입니다-아이를 파트너처럼 대하십시오, 논리를 사용하고, 문제해결을 돕기 위하여 의사를 끌어들이십시오. 여기에 여러분이 이 위업을 어떻게 이룰 것인지에 대한 일부 예제들이 있습니다.

- "나는 그것을 매일 먹는 일이 성가시다는 것은 알아. 하지만, 이것을 너자 먹어야 하는 비타민 알약과 같다고 생각을 하렴 그리고 한번 해보는 거야!"
- "우리가 안달을 부릴수록, 더 어려워진단다. 애야. 내가 매일 바로 너의 옆에 서서는 약 먹는 게 별일 아니게 될 때까지 도와주마. 그게

어때?"

- "나는 네가 약을 혐오한다는 것을 안단다, 하지만 그것은 네가 삶을 훨씬 더 즐길 수 있게 도와주는 필요악이란다."
- "나는 네가 약을 먹고 졸린 것을 좋아하지 않는다는 것을 안다. 내가 의사선생님한테 말해서 우리가 약을 조정해서 네가 그렇게 피곤하게 느끼지 않게 하는 것은 어때, 좋아?"
- "네가 나나 우리 가족 중에 어느 누구보다도 훨씬 더 고통받고 있다는 것을 안단다. 네가 약을 거부하려고 하지 않는 한, 약물은 편하고 기분이 더 좋아지게 느끼도록 도와줄 거야. 만약 약이 효과가 없다면, 우리는 의사선생님에게 말해서 약을 조정해서 정말로 네가 도움을 받게 할 거란다. 애야."
- "약이 크거나, 네가 약을 혐오하거나, 약을 그렇게 많이 먹는 것을 좋아하지 않는다는 것을 안단다. 우리가 그에 대해서 의사선생님한테 이야기를 하고 토론을 해서 우리가 어떻게 가능한 최선의 요법이나 약물 종류들을 찾아낼 수 있는지 알아보는 것이 어떻겠니?"

응급상황에서, 여러분은 고조되는 기분요동을 막기 위해서 "필요시" 약물을 사용할 필요가 있을 수도 있습니다. 이러한 환경에서는, "나는 네가 조증 상태가 되는 것을 보았다. 너는 그 상태를 지금 바로 벗어나기 위해서 약을 먹어야만 해."라고 완고하게 끼어들어서 말하는 것보다는 "너를 위해서 마음을 편하게 해주는 약을 먹는 것이 어떻겠니, 아이야?"라고 친절하게 말을 하는 것이, 낫습니다.

아동 및 가족 중심 인지행동치료의 한가지 목표는 부모님들에게 어떻게 하면, 조울병 아이와 효과적으로 의사소통을 하고, 직면시키고 통제하기보다는 영향력을 사용하는지를 가르치는 것입니다. 이 기법은 "적

색" 시기 동안에 나타날 수 있는 파괴적이고, 공격적이거나 무례한 행동을 줄여주는 가장 좋은 방법이며, 다른 시기 동안의 확고한 경계 설정과 함께 동정심을 균형을 맞추어 주기 위한 행동 전략들을 제공합니다. 이전에 말한 대로, 아이가 적색 지대에 있다면 스스로에게 "강해져야 해." 라고 말하십시오. 아이가 여러분에게 욕설을 할 때, 말하고 있는 것은 질병이라는 점을 상기하시고 확고하되 부드럽게 수정을 하여 주십시오.

기분 도표를 사용하기

한 부모님은 "아이의 행동, 기분, 치료, 약속들, 반응들, 유발인자들, 등등에 관한 일지를 쓰세요."라고 충고합니다. "이 정보는 앞으로 진행해 나가면서, 아주 유용합니다. 내 첫아이가 조울병 진단을 받은 지 6년이 지난, 오늘까지도 나는 이러한 기록들이 대단히 도움이 된다고 느낍니다." 나는 몇 가지 이유들로 인해서 여러분들의 아이들의 감정 상태에 대한 기분 도표를 작성하도록 권합니다 : 첫째, 아이가 도표를 봄으로써 스스로를 이해하도록 도와줍니다. 궁극적으로 이 도구는 다가오는 기분 동요를 알아차리고 바꿀 수 있도록 하는 피드백 기전으로 작용합니다. 두 번째, 기분도표들은 여러분이 새로운 약물을 시작할 때 결과들을 보고 주시하도록 도와줌으로써, 시각적인 유사물을 제공해 줍니다. 마지막으로, 기분 도표들은 아이들과 가족의 다른 구성원들에게 이 질병의 주기적인 특성에 대해서 교육하는 것을 도와줍니다. 때로는 형제들이 곤란한 점을 지적하거나 과장을 해서 문제를 예방하는 데 도움을 주기보다는 문제를 만드는 경우도 있기는 하지만, 형제들이 짓궂게 괴롭히거나 비난하는 대신에 "아, 이것에 우리 언니/동생에게 일어나고 있는 거구나,"라고 깨닫게 도와줄 수 있습니다. 그래서 형제들로부터의 부정적인 보고들이 있는지 세심하게 찾아보고, 상황에 맞추어서 기분 도표들을 현명하게 사용하십시오. 기분 도표들은 또한 학교에서도 유용해서, 선생님들이나 다른 학교 관계자들이 아이의 상태를 더 잘 이해하고 아이에게 필요한 것에 대처하는 가장 좋은 방법들을 결정하도록 도와줍니다. 학교 쪽 사람들과 작업하기에 대해서 더 많은 것은 9장에서 찾을 수 있을 것입니다.

기분 도표들은 극도로 간단할 수도 있습니다. 단지 보통 달력을 가져다가 그 날이나 주가 슬프거나 위축이 되어있는지(파란색), 보통 기분인지 (녹색), 또는 화가 나거나, 흥분하거나 또는 공격적인지(적색) 여부를 기록하기 위해 매일이나 주간 단위로 기분에 따라서 색칠을 할 수 있습니다. 시간이 지나면, 아이는 스스로 이 도표에서 어떻게 기록을 해 나가는 지 배우게 될 것입니다. 아이가 자신의 기분이 변동하는 것을 이해하고, 기분 동요의 경고 신호들을 찾아내기 시작하면, 아이와 여러분 둘 다 이제는 초기에 의학적 도움을 받거나 악화를 예방하도록 긍정적인 자기-대화와 다른 기법들을 사용하기에 더 유리하게 됩니다. 표본이 되는 매일의 기분 달력을 보기 위해서 부록 G를 보십시오. 또한 균형잡힌 마음 재단 웹사이트인 www.thebalancedmind.org에도 사용할 수 있는 몇 가지 기분 도표들의 예제들이 있습니다.

기분 감독 및 관리

- 아이와 앉아서 기분 도표를 아이의 일상적인 주기에 따라 매일 또는 주마다 갱신하십시오.
- 아이의 고유한 인격과 정서의 미묘한 차이들을 포용하여 주어서 긍정적인 점들을 강조하고, 목표가 아이가 행복하고도 평온하게 지내도록 도와주는 것이지 아이 자체를 바꾸려는 것이 아니라는 점을 분명히 하

십시오.

- 상황이 극단적이 될 때까지 행동하기를 기다리지 마십시오. 아이가 중간 (녹색) 지역을 벗어나고 있다는 첫째 신호가 올 때 바로 개입하십시오. 치료는 부모님들이 효과적인 의사소통 기법과 이러한 환경하에서 경계 설정을 사용할 수 있도록 도와줄 수 있습니다.
- 아이 의사, 치료사 및 다른 지원 전문가들과 기분 도표를 자주 공유하여서, 그들이 아이의 상태에 대해서 지속적으로 새로운 정보를 얻게 하십시오. 이것은 특히 약물 투약 중에는 유용할 수 있습니다.
- 도표를 사용해서, 가족 구성원들, 가까운 친구들, 선생님들 그리고 코치들에게 조울병과 그들이 힘들 때에 아이를 어떻게 지지하여 줄 수 있는지에 대해서 교육할 때 도움을 받으십시오.

기분 도표가 여러분의 인생에 부담이 되게 하지는 마십시오.

여러분이 느끼기에 스스로와 아이가 그것을 할 수 있다고 생각이 들 때만 기분 도표를 기록하세요. 나는 이러한 일들이 진전을 방해하거나 여러분에게 더 많은 부담을 만들기보다는 도움이 되어야 한다고 생각합니다. 흔히, 부모들은 나에게 도표와 일지의 뭉치들을 깔끔하게 모아서 십여 가지의 색깔들로 모든 사소한 기분 변화를 기록해서 바인더에다 넣어서 가져오십니다. 그렇게 하는 것이 속이 후련할 수도 있고 여러분에게 전반적인 안목을 갖게 해 줄 것이라는 점은 이해하지만, 일부 사람들에게는 이는 엄청나게 번거로운 일로 보일 수도 있습니다. 기분 도표에 여러분이 얼마나 많은 시간과 세심한 주의를 기울이기를 원하는지는 *여러분*에게 어느 것이 가장 좋은가에 달려 있습니다. 그러나 큰 그림에 시선을 두십시오. 항상 여러분의 새로운 철학에서 첫 번째 사항을 상기하십시오 (4장을 보십시오) : 부담감을 줄이세요!

"나는 할 수 있어" : 자존감을 호전시키기

조울병 아이들은 흔히 사람들, 특히 또래들이 자신의 예측할 수 없고 제멋대로인 행동에 대해서 반응하는 방식들로 인해서 낮은 자존감을 갖고 있습니다. 이것은 물론 학업 실패에 이를 수 있는 학업 문제들의 가능성을 높여서 상황을 복잡하게 만듭니다. 비난에 대한 극도의 민감함 때문에 아이들은 흔히 스스로를 무기력한 희생자로 보게 됩니다. 이것은 부적절감과 무력감과 같은 감정들을 가리기 위해서, 거짓말이나 위험을 감수하는 것과 같은 다양한 부적응 행동들을 가져오게 됩니다.

긍정적인 자기상을 키워주고, 아이의 자신에 대한 긍정적 인식을 북돋아 주기 위해서 여러분들이 지금 당장 할 수 있는 몇 가지 중요한 일들이 있습니다. 우리가 이전에 논의를 했듯이, 여러분은 아이가 자신에 대한 긍정적인 메시지들을 내재화하도록 도와주는 거울로 작용을 합니다. 여기에 여러분이 시작할 수 있는 목록들이 있습니다.

1. *아이가 적어도 다섯 가지의 긍정적인 자기진술들을 갖도록 하십시오.* 그렇게 함으로써, 여러분이 좋아하고, 칭찬해줄 다섯 가지들을 아이에게 말해주라는 뜻입니다. 또한, 아이가 자신에 대해서 몇 가지 진술들을 고르게 하십시오. 할 수 있을 때마다, 아이에게서 좋은 점을 포착하도록 계속 노력하십시

오! 아이가 여러분의 눈을 통해서 스스로를 긍정적으로 비추어 보게 하십시오.

2. *아이를 가르치는 동안에 아이에게 부드럽게 격려의 말을 하여 주세요.* (아이가 "난 할 수 있어!"라고 말하는 법을 배우도록 도와주기 위해서, "너는 할 수 있어!"라고 다르게 말하십시오.) 아이가 아버지와 함께 놀이 약속을, 그리고 딸은 어머니와 함께 놀이 약속을 잡도록 하십시오. 아이의 친구들을 소중하게 여겨주고, 아이가 자부심을 가질 수 있는 기술들을 가르쳐 주는 동안 아이에게 주목하십시오.
3. *하루에 적어도 5분 동안은 아이의 눈을 보고 아이가 말하려고 하는 것을 그저 들어 주십시오. 나는 이것을 "5분간의 마법의 원기 회복제"라고 부릅니다.*
4. 아이가 자신, 자신의 흥밋거리 및 자신의 성취에 대해서 특별하고, 대단하거나 놀랍다고 설명할 수 있는, *스스로에 대한 긍정적인 이야기들을 써보게 하십시오.* 이러한 이야기들은 아이가 원할 때마다 힘을 얻을 수 있는 보물 상자가 될 수 있습니다.
5. 아이가 긍정적인 분출구와 활동들을 찾고, 잘 해낼 수 있고 자부심을 가지고 볼 수 있는 자신이 능숙한 개인적인 영역들, 주제, 스포츠, 게임 또는 취미를 찾아내고 이해하도록 도와주어서, 아이의 자신에 대한 지각을 바꾸십시오. 아이가 자신이 좋아하거나 접촉이 없이 또는 소수의 파트너들과 함께 스스로 할 수 있으면서 능숙해 질 수 있는 가능성이 있는 스포츠를 하도록 하십시오. 수영, 테니스, 골프, 또는 경주나 댄스도 적당할 것입니다.

"투사적 동일시"라는 용어에 대해서 생각해 봅시다. 이것이 정신분석학적인 알쏭달쏭한 이야기로 들리십니까? 이는 그러나 심오한 뜻을 갖고 있습니다. 나는 만약 우리가 아이로부터 긍정적인 것들을 기대한다면 우리도 또한 아이들을 잘 대우하여 주어야 한다고, 부모들에게 자주 이야기합니다. 만약 우리가 아이들을 믿고, 신뢰하고, 아이들과 함께 있는 것을 즐긴다면 아이들도 동일하게 반응할 가능성이 더 많을 것입니다. 모습을 투사하여 주시면, 아이들은 그것을 동일시하고 따라서 행동할 것입니다! 긍정적 행동을 기대하고 믿어 주십시오. 이것이 항상 먹혀 들어가지는 않을 수도 있습니다, 그러나 특히 아이가 안정적인 기분상태에 있을 때에는 계속 노력하십시오. 긍정적인 전망과 함께 아이에게서 좋은 점을 찾는 것은 여러분의 기분에도 또한 도움이 될 것이고 긍정적인 일들이 일어나도록 하여 주는 스트레스가 덜한 환경을 만드는 것을 도와줍니다.

아이의 자존감을 쌓아주기 위한 팁들

- 여러분이 아이에게서 사랑하는 다섯 가지의 목록을 아이에게 주십시오.
- 아이가 자신이 스스로에 대해서 좋아하는 다섯 가지의 목록을 써보도록 도와주십시오.
- 아이가 사기를 북돋울 필요가 있을 때 다시 읽어볼 수 있는, 자신에 대해서 긍정적인 이야기들을 써보도록 격려하십시오.
- 아이가 "난 할 수 있어!"라고 말하는 습관이 생길 때까지, 아이에게 말하세요, "너는 할 수 있어!"
- 하루에 적어도 5분은 주의를 딴 데로 돌리지 않고, 아이의 말을 들

어 주는 데에 쓰십시오.

- 아이의 능력과 기술을 이용할 수 있는 활동으로 아이의 능력과 기술들을 키워 주십시오.
- 아이에게 자신이 좋아하는 것들로 스스로를 달래어 줄 수 있도록 아이를 가르치십시오-여러분 자신도 아이를 달래기 위해서 등을 두들겨 주십시오.
- 아이가 자신이 유능하다고 느끼도록 혼자서 하는 스포츠들을 하게끔 하십시오.
- 여러분이 아이를 믿고 있음을 보여 주어서, 아이가 스스로를 신뢰하게끔 도와주십시오.

부모들도 또한 자존감, 한 방을 필요로 합니다!

이러한 전략들이 여러분 스스로에 대해서 좋게 느끼게 돕는 데에도 정확히 같은 방식으로 작용함을 기억하십시오. 스스로에게 긍정적인 일들을 말하는 연습을 하십시오. 이 책을 읽음으로써 아이를 도와주기 위해 배우는 모든 것들을 알려고 노력하는 것에 대해 자신에게도 점수를 주십시오. 그토록 노력하는 것에 대해서 스스로 등을 두들겨 주세요. 여러분은 나의 스타입니다!

부정적 사고는 없어야 : 부정적 사고 제거하기

학교, 친구들, 그리고 심지어 다른 가족들과의 투쟁을 계속하는 것은 아주 부정적인 전망과 자신의 미래에도 부정적인 생각과 태도를 투영하는 경향을 만들 수 있습니다. 왜 조울병 아이들이 "나는 결코 이길 수 없어"와 "아무도 나를 결코 좋아하지 않을 거야."같은 이야기를 하는 경향이 있는지를 이해하기는 쉽습니다. 인지행동치료 기법을 채택하여서, 조울병 아이들은 자신이 다툼을 하고, 실패하고 상실감을 경험하는 유일한 사람이 아니라는 것을 인식하게 될 수 있습니다. 조울병 아이들은 혼자가 아닙니다! 아이가 누구도 자신이 원하는 모든 것을 갖고 있지 않으며 모든 이들이 다 좋아하는 사람은 없다는 것을 인식하게 도와주는 것은 이러한 매일의 다툼을 정상화시키도록 도와줄 것입니다. 아이가 자신이 이미 가지고 있는 성공과 친구관계들을 인식하고 키워 나가게끔 도와주는 것은 초점을 지금 여기로 옮기게 도와줄 것입니다. 이는 어려운 문제들에서의 개인교습과 같이 현실적인 답안들에 대한 문을 열어줄 수 있습니다.

부정적 사고들에 싸우는 것을 돕기 위하여 몇 가지 방안들을 준비하십시오. 아이에게 부정적인 생각들에 대해서 "그만"이라고 말하도록 가르치십시오. 현실적인 답안들을 찾기 위하여 곤란한 부분을 재구성하여 보십시오. 아이에게 대안을 바로바로 생각해 보도록 가르치십시오. 아이가 자신이 내려가는 나선을 타고 있을 때 바로 인식을 하게끔 하십시오. 지속적인 문제들에 대한 해결방안들을 적어보시고, 아이가 그것들을 검토하도록 주지시켜 주십시오. 아이에게 고난은 지나갈 것이라고 가르치십시오. 만약 아이가 이상한 안경을 쓰고 사람들이 아이를 그에 대해서 놀린다면, 더 나은 안경을 찾으세요. 아이가 자신의 문제에 실용적이고 긍정적인 답안들을 찾도록 도와주십시오.

아이가 부정적인 생각을 긍정적인 결과로 바꾸도록 어떻게 도와줄까

1. 아이에게 문제들을 문제 해결 기술을 연습할 기회로 보도록 가르칩니다.
2. 아이가 문제의 근원을 바로 찾아내서 대안이 되는 해결방안으로 대처하도록 격려합니다.
3. 아이가 지속적인 문제들에 대해서 해결 방안 목록들을 써보도록 하고 새로운 문제들을 만날 때 목록을 찾아보게 합니다.
4. 아이에게 문제가 사라지고 더 나은 때가 찾아오는 시기가 있을 것이라고 상기시킵니다.
5. 상황이 바뀌어 나갈 많은 긍정적인 길들에 대해서 제안하여 주십시오.
6. 실질적인 해답을 찾으려는 아이의 노력에 함께 동참하십시오.

만약 여러분들이 미래에 스스로의 공포와 불안을 투사한 나머지 여러분이 어찌할 줄 모르는 상황이 된다면 치료는 또한 여러분들에게도 아주 도움이 될 것입니다. 스스로와 아이에게 한번에 하루씩 살아나가고 항상 내일이 있다는 점을 가르치십시오.

지금에 맞추어 살기, 그러나 어떻게?

"지금"이라는 단어는 당신을 위한 것입니다! 어떤 점에서는, 조울병은 이차적 또는 반응성의 조울병을 부모들에서 만들어냅니다. 예를 들어, 한 부모가 말한 대로, "우리 모두는 탈진하고, 기진맥진해서, 이것이 집안의 모두에게서 긴장감과 함께 버릇없는 행동들이 생겼습니다. 어느 누구도 행복하지 않고, 모두가 비참했기에, 누군가가 무엇이 정말로 일어나고 있는가를 받아들이고 나서 나머지 가족들을 도와서 조울병이 있는 아이를 제대로 지지해 주도록 다시 궤도에 오르게 도와줄 때까지는, 악순환의 끝없는 주기가 반복이 되었습니다." 여러분은 소리치고 좌절해서 울어버릴 수도 있고 낙담해서 머리를 벽에 부딪히고 싶은 생각이 들 수도 있습니다. 여러분은 항상 "깨어" 있어서-기민하고, 중간 입장이면서, 적절하고, 동정적이어서-아이에게 긍정적인 피드백을 나누어 줄 수 있어야 합니다. 그렇게 하려면 여러분은 한계점에 이르게 되고 참지 못하게 됩니다. 바로 이 시기가 "현재"를 사는 것이 여러분들이 살아남을 수 있도록 도움이 되어 줄 수 있는 때입니다. 단지 지금 진행되고 있는 것에만 초점을 맞추고 나머지 모든 것들은 나중을 위해 남겨 두십시오. 스스로에게 "나는 해낼 수 있을 만큼 충분히 강해. 나는 화를 조절할 수 있어, 그리고 내가 화를 참지 못한다면, 도움을 요청하고 화풀이를 위해서 친구나 치료사, 의사를 찾아보겠어."라고 말하십시오. 이러한 자기-대화를 연습해서 여러분이 그것을 완벽하게 하고 이것이 제2의 천성이 되어서 여러분에게 상처를 주고, 극한까지 몰아붙이는 일들을 떨쳐 버리도록 하십시오. 이것이 "마음 챙김(mindfulness)"입니다.

여러분에게 5장에서 쓰라고 제안한 일지를 기억하십니까? 여러분이 마주치게 되는, 자신의 능력을 믿게끔 상기시켜주는 영감을 주는 주문, 경구들로 일지를 채울 기회를 꼭 갖도록 하십시오. 여러분이 언제든 쉽게 손이 닿을 수 있는 곳에 일지를 두시고, 거기에서 영감을 주는 문구들을 노트카드에 옮겨 적은 다음, 여러분이 힘든 순간이 한창일 때 집중할 수 있도록 꺼낼 수 있게 지갑에다 넣어 두세요. 우리가 살면서 조울병 아이를 키우든 말든, 우리는 이와 같은 개인적인 힘의 원천을 갖고 있는 것에서 모두가 도움을 받을 수 있습니다. 이 세상에서 최고의 치료사조차도 우라 자신의 상황과 필요에 대해서 우리 자신만큼 알지는 못합니다. 그러니 여러분에게 영감을 주는 개인적인 성장을 위한 책들에서 생각들과 어구들을 가져다가 여러분들의 일지에 적으십시오. 문제가 있을 때, 여러분들의 생각을 "이중 열 기법"을 사용해서 구체화하십시오: 한 페이지에 두 개의 열을 만듭니다; 그리고 나서 한쪽 열에다가는 문제들을 기술합니다. 그리고 다른 쪽에다가는 해법을 찾아봅니다. 나는 행동들에 영감을 주고, 방향을 잡기 위해 이와 같은 일지를 사용합니다. 나는 이것을 내 자신의 중심을 잡기 위해서 사용합니다. 우리 대부분에게, 영성, 평화, 그리고 긍정적인 사고는 전혀 자동적으로 얻어지는 것이 아니며 우리는 훈련을 통해서 이들을 연습할 필요가 있습니다. 나는 이 부분을 진실되고도 겸허하게 기술하였으며, 여러분은 내가 설교하는 것을 나도 연습하고 있으며 여러분에게 무엇을 하라고 단지 이야기만을 하고 있는 것이 아님을 알게 될 것입니다.

좋은 친구가 되기 : 사회 기술을 구축하기

아이들이 단지 친구를 만드는 것뿐만 아니라, 또한 그 관계를 유지하는 것에도 도움을 주는 것이 중요합니다. 내가 만난 많은 부모들은 아이가 스스로 선택한 많은 친구들을 잃어버린 이후에야 아이들에게 적절해 보이는 친구들을 찾는 것에 매달리곤 합니다. 여러분도, 또한 아이들이 외롭다고 말하면서 방과 후에 같이 놀 친구가 없다고 할 때 이렇게 하고 싶은 생각이 들 수 있습니다. 그러나 만약 누군가가 여러분을 위한 친구를 선택하여준다면 어떻게 느낄지 스스로 자문해 보십시오. 물론 여러분은 상처를 입거나 잘못된 방향으로 빠지는 것에서 자신의 아이를 보호하기를 원할 것입니다, 그러나 아이들이 함께 놀 수 있도록 부모들이 함께 약속을 정할 때 여러분이 받아들일 가능성이 있는 친구들 중에는 아이들이 실제로 좋아하는 친구들을 포함시키십시오. 여러분이 아이들의 사회적인 "대리인"처럼 행동하고자 하는 한가지 이유는 만약 여러분이 아이를 위해서 올바른 친구를 선택한다면 여러분들이 아이들이 같이 놀게끔 놀이 약속을 잡아줄 수 있고, 그러면 그 둘이 스스로 알아서 놀 것이라고 믿기 때문입니다. 그러나 여러분은 조울병 아이에서는 그러한 일은 일어나지 않으며, 그것은 여러분의 아들딸들이 "올바른" 아이들과 많이 어울리지 못해서가 아니라는 것을 이미 아마도 알고 있습니다. 여러분은 아이들이 보통 자기 뜻대로 하게 남겨지는 나이를 넘어서까지, 계속해서 가지 않고 머물러서 신중하게 놀이시간을 감독할 필요가 있습니다.

이것이 부담스러워 보인다면 (어떻게 여러분이 일을 끝내고 나서 하루에 남겨진 그토록 적은 시간에 다른 의무들을 또 챙기겠습니까?), 이러한 것들이 모두 "가르침의 순간"임을 기억하십시오. 여러분은 조울병 아이에게 또래들을 존중하면서 대우하고 건전한 관계에 중요한 주고받는 기법들을 배우도록 가르칠 수 있습니다. 아이가 현장에서 고칠 필요가 있다면 적극적으로 아이를 빼내서 적절한 기술들을 가르치십시오. 신중하고도 세심하되, 이러한 가르침의 순간들을 사용하십시오. 이것은 한 번에 한 단계씩 아이에게 영향을 주고, 틀을 잡아 줄 여러분의 기회입니다. 나는 개인적으로는 협조하여 줄 수 있는 부모들과 함께 친구들을 선택할 것을 권합니다, 따라서 여러분은 접근하는 것에 대해서 덜 스트레스를 받을 것입니다. 스스로를 위해서도 과정을 가능한 한 쉽게 하십시오. 여러분이 편하게 전화할 수 있는 사람들의 명단을 만들고 그들을 여러분의 핸드폰 전화번호부에 입력하여 두십시오. 여러분의 이메일 함에 이 부모들의 이메일을 따로 기록하여 두는 폴더를 만드십시오. 이러한 약속들을 세밀하게 조정하는 데에는 시간이 걸림을 받아들이되,

과정을 가능한 한 단순하게 하십시오.

여러분을 위한 균형 잡힌 생활 방식

"나 자신을 잘 돌 볼 수 없다면, 어떻게 내가 딸에게 자신을 잘 돌볼 수 있는지를 보여줄 수 있을까?"-한 아주 현명한 부모로부터의 좋은 질문입니다. 이 연습은 당신을 위한 시간을 찾기에 관한 것으로, 여러분의 삶에서의 균형이 있게 하려는 것입니다-그렇지 않다면, 어떻게 아이들이 자신의 균형을 찾도록 배울 수 있겠습니까? 여러분의 삶에서 어느 정도가 조울병 아이, 다른 형제들, 배우자, 직장, 그리고 마지막으로 여러분 자신에게 할당되는 지를 보여주는 파이 차트를 잠시만 짬을 내어, 그려 보십시오. 틀림없이 여러분을 위한 부분이 가장 작은 조각을 차지할 것입니다. 슬프기는 하지만, 여러분이 비참하게 느낄 필요는 없습니다. 나도 역시 내가 필요로 하는 모든 일들에 시간을 내다보면 자신을 위해서는 작은 파이만을 갖고 있습니다, 그러나 나의 부분은 내 배터리를 충전시킬 필요가 있을 때는 더욱 커집니다.

어떻게 여러분은 자신의 배터리를 충전시킬까요? 여러분은 자신을 돌보고 그 에너지를 사용해서 자신에게 초점을 맞출 수 있습니까? 여러분은 마치 생일인 것처럼 자신이 하고 싶은 대로 해 본 적이 있습니까? 여러분은 이따금씩 좋아하는 일들을 하기 시작합니까? 만약 그렇지 않다면, 여러분들이 하고 싶은 3가지 일들을 나열해 보시고 반드시 그것들을 하기 위한 시간을 내십시오. 시간이 없다고는 말하지 마십시오. 심지어는 가장 큰 회사의 최고경영자들이나 정부의 지도자들도 골프와 조깅을 위한 시간을 냅니다. 멀리 보고 명심하여 두십시오, 그리고 자신을 돌보는 것에 대해서 현명해져야 합니다. 여러분이 자신을 돌보지 않고 다른 사람들을 위해서만 무진장 애를 쓴다면, 여러분은 결국 실패할 수밖에 없는 운명이 됩니다. 아이에게 여러분 자신을 위한 시간을 충분히 가지려고 한다는 것을 보여줄 필요가 있으며 그렇게 해야 아이도 인생을 위해서 건전한 자신을 돌보는 습관을 배울 수 있습니다. 여러분 자신을 돌보기에 대한 더 많은 방법들이 7장에 있습니다.

여러분이 재충전을 필요로 할 때, 자신에게 더 큰 파이의 부분들을 할당하세요. 그것은 단지 일시적이지만, 아이에게도 자신을 돌봄의 중요성에 대해서 본보기를 보여줄 것입니다.

효과적인 문제 해결을 가르치기

여러분이 매니저처럼 생각하고, 효과적인 문제 해결 기술들을 본보기를 보여 주고, 조울병 아이와 여러분 자신에게서 반응성을 줄이기 위해서 과도한 완강함 대신에 설득을 통해서 영향을 주려고 하는 것은 중요합니다. 아이가 갖고 있는 강점들을 보고 여러분과 아이가 어떻게 하면 문제들을 협동해서 풀 수 있는지를 생각해 내는 것은 상상하는 것보다 더 많은 위기들을 헤쳐나가게 하여 줄 것입니다. 옆집에 있는 좋은 이웃들을 여러분들이 대할 때처럼, 아이를 존중과 존경으로 대하십시오. 말한 대로, 여러분들이 존중하면서 대우를 하면, 아이의 자존감에도 발판이 되어줄 것이며, 또한 효과적인 문제해결을 위한 기초를 놓아 줄 것입니다.

문제가 발생하면, 기억해야 할 가장 중요한 일들 중의 하나는 맹렬하게 타오르는 불길(즉, 아이의 폭발적인 감정들)을 건드리지 않는 것입니다. 그렇지 않으면 여러분은 화상을 입게 됩니다. 분노발작이 수그러들 때까지 떨어져 계십시오. 아이에게 여유를 주십시오. 아이가 조용해질 때, 아마도 아이에게 잘 자라고 키스를 해 줄 때쯤 해서 말하십시오. 여러분이 보기 원하는 행동(이전에 무엇이 일어났어야 했고 무엇을 피할 수 있었는지를 구체적으로 지적하면서)을 동정적인 어조로 설명해 주세요. 동정심을 거부하기는 어렵습니다. 또한 사고 이후에는 아이가 사과를 하도록 하는 것을 기억해 두십시오. 이렇게 하면 아이는 자신이 실수를 했고 그에 대해서 책임을 진다는 것을 배우게 됩니다.

표준적인 행동 조절 방식에서는, 여러분들이 특권을 취소하지 않으면서도 결과에 따른 책임을 부과한다는 것이 중요합니다. 대신에, 우리는 경험으로 조울병 아이들에게 역효과를 낳을 수 있는, 표준적인 행동 수정 기법보다는 대인관계 정신치료에 기반한 문제 해결 기법들을 사용해서 문제에 접근할 것을 추천합니다. 만약 아이들이 주의력 결핍 과잉 행동 장애로 진단을 받았었다면, 여러분들은 주의력 결핍 과잉행동 장애 아이들에서는 도움이 되었을 타임아웃과 점수나 다른 보상 및 처벌 시스템이 (조울병이 있는) 아이들에서는 잘 먹히지 않는다는 것을 이미 발견하였을 것입니다. 이것은 물론 여러분들이 아이들이 생각이 떠오르는 대로(밑의 "물어보기–말하기–하기"를 보십시오) 어떻게 행동을 하든 허용을 해 주기로 되어 있다는 것을 뜻하지는 않습니다, 그러나 처벌을 부과하는 것 그 자체로는 효과적이지 않을 것입니다.

조울병 아이들에서 행동 치료는 추천되지 않습니다. 왜냐하면 아이들은 처벌을 모욕으로 받아들이고 여러분을 불신하고, 여러분을 피하고 화를 내면서 여러분에게 짜증을 내기 시작하기 때문입니다. 아이가 여러분에게 욕을 한 후에 아이에게 새 자전거를 선물해 주어야 한다는 뜻이 아닙니다. 그러나 여러분은 "글쎄, 지금 일들이 잘 안 되고 있는 것 같구나. 네가 일들을 더 잘 다룰 수 있다고 느끼게 되고 일이 잘 진행이 되면, 우리는 너에게 새 자전거를 사 주마."라고 말할 수는 있습니다. 이러한 확고하고도 단호한 메시지를 동정심과 함께 전한다면 좀 더 효과적일 것입니다. 중요한 것은 신중한 어조와 시기입니다! 흔히, 조용하고도 침착하게 있는 것은 어렵습니다. 나는 부모님들과 역할극을 하며, 여러분들은 만약 원한다면, "로봇 모자"를 쓰고 있다고 상상하며, 중간 어조로 이야기하되 여러분들이 말할 필요가 있는 것을 침착하게 말하는 것을 연습할 수 있습니다. 때로는, 아이들이 여러분을 흥분시키지 못하였기 때문에 차분함을 싫어할 수도 있습니다. 그러나, 나중에는, 만약 여러분이 침착하게 있으면서 꾸준하게 말하는 것을 연습한다면 아이는 자신이 여러분을 휘둘리게 할 수 없다는 것을 배우게 될 것입니다. 여러분의 완벽한 침묵은 아이가 여러분에게서 반응을 이끌어 내려고 할 때에, 여러분들이 아이를 무시하는 것으로 보일 수도 있습니다. 그러니 대신에, 여러분과 아이 둘 다 준비가 되었을 때 (아이와의 대화에서 콤마로 끊되, 마침표를 사용하지는 않는 것처럼) 여러분이 어떻게 이 사건을 토의할지에 대해서 짧게 언급하면서 아이에게 주목하십시오. 폭풍우의 한가운데에서 아이와의 긴 싸움에 말려들지 마십시오. 여러분은 다리를 만들고 있으며 아이가 여러분들을 믿게 해서 여러분의 가르침과 지시에 따라오게끔 할 필요가 있습니다.

나의 진료실에서는, 이러한 대화를 다루는 가장 좋은 방법을 예로 보여 주기 위해서, 부모와 조울병 아이 사이에서의 대화를 본보기를 보입니다. 부모는 아이의 역할을 하고 나는 부모의 역할을 합니다. 나는 부모님에게 그들이 원하는 한 나에게 도전을 하여 보시게 하고, 나는 그 공격을 차분하게 견뎌내 보도록 합니다. 부모들은 흔히 내가 비현실적인 상황에서 잠시 동안 적절하게 행동하는 것은 쉬울 거라고 말합니다. 나는 그 말에는 동의하지 않습니다. 내 경험으로는, 자꾸 연습하다 보면 잘 하게 됩니다-이러한 아이들을 대하는 것을 더 많이 연습할수록, 더 쉬워지고 더 자동적이 됩니다. 여기에 한 예시가 있습니다 :

아이 : 나는 콘서트에 가고 싶어요.

부모 : 누구와 가고 싶은데?

아이 : 알렉스, 톰, 그리고 아드리안 하고요.

부모 : 글쎄, 나는 그 아이들이 마리화나를 피우는 것 알고 있어서, 그 친구들은 만족스럽지 않은데. 내가 너의 선택을 존중하지만, 네가 올바른 결정과 선택을 하게끔 도와주는 것이 내 역할이라고 생각해. 내 생각에는 이번의 결정은 아닌 것 같다.

아이 : 엄마, 나는 엄마가 틀렸다고 생각해. 나는 엄마가 싫어. 엄마는 멍청이야, 그리고 엄마가 정말로 관심이 있다고 생각하지 않아. 엄마가 말하는 모든 존중이라는 말은 거짓이라고. 엄마는 내 친구들에 대해서 아무것도 알지 못하면서 그저 내가 틀리다고 생각하는 거야. 엄마 친구들은 모두 다 위선자들이라고. 내가 엄마는 친구들과 같이 밖에서 어울릴 수 없다고 말하면 어떨 것 같아? [이 때쯤이면, 아이는 헐떡이면서 날뛰고 있습니다.]

부모 [조용한 목소리와 중립적인 어조 및 표정으로 말하면서] : 아이야, 나는 무슨 일이 일어나고 있는지 충분히, 또 이 친구들에 대해서도 충분히 알고 있단다. 너가 라비 그리고 제리와 함께 외출을 한다면 나는 똑같이 이야기하지는 않을 거란다. 만약 그 아이들 중에 누군가도 간다면 반대하지 않으마. 나는 너를 좋아한단다. 나는 말해야 하는 것을 말한 거야. 아이야, 너도 그에 대해서 생각해 보렴. 그러나 네가 나를 멍청이라고 부를 때 나는 슬퍼진다는 것은 이야기를 해야 하겠구나…… [엷게 슬픈 표정을 하되, 목소리를 높이거나 화를 내지 않고 사무적인 태도를 취한다]

이 시점에서 아이는 문을 찹니다. 집안의 애완동물도 오들오들 떨면서 낑낑거리고, 분노 발작은 참고 보기 어렵게 됩니다. 여러분은 그러면 기분이 좋지 않음을 보여 주기 위하여 대화에서 조용히 물러납니다. 아이들은 여러분이 사랑하고 있으며 옳았고 자신이 심술 궂었고 수정을 해야 한다는 것을 인식하게 되면, 결국 와서 사과할 것입니다(몇 분이나 하루 온종일이 걸릴 수도 있습니다). 여러분의 입장을 고수하시되, 부드럽게 하고 선뜻 아이를 기쁘게 해 주려고 하지 마십시오. 슬퍼하는 모습을 보이시고, 아이가 자신이 한 것을 인식하도록 서두르지 말고 천천히 하십시오. 아이는 여러분에게 돌아올 것입니다; 여러분은 너무 중요해서 무시할 수가 없습니다!

여기에 또 다른 예제가 있습니다 :

부모 : 래리, 왜 과제를 끝내지 않니?

아이 : 상관 안 해요. 나는 적당한 연필이 없어요. 제대로 된 소재가 없어요. 선생이 비열해서 나에게 주제로 잘못된 미국 주 지역을 주었다 구요.

부모 : 아이야, 어떤 주로든 작업해 보면 재미있을 거야. 우리 정보를 모으기 시작해보는 것은 어떠니? 내가 연필로 도와

주마. 그리고 …… 은 어떻게 [여러분이 연필이나 다른 소재와 같은 불평들처럼 작은 일들에 대해서, 이것들이 우스꽝스러운 변명이라고 생각은 하고 있지만, 다시 고함을 지르지 않았다는 데에 주목하십시오. 여러분은 아이를 존중하고 있으며 아이의 기분을 조금 맞추어 줌으로써 아이가 여러분의 편에 서게 하고 있습니다.]

아이 : [격렬하게] 알았어요, 그럼, 하지만 엄마가 스스로 컴퓨터를 찾아서 내게 사실들을 알려 줘요.

부모 : 물론 내가 너를 도와줄 거란다, 그런데 네가 컴퓨터를 열어서 우리 둘이 같이 찾아보는 것이 어떠니? 네가 이것에 아주 능숙하기 때문에, 항상 나를 놀라게 한단다. …… [여러분이 즉각적으로 "안돼, 너 스스로가 해라. 그건 너의 과제야."라고 말하지 않았다는 데에 주목하십시오. 대신에 여러분은 "긍정 모드"에 있어서, 아이가 여러분의 편에 서게 하였고 여러분이 그 과제 모두를 하는 것을 피하면서 아이를 올바른 방향으로 부드럽게 유도하였습니다. 이와 같은 상황들은 쉽게 폭발할 수 있습니다, 그러나 조울병 아이가 숙제에 적응하는 것이 어렵다는 것을 인식한다면 싸우는 것보다는 협상하는 것이 더 현명합니다. 예라고 말하는 것을 통해서 여러분은 아이가 결국에는 과제 모두를 하게 만드는 것입니다. 만약 아이가 어쨌든 화를 내게 된다면, 여러분은 당장에는 할 수 있는 것이 거의 없습니다. 그 상황에서 떠나서 아이가 조용해지고 이야기를 할 준비가 되었을 때 다시 시도하여 보십시오.]

"물어보기-말하기-하기"를 사용해서 협조를 얻기

주의 *: 이는 나이가 10살 정도에서 아래의 아이들에게 사용될 수 있는 단순한 기법입니다. 그러나, 아이가 화를 내고 있거나 "흥분한" 상태일 때에는 이를 사용하지 말라고 주의를 드립니다.*

"물어보기-말하기-하기"는 어린 조울병 아이에서의 반항성을 줄이는 데 도움이 될 수 있습니다. 여기에 어떻게 작동하는가가 있습니다 : **물어보기,** "부탁인데 이것을 할 수 있겠니?" 만약 반응이 없다면, 그때는 **말하십시오,** "이것을 지금 해라." : 만약 그렇게 해도 결과를 얻지 못한다면, 그 때는 아이가 여러분이 요청하는 것을 하도록 하기 위해서 물리적으로 개입해서 **하십시오.** 예를 들면 : **물어보기 :** "부탁인데 톰 양치질을 하거라." **말하기 :** "양치질해라." **하기 :** 톰을 팔을 붙들고 싱크대로 데려가서 야단법석은 최소화하면서 양치질을 하게 합니다. 이러한 기법은 아이에게 여러분이 진심이며 상황을 장악하고 있다는 것을 말해 줍니다. 그러나, 이 기법이 효과를 발휘하기 위해서는 여러분은 전체적으로 관여를 하고 실천하기 위해서 애를 써야 합니다. 협상이나 한계를 시험하게끔 여지를 남기지 마십시오. 여러분이 분명한 기대를 표현하면, 아이들이 협조하도록 부드럽게 가르쳐주게 될 것입니다. 만약 분노 발작, 폭발, 화가 있다면, 시간을 주고 자연스럽게 되어 가게 하십시오. 물론 여러분이 실패하고, 일이 수포로 돌아가게 될 때도 있을 것입니다. 여러분은 다음 기회에 다시 시작해야 합니다. 아이가 조용할 때에 무엇이 일어났는지를 검토하십시오. 아이에게 일어났던 것들과 그 일들이 어떻게 다르게 될 수 있는지에 대해서 격려의 말을 해 주십시오. 이것을 매번 할 때마다, 여러분은 아이가 여러분의 기대에 맞추어서 협조해야 한다는 메시지를 강화하는 것입니다.

기억하십시오 : 만약 여러분이 화가 난다면 더 오래 걸리고 훨씬 많은 심적 고통을 가져옵니다. 마음을 편히 하고 이 기술들을 연습하십시오.

지지를 받기 위한 방법들

조울병은 이 병을 갖고 있는 아이들 그리고 이러한 상황들에 대해서 말하면서 수치심이나 불편함을 느끼는 다른 가족 구성원들 모두를 고립시킬 수 있습니다. 치료는 아이와 부모들이 그들의 공포를 잊어버리고, 신뢰할 만한 지지의 원천을 찾게 도와주고, 그들이 위기 시에 네트워크에 닿도록 격려하여 줍니다. 의사, 간호사, 그리고 사회사업가들과 같은 전문가들은 지지의 지속적인 원천이 될 수 있습니다. 지지 그룹에 가입하는 것은 여러분이 자신이 혼자가 아니라고 생각하는 데 도움을 줄 수 있습니다. 한 부모님은 "나는 나와 같은 일들 중 일부를 경험하였던 다른 사람들의 말을 듣습니다. 나는 그들이 어떻게 상황을 헤쳐나가는 지를 통해서 배웁니다."라고 말하였습니다.

지지의 원천을 발전시키고 유지하는 것이 활력을 잃게 된다면, 치료는 아이와 부모들 둘 다가 그들의 네트워크를 살아있게 하기 위해서 네트워크에 다시 연결을 하도록 격려할 수 있습니다. 여러분의 지지 시스템을 나타내기 위해서 가지들과 뿌리들이 있는 나무를 그려 보십시오. 위기 상황에게 누구에게 갈 수 있습니까? 누가 조언자 역할을 해줄 수 있습니까? 아이들이 같이 놀게끔 놀이 약속을 잡으려 할 때 누가 가능합니까? 휴일 동안은? 누구와 어울립니까? 개인지도를 받으려면? 캐치볼을 하려면? 학교에서는 누가 최선의 선택입니까? 보이 스카우트에서는? 이웃에서는? 교회, 회당, 사원 또는 모스크에서는? 누가 도움이 되고 실용 가치가 있습니까?

여러분 스스로를 위한 지지 나무를 만드는 것도 또한 잊지 마십시오! 친밀한 교제 범위 안에 누가 있는지 아십시오. 그 다음 범주에는 누가 있습니까? 다양한 장소들에서 어떻게 지지를 받을 수 있는지 알아 둠으로써 여러분은 자신의 자원들을 소진하지 않으면서도 귀중한 최고의 친구들을 피곤하게 만들지 않을 것입니다.

아이를 위한 아동 및 가족 중심 인지행동치료에 기반을 둔 치료를 찾을 수 없다면?

전문가의 진료와 치료가 항상 접근 가능하지는 않기 때문에, 어떤 상황에서는 여러분은 조울병 아이들에게 최상인, 전 영역의 치료적 전문지식들을 접하지 못할 수도 있습니다. 여러분과 의사는 여러분의 상황에서 가능한 최상의 선택안들을 사용해서 종합하여 프로그램을 만들 필요가 있습니다. 일부 치료가 전혀 치료가 없는 것보다는 더 나으며 여러분은 내가 이 장 전반에서 요약을 한 대로, 아동 및 가족 중심 인지행동 치료에 기반을 둔 무지개 치료의 핵심적인 원칙들을 다루고 있는 다른 치료 프로그램들을 필요로 하게 될 것입니다. 치료의 유형보다도 더 중요한 것은 아동에서 조울병을 치료하는 것을 전공하였거나 이 분야에 상당한 경험을 가지고 있는 전문가를 찾는 것입니다. 많은 부분이 우리가 논의해온 개념들을 포함시키는 치료사의 능력과 의향에 달려 있습니다. 그러나 여러분은 집에서 스스로 이러한 전략들을 또한 적용할 수 있습니다. 그렇기는 하지만, 뚜렷하게 피해야 할 두 가지 유형의 치료가 있습니다.

• 행동치료 : 이전에 말한 대로, 직접적인 수정되지 않은 행동 치료는 조울병 아이를 위하여 추천되지 않습니다. 실제로는, 전형적인 아이들 (또는 심지어는 주의력 결핍 과잉행동 장애가 있는 아이들)을 위해서 효과가 있는 일상을 확립하기와 긍정적 행동에 보상하기와 같은 기법들의 다수가 조울병 아이들에서 도움이 될 수 있습니다. 그러나 다른 것들, 예를 들어서 결과를 강제하기와 같은 것들은 끔찍하게 역효과를 낳을 수도 있습니다. 여러분은 아이의 심한 기분 동요를 직접적으로 다루면서 부정적인 감정과 생각들을 유발하지 않는 치료를 필요로 합니다. 이야기한 대로, 이 아이들은 아주 거부에 민감합니다. 수십 권의 책들이 행동 조절에 대해서 쓰였으며, 이 책들의 대부분은 대다수의 가족들을 위한 정상적인 충고들을 제공합니다, 그러나 "필요 없는 부분이 생략된" 부정적인 결과 기법들은 조울병 아이들에게는 맞지 않을 수도 있습니다. 조울병 아이들의 변덕스럽고 예민한 성격을 감안하면, 행동 조절 기법을 신중하고 적절하게 적용하는 것은 아주 중요합니다.

• 놀이치료는 일반적으로 해롭지 않습니다, 그러나 부모들에게 심각 기분 동요에는 어떻게 대처해야 할 지 또는 다루기 까다로운 조울병 아이들을 어떻게 훈육할 지를 가르쳐 주지는 않습니다. 나는 부모들이 한 시간 동안의 치료 약속 동안 아이를 떨어뜨려만 놓고 이 아이들에 대처하기 위한 필요한 기술들을 배울 기회를 갖지 못하는 것이 부적절하다고 생각합니다. 의사 또는 치료사의 치료 철학을 탐색하여 보고, 아이를 관리하는 데 많은 팁들을 얻으십시오. 아이에게 어떻게 코치를 해 주어야 하는 가에 대해서 치료사로부터 터득하는 것은 치료사가 직접 아이와 작업하는 것만큼 또는 그 이상으로 중요합니다. 아이를 위한 효과적인 치료는 직접적이고, 능동적인 부모 쪽 요소를 포함해야 합니다.

치료의 단계들

아동 조울병을 위한 아동 및 가족 중심 인지행동치료는 부모 단독, 아이 단독, 그리고 가족들이 함께 참여하는 세션들을 포함하며, 아이와의 개인 정신치료, 부모 훈련 및 지지와 가족 치료를 강조하고 있습니다. 어떠한 가족 구성원이 참여할 것인가 뿐만 아니라 이러한 치료 프로그램의 강도와 시기는 아이가 치료의 한 단계 또는 "시기"에서 다음으로 진행해 나가면서 시간에 따라서 변할 수 있습니다.

급성기

첫 6개월 동안, 의사가 여전히 아이의 증상들이 조절되도록 하려고 노력하고 있을 때 여러분은 빈번한 세션 모임을 주 1회까지도 가질 수 있습니다. 무지개 계획서에 따르면, 우리는 7가지 핵심 요소들(일상, 정동 또는 기분 조절, 자존감, 긍정적 사고, 사회 기술 쌓기, 대인관계 문제 해결 및 사회적 지지)에 초점을 맞추어서 6에서 9개월 기간에 걸쳐서, 최소한 12 세션을 보통 추천하고 있습니다.

유지기

이전에 언급한 대로, 조울병은 아이가 성장하고 발달해 나감에 따라서 변화하는 평생 동안의 질병입니다. 따라서, 유지 치료가 아주 중요합니다. 세션의 숫자와 빈도는 2주마다, 또는 한 달에 한 번에서 일 년에 두 번까지 아이가 얼마나 잘 지내는가와 가족들의 클리닉에의 접근성에 따라서 다양할 수 있습니다. 다시 말하면, 첫 치료를 받은 뒤에 3년의 기간에 걸쳐서 조울병 아이들을 추적 관찰한 우리의 자체 연구에서는 유지 세션들이 회복상태를 지속시켜 준다는 것을 보여주었습니다.

이 장에서 요약한 원칙들을 따르는 유지 프로그램들은 약물과 조합을 이루어서, 재발에 대한 가능성을 줄일 수 있으며 시간이 지나도 긍정적인 변화들이 지속되도록 돕습니다. 이것은 촉진 세션의 형태를 띠게 됩니다. 우리의 연구에 따르면, 유지기 동안의 촉진 세션은 시간에 걸쳐서 불쑥 나타나곤 하는 특정 문제들을 극복하기 위해서 필요할 수 있습니다. 이러한 문제들의 예로서는 오랫동안 지속되는 반항, 기본적인 일상생활을 따르는 것에서의 퇴행, 통제되지 않는 공격성 또는 흥분성, 고립, 위축, 무조감 또는 무망감, 거짓말과 위험 감수, 지속적인 학업 관련 다툼, 과대사고 또는 위세 부림, 놀림 받거나 희생양 되기, 부모들이 어쩔 줄 모르거나 부모들의 한도를 넘어섬, 그리고 집이나 학교에서의 갈등의 증가 등이 있습니다. 아동 및 갖고 중심 인지행동치료의 기본적인 원칙들을 다시 확립하기 위해서 고안된 다양한 중재 전략들이 까다로운 행동들을 상쇄하고, 긍정적 사고 및 문제 해결능력을 강화하고, 부모들의 헌신에 새롭게 활기를 불어넣기 위하여 도입되었습니다. 예를 들어서, 만약 아이가 계속 사회적으로 싸움을 계속한다면, 치료자는 여러분이 긍정적인 친구관계라는 작은 원에 집중하도록 제안할 것입니다. 만약 여러분이 아이가 지게 되는 싸움을 지속하고 있다고 생각하기 시작한다면, 치료자는 여러분에게 격려의 말을 하고 이미 이룩한 성과를 확인하여 줄 것입니다. 그러나, 이러한 문제들을 바로 해결하여줄 수 있는 마법의 답안은 없습니다. 기운을 되찾고 다시 시작하기 위해서, 위에 나온 기법들을 다시 찾아보고 여러분의 열정과 노력을 다시 되찾는 것이 중요합니다. 여러분은 할 수 있습니다.

전형적인 무지개 시간표

아이의 기분을 안정화하기 : 우리는 보통 약물과 치료가 아이의 기분을 안정화하는 데에 4~9개월이 걸린다고 예상합니다 – 첫 4~6개월 동안은 3~4주마다 의사를 방문하며 (그러나, 효과적인 약물의 조합을 찾는데 오래 걸릴 수도 있습니다), 9개월까지는 적어도 한 달에 2번 (적어도 12세션) 아동 및 가족 중심 인지행동 치료를 함께 합니다.

상태를 유지하고 변화에 반응하기 : 아동 및 가족 중심 인지행동 치료의 유지 세션은 한 달에 2번에서 일 년에 2번까지 필요에 따라서 다양합니다. 이들은 특정 문제들에 대처하기 위한 촉진 세션으로, 그리고 의사방문은 필요시에 약물을 조정하기 위한 역할을 해야 합니다.

아이를 위한 치료를 어디에서 받을 것인가

전문가의 지원

여러분들의 보험 범위와 함께 의사의 자격증과 배경은 치료의 유형과 치료가 일어나는 장소를 결정하는 데 도움을 줄 것입니다. 3장에서 논의한 대로, 조울병에 경험이 있는 소아청소년 정신과 의사는 여러분의 치료 프로그램의 핵심인물입니다–그는 최신의 약물 관리를 제공할 수 있고 아이가 이 장에서 앞부분에서 기술된 통합적이고, 조율된 심리사회적 지지를 반드시 받도록 하여 줄 것입니다.

불행히도, 많은 경우에서는, 잘 준비된 전문가들에 접근할 수가 없으며 여러분들이 팀을 구성하여야 할 수도 있습니다. 대부분, 같은 상황에 있는 다른 부모들에게 물어보는 것이 아주 도움이 될 수는 있지만, 팀은 여러분의 의사의 권고안에 기초하게 될 것입니다. 많은 부모들은 대기 줄을 꺼립니다, 그러나 흔히는 기다릴 만한 가치가 있습니다. 조금 참을성을 가지십시오. 절망하여서 약물을 쇼핑하고 바꾸거나, 만약 여러분이 도울 수 있는데도, 단지 접근성이 떨어진다는 이유로 좋은 의사를 바꾸지는 마십시오. 자원들은 제한되어 있으며 검증된 전문가들은 많이 부족합니다. 나의 충고는 참고 견디라는 것과 할 수 있는 한 최고의 임상의사에게서 치료를 받으시라는 것입니다.

여러분의 보험 보장계획이 또한 치료 프로그램에 영향을 미칠 수 있다는 것을 명심하십시오. 일반적으로, 치료는 다음의 직군 중 하나 이상의 사람들에 의하여 행하여집니다.

- 임상 심리학자 : 조울병에 대한 경험이 있는 박사 학위가 있는 소아 심리학자가 일반 소아 또는 성인 대상 심리학자보다 선호됩니다. 심리학자는 일반적으로 전 범위의 치료를 제공할 수 있으나 약물 관리에 대해서는 여러분의 의사와 작업을 필요로 할 것입니다.
- 사회 사업가 : 석사나 박사 학위 수준의 사회 사업가들은 사회적 지지와 치료를 제공할 수 있으며 만약 여러분의 일차 담당의사가 이 분야에 경험이 부족하다면, 여러분이 학교를 상대하는 것을 도와줄 수 있습니다. 면허 소지 임상 사회사업가(licensed clinical social worker, LCSW)도 또한 여러분의 가족에 도움이 될 수 있는 발전된 임상경험을 가지고 있습니다.
- 치료사 : 이 용어는 사회사업, 심리학, 상담학, 간호학, 또는 교육

분야의 배경과 함께 다양한 치료접근법들에서 상위 학위 그리고/또는 면허를 갖고 있는 다양한 전문가들을 통칭합니다. 특정 치료사와 함께 작업을 할지 여부를 평가할 때에는, 조울병과 관련된 가족 역동에 경험이 있는 사람에게 좀 더 우선권을 주십시오.

치료 장소들

치료는 아이의 증상들, 치료의 단계 그리고 다른 환경들에 따라서 다양한 장소에서 이루어질 수 있습니다. 다시, 보험 보장계획이 언제, 어디에서, 그리고 얼마나 자주 아이들이 치료를 받을 수 있는지에 영향을 미치게 됩니다. 그러나 일반적으로 :

- 급성기 동안에는, 아이는 안정되기 위해서 병원이나 주거 치료 프로그램에 입원해야 할 수 있습니다. 만약 재발이나 다른 삽화가 있다면, 아이는 약물 조정과/또는 촉진 치료세션을 위해서 재입원을 해야 될 수도 있습니다. 심하게 영향을 받은 아이-아이 스스로나 주변의 다른 이들에게 위험이 될 수 있는 사람들-는 긴 시간의 시설 예를 들어서 특수 병원이나 거주 치료 센터에서의 보호를 요합니다. 집을 떠나 있게 되는 장소에 관해서는 9장에서 더 많은 정보를 보십시오.
- 덜 심한 증상들에 대해서는, 외래 클리닉이나 치료사의 사무실이 선호됩니다. 외래 치료는 필요에 따라서 다소간 집중적일 수 있습니다. 위기 상황에서는, 여러분은 일주일에 3-4세션을 가질 수 있으며, 반면에 유지기에는 방문은 주간 단위이거나 훨씬 덜 빈번할 수 있습니다.

- 일부 프로그램들은 만약 상황이 허용한다면 집이나 학교에서 치료를 제공합니다. 여러분은 이러한 프로그램들을 찾기 위해서 지역 단체들과 보건의료 제공자들에 대해서 일부 연구를 해보아야 할 것입니다. 이는 실생활에서 도움과 함께 행동 조절을 제공하거나 가족 구성원들, 선생님들 그리고 아이와 규칙적으로 교류를 하는 타인들을 교육하는 이상적인 방법일 수 있습니다.

위기에서 여러분의 선택안은 무엇이 있습니까?

대부분의 가족들은 아이들에 대해서 정신과적 입원을 경험하거나 주거 치료 시설을 찾아야 할 필요가 결코 없습니다, 그러나 일부는 그렇습니다. 질병의 특성과 조울병 증상에 흔히 동반되는 안전에 관한 걱정들 때문에, 제한하는 유형의 서비스가 필요할 수 있습니다. 다양한 수준의 위기들이 있습니다; 오늘 위기처럼 보일 수 있는 것이 내일은 그렇게 생각되지 않을 수도 있습니다. 그러나, 만약 아이가 집에서 안전하게 지낼 수 없다거나 집이나 학교에서 끊임없는 또는 대단히 극심한 어려움들을 가지고 있다면, 다음의 선택안들 중의 하나를 고려하는 것이 필요할 것입니다.

- **입원** : 아이가 며칠에서 수 주일까지 병원의 정신과 병동이나 소아청소년 시설에서 보내는 것을 포함합니다. 이는 일반적으로 급성 상황을 특히 아이가 끊임없이 계속적인 감독이나 면밀한 관찰을 요할 때에 조절하에 두기 위하여 고안된 단기간의 전략입니다. 입원은 또한 주된 약물 변화를 할 때나 새로운 치료를 도입할 때에도, 일단 위기가 끝나면 아이를 자신의 집과 정식 학교로 되돌려 보내겠다는 목표가 있을 때에 도움이 됩니다. 가족들은 우리에게 그들이 지역에 있는 보건의료 제공자들을 확인해 보았고, 다른 가족들에게도 그들의 경험에 대해서 물어보

고, 아이의 기분이 안정적일 때의 보험 보장도 조사하여 보았다고 말합니다. 미리 보험 보장범위에 대해서 알아 두는 것은 또한 가족들과 정신보건의료 제공자들이 언제 혜택을 사용하거나 아껴둘 것인지에 대해서 알 수 있도록 도와줍니다.

- **거주 치료 센터(residential treatment centers, RTCs)** : 거주 치료 센터들은 집에서 안전하게 지낼 수 없는 광범위한 임상적 및 교육적 필요를 갖고 있는 아이들을 위하여 고안된 안전한 시설들입니다. 특수교육 학교 및 프로그램 협회(National Association of Therapeutic Schools And Programs, NATSAP)에 따르면, 이러한 센터들의 대다수는 건강의료 기구 승인에 관한 공동위원회(Joint Commission on Accreditation of Healthcare Organization, JCAHO)의 승인을 받았습니다. 이들은 아이들의 약물을 조절하고 감독하며, 그룹과 개인 치료 세션을 열고, 학업 프로그램들과 함께 여가 활동도 일정을 잡습니다. 센터들은 크기에서 폭넓게 다양합니다; 여러분은 큰 시설보다는 매력적으로 초점이 맞추어진 특정 영역을 가지고 있는 더 작은 시설들을 찾을 수도 있습니다. 그러나 아이에게 필요한 것과 접근 가능한 시설들이 제공하는 것들을 저울질하는 것은 복잡한 일일 수 있습니다. 다행히도, 특수교육 학교 및 프로그램 협회의 웹사이트(www.natsap.org)에는 유용한 정보들, 충고 그리고 자원들로 가득하며 읽어 보면 큰 위로가 될 것입니다. 현회는 만약 여러분이 아이를 일정 기간 동안 거주 시설에 둘 것을 고려한다면, 아이를 위한 최상의 환경을 찾아내기 위하여 자문위원의 도움을 얻을 것을 권고하고 있습니다. (편역자 주 : 아직 국내에서는 소아청소년을 대상으로 하는 거주 치료 센터라는 개념은 도입되지 않았습니다.)
- 치료를 위한 주간 학교에 대한 논의는 또한 9장을 보십시오.

전체 가족들을 위한 도움을 받기

부모들, 형제들, 그리고 다른 가족 구성원들은 아동 및 가족 중심 인지행동치료의 범위를 벗어날 수 있는 요구사항들을 만나게 됩니다. 그러한 경우에, 지지 정신치료가 아이와 가족들이 그들의 문제에 대면할 때에 공감과 지지를 제공하여서, 그들이 힘들고 스트레스가 되는 상황들을 거쳐나가도록 돕기 위하여 사용될 수 있습니다. 일부 추가적인 지지의 원천들에는 다음이 있습니다 :

- 여러분 자신을 위해서 : 만약 여러분이 특히 스트레스를 받고, 소진되어 있거나 우울하다면, 그것을 의사와 솔직하게 이야기하십시오. 여러분이 좋은 정신건강 상태에 있지 않다면, 여러분이 아이와의 일들을 잘 열심히 해나가기를 기대하기는 아주 어렵습니다. 여러분이 문제의 원인이 아니거나 심하게 아프지 않다고 하더라도, 치료는 여러분에게 상황을 올바로 보게 하여 줄 수 있습니다. 7장에서 여러분 자신을 돌보는 것에 대하여 더 많은 방안들을 제시할 것입니다.
- 여러분과 배우자를 위해서 : 만약 여러분 둘 다가 같은 종교적 신념을 가지고 있다면, 때로는 목사님, 신부님, 또는 랍비가 도움을 줄 수 있습니다. 또한, 전문적으로 훈련받고 면허가 있는 결혼 상담사들도 거의 모든 장소에서 이용할 수 있습니다. 때로는 사회사업가, 심리학자, 또는 정신건강의학과 의사들이 도움이 될 수도 있습니다, 그러나 여러분은 이리저리 알아보아야 합니다. 아마도 몇 명의 이름들을 알고 있을 여러분의 의사와 상의하여 보십시오. 가족치료에서처럼, 여기서도 사전 정보 없이 맞부딪치지는 마

십시오. 여러분 둘 다 신뢰할 수 있는 누군가를 찾아보십시오. 결혼 상담을 받아온 친구들과 이야기하십시오 그리고 그들이 추천할 수 있는 누군가가 있는지 알아보십시오. 스트레스가 될 수 있습니다, 그러나 만약 관계가 추락하고 있다면, 너무 늦어서 회복할 수 없을 때까지 기다리지 마십시오.

- 형제나 다른 가족 구성원들을 위해서 : 형제가 조울병이 있는 아이로 인해서 고통을 받고 있고 아이의 조울병으로 인해서 부모들 사이에 갈등이 생기는 것을 본다면, 조울병 아이에 대해서 짐스럽게 여기는 감정이 분명히 생길 수 있습니다. 특히 어머니와 아버지가 그야말로 너무 바빠서 돌볼 수가 없을 때에 아이들이 이러한 불편한 감정들을 어떻게 다루어야 하는지? 한 부모는 유감스럽다는 듯이 말하였습니다, "건강 보험은 다른 아이들을 위한 상담비용을 지불해 주지는 않아요." 사실, 거의 모든 보험 회사들이 "부수적 방문"이라고 불리는 것에 대해서 비용지불을 하고 있습니다, 여기에서 다른 가족 구성원들은 일차적인 환자를 보조하여 주는 수단으로 간주될 수 있습니다. 게다가, 만약 부모 그리고/또는 형제들이 그들 자신의 어려움을 갖고 있다면, 각 가족 구성원들에 대해서도 각자가 자신의 진단을 받은 것에 기초해서, 그 보험 프로그램 내에서 유사한 보험 보장이 있을 것입니다.

여러분의 정서적 건강이 아이의 상태를 관리하는 데에 방해가 되고 있습니까?

스스로에게 이 질문들을 하여 보십시오 :

- 여러분은 우울증, 주의력 결핍 과잉행동 장애, 조울병 또는 다른 정신과 질환과 싸우고 있습니까? 만약 그렇다면, 아이의 증상들은 여러분에게 정상인 것처럼 보일 수도 있어서 여러분이 아이에게서의 문제를 인식하는 것을 어렵게 하고 여러분이 아이를 위한 도움을 찾는 것을 지연시키게 할 수도 있습니다.
- 여러분의 기분 요동이 아이를 대할 때의 인내심에 많은 부담을 줍니까?
- 만약 여러분의 질병이 치료를 받는다면, 아이는 더 잘 할 수 있을까요? 한 부모님은 이야기하였습니다. "내 딸이 진단을 받은 결과로, 나도 나 자신의 배경을 날카롭게 관찰해 보아야만 했습니다-나는 성인(39세)으로 검사를 받았고, 나 스스로도 조울병을 가지고 있습니다. 나 자신을 위하여 개발한 치료 계획은 나와 남편 및 딸과의 관계에도 긍정적인 영향을 미쳤습니다."

만약 여러분이 자신의 정신 건강이 아이를 돕는 데에 방해가 되고 있다고 생각한다면, 의사에게 치료를 시작하는 것에 관해서 이야기를 하십시오. 이러한 힘든 질병을 다루고 있는 많은 부모들이 약물과 함께, 조울병이 있는 아이와 사는 것의 부산물일 수 있는 불안, 우울 및 다른 증상들에 대한 치료를 받습니다. 여러분 자신과 아이들은 치료를 받아야 합니다.

가장 중요한 요소는 당신입니다

여러분이 아마도 이미 이해한 대로, 나는 부모가 아이의 회복에 아주 중요한 부분이라고 믿습니다! 여러분이 집에서 만드는 분위기, 여러분들이 학교에서 기복을 다루는 방식, 그리고 아이가 필요로 하는 것을 어떻게 해서 여러분이 얻어내는지가 아이들이 어떻게 해내는가에서 엄청난 차이를 만듭니다, 그리고 그것이 무지개 접근법이 여러분이 해내도록 도우려고 의도하는 것입니다. 다음 장에서, 나는 여러분들이 어떻게 평형상태를 유지할 수 있는지, 압력을 받으면서도 침착함을 유지할 수 있는지, 아이, 여러분 자신, 그리고 나머지 가족들을 위한 가장 가능한 지지자가 될 수 있는지에 대해서 더 이야기를 할 것입니다. 여러분은 이것을 할 수 있습니다!

7장

균형 잡힌 양육 : 성공을 위한 비밀요소

"조울병 아이와 살면서 힘든 것들 중의 하나는 '일반적인' 아이가 필요로 하는 것보다 훨씬 더 높은 수준으로 행동 조절을 가르치고/본을 보이는 일이 매일 필요하다는 것입니다."

부모로서, 여러분은 아이를 위한 유일한 가장 중요한 지지자이자 정신적 지주이며, 아동의 조울병을 치료할 때 성공을 위한 비밀재료가 됩니다. 손을 놓아버리고 의사와 병원에게 떠맡기고 싶은 유혹이 생길 수도 있지만, 그렇게 해서는 거의 효과가 나지 않습니다-그리고 그래서도 안됩니다. 여러분은 아이의 첫째가는 최고의 지지자이며, 아이의 기분의 기복을 아는 사람이자, 아이의 매일의 시험들, 아이의 친구들과 사회 환경, 그리고 가족, 학교, 지역사회의 강점과 한계점들을 이해하는 사람입니다.

아주 부담스럽고 때로는 불가항력적인 일로 느껴지리라는 것을 알고 있습니다. 그러나, 여러분은 심지어는 상황이 어렵게 전개되어 가더라도, 균형감각과 신뢰를 유지할 수 있습니다. 그렇게 하기 위해서, 여러분은 아이만을 위해서가 아니라, 여러분 자신들을 위해서도 성취할 수 있는 것의 한계를 이해하고, 통제할 수 없는 것들은 놓아버리고, 어떻게 자신이 활력을 유지할지를 알아야 합니다.

여러분 자신의 감정을 다루기

부모들은 우리에게 조울병의 가장 어려운 부분들 중의 하나는 아이가 자신의 행동에 대해서 책임을 지게끔 도와주면서도, 아이를 있는 그대로 완전히 받아들이는 것이라고 말합니다. 이 단계에 도달한 부모들은 그들이 아이의 독특함에 대해 박수를 쳐 줄 수 있고 실제로는 그것을 재능이나 축복으로 본다고 말합니다. 여러분은 아이가 앞길에 많은 장애물들에도 불구하고, 밝고 행복한 미래를 가질 수 있다고 믿을 필요가 있습니다. 한 부모님이 말한 대로, "아이들의 뇌는 다르게 선이 이어져 있습니다. 여러분이 생각하기에 아이가 되어야 하는 모습이 아니라 있는 그대로의 아이를 사랑하십시오."

나는 부모들로부터의 지지적이고 따뜻한 지도가 엄청난 차이를 가져오는 것을 보았습니다. 아이들이 이러한 지도를 통해서 가져오게 되는 진보를 키가 크는 것에 비유해 보겠습니다. 여러분은 아이가 매일 키가 커지는 것을 볼 수 있습니까? 아니요, 그러나 여러분은 계절에 따라서 또는 매해 차이를 알 수 있습니다. 아이들의 감정적인 성숙과 안목도 만약 여러분으로부터 올바른 종류의 지지와 함께 안정적으로 대우하여 준다면, 또한 시간이 지나면서 천천히 자랄 것입니다.

부모로서 아이를 향한 여러분의 감정을 다루는 것은 부단한 경계를 요합니다. 어느 정도의 분노와 화는 정상적입니다. 때때로 여러분은 위기에 대해서 반응을 해서는 발끈하여 잘못된 것들을 말하지 않을 수 없게 됩니다. 여러분은 결국 자신의 감정을 가진 사람이며 아이의 기분 동요는 불가피하게 공포, 화, 좌절 그리고 낙담을 포함하는 다양한 반응들을 불러올 것입니다. 실망과 실패가 있을 것입니다, 그러나 여러분이 이러한 감정들을 아이에게로 흘려보내지 않는 것이 중요합니다. 가능한 한 여러분은 감정의 홍수를 막아두는 댐처럼 행동할 필요가 있습니다. 여러분은 의심할 바 없이 추가적인 부담을 지게 됩니다! 지름길은 없으며, 여러분은 여기에서 더 강한 사람이 되어야만 합니다, 그러나 이 책을 읽음으로써 여러분은 여러분들이 대처해 나가기 위해서 필요로 하는 기술들을 준비하기 위한 중요한 발걸음을 내디딘 것입니다.

아이가 이 질병을 갖지 않을 수 없었다는 점을 기억하십시오. 아이는 "털어버릴 수가" 없습니다. 아이의 한계를 이해하십시오, 그러나 아이가 자신이 뛰어날 수 있는 영역들을 찾도록 도와주십시오. 아이가 자신이나 다른 사람을 다치게 하는 변명으로 자신의 기분을 사용하지 않도록 하면서, 스스로의 기분 상태를 이해하도록 도와주십시오. 아주 아슬아슬한 줄타기입니다. 그렇게 하기 위해서는, 질병의 성격을 이해하는 것이 중요합니다. 6장에서 기술된 무지개 전략은 여러분과 아이들이 각자가 성취할 수 있는 것에 대해서 긍정적이면서 낙관적으로 남아 있으면서, 조울병에 의하여 생기는 문제들을 풀어가기 위하여 여러분과 아이들이 함께 작업해 나가는 것을 돕도록 고안되었습니다.

흔히, 조울병 아이들은 자신의 관점을 고집하면서 논리에 지지 않고 끈질기게 밀어붙입니다. 갑자기, 일반적인 논리를 사용할 수 있던 아이가 제정신이 아닌 것 같게 되고, 여러분은 몹시 화가 나게 됩니다. 그때가 여러분이 "주의 전환하기"라는 강력한 기법을 사용해야 할 때입니다. 눈앞에 닥친 문제를 잊어버리고 아이를 즐겁게 해 주려고 노력해 보십시오, 일부 다른 주제에 대해서 사실에만 입각한 태도로 질문을 하십시오, 아이에게 무언가를 보여주시거나, 아이에게 어제 박람회에서 일어난 것을 말하십시오. 논리가 아니라 지혜가 여러분에게 구세주가 됩니다. **여러분의 목표는 아이에게 여러분이 옳다는 것을 입증하는 것이 아님**을 이해하십시오-**여러분의 목표는 아이를 관리하는 것입니다!** 전환 기법을 통해서 아이가 얼마나 빨리 조절될 수 있는지 알게 될 것입니다.

물론, 삶은 불확실하고, 더 복잡하며, 우리가 원하는 것보다 훨씬 더 난잡합니다. 여러분이 안정적이고 양육적인 가정 생활을 만들어 가기 위해서 아주 열심히 노력을 할지라도, 여러분은 여전히 예상하지 못한 상황에 대처할 필요가 있을 것입니다. 조울병은 정의상 예측 불가능합니다. 주기적이고, 만성적이며, 다른 시기에 다른 방식으로 갑작스럽게 공격하기 때문에 작년(또는 심지어는 지난달)에 효과가 있었던 것이 오늘 효과가 없을 수도 있습니다. 이러한 사실을 알게 되면 계획이 망쳐지기를 기다리고 있는 듯하여서, 여러분은 불쾌감을 느끼게 될 것입니다. 여러분이 눈치를 보고 있는 것 같다는 느낌이 들게 할 수도 있습니다. 이때가 바로 여러분이 "나는 한번에 한 걸음씩 갈 거야. 오늘, 나는 ……에 초점을 맞춰야지. 이게 이 상황에서는 최선을 다할 수 있는 것이지."라고 생각해야 하는 때입니다. 여러분은 스스로 현명한 수도자가 되십시오.

이 때 누구에게 말을 할 수 있습니까? 신경을 써 줄 다른 사람들을 찾는 것이 힘들 수 있으며, 설령 여러분이 말을 하더라도, 그들은 도움이 될 만큼 세부사항들을 충분히 알지 못합니다. 따라서 여러분은 스스로에서 무게중심을 찾을 필요가 있을 것입니다. 때로는, 유머 감각과 가까운 친구와의 대화가 고통을 줄여주는 데 도움이 될 것입니다. 때로는, 일지에 쓰는 것만으로도 여러분이 어려운 문제들에 대한 해법을 찾는데 도움을 줄 것입니다. 역설적으로, 우리가 부모로서 우리 내부에서 "올바른 장소"에 도달할 때, 우리는 예측불가능성을 받아들일 수 있고 심지어는 이것을 질병의 흥미로운 부분으로 보게 됩니다.

아이가 최선을 발휘하게 하기

여러분이 이 바뀌기 쉽고, 보이지 않는 뇌의 질병에 대처하는 것이 아무리 어려울지라도, 그 병이 아이에게는 얼마나 힘들지를 상상해 보십시오. 조울병 아이들은 스스로를 사랑하고 받아들이는 법을 배워야 하며, 이것은 부모들보다도 아이들에게 훨씬 더 어려운 일입니다. 동정심은 마법의 요소입니다. 이전에 이야기를 한 대로, 조울병이 있는 아이들은 비난에 과민하며 취약합니다. 그들의 자부심은 아주 깨어지기 쉽습니다. 한 부모님은 말했습니다, "여러분이 아이들의 행동으로 아무리 화가 나더라도, 여러분이 그들이 조울병을 갖고 있는 것에 실망했다고 말하지 않도록 하십시오." "그보다는, 아이들에게 스스로를 받아들이도록 가르치고, 그들에게 지식을 터득하게 하십시오." 다른 부모님은 제안합니다, "그저 아이를 사랑해 주세요. 하루에도 여러 번 심호흡을 하고 아이들의 잘못(또는 여러분)이 *아니*라는 점을 기억하십시오. 아이들이 성공할 수 있는 길을 찾도록 도와주는 것이 쟁점이 될 것입니다."

아이의 세계에서 무엇이 일어나고 있는지를 아는 것은 여러분이 아이의 눈을 통해서 생활을 경험하는 능력을 크게 키워줄 것입니다. 실망하고, 사소한 일에 화를 내고, 흥분하거나 다른 사람들을 (심지어는 여러분들도) 자극하는 것은 즐거운 일이 아닙니다. 조울병 아이는 종종 자신이 주목받고 싶은 욕구에도 불구하고 외롭다고 느낍니다. 아이는 발랄하고도 열정적일 수 있습니다, 그러나 동료들에 의해 따돌림을 당할 수도 있고, 선생님들에 의해서 문제아로 보일 수도 있습니다. 아이는 다른 이들과 교류하려고 애를 쓰지만, 위세를 부리려 하고 감정이 격렬하여서 다른 이들과는 소원하여질 뿐입니다. 슬퍼하고 숨으려 하면서, 매일매일의 전쟁이 일어납니다. 이러한 점들을 이해하면서도 여러분이 동정적이 되지 않는다면, 무엇이 동정적으로 만들겠습니까? 나의 스승들 중의 한 명이 말하기를, 만약 여러분이 아이를 몸으로 껴안아 줄 수 없다면, 여러분은–시선에 사랑과 동정을 담아서 보여주면서–"눈으로 포옹하여" 줄 수 있습니다.

아이가 악화되고 있을 때, "마법의 총알"–새로운 약물, 치료 기법, 또는 행동 도구–을 찾아서 의사를 부르고 싶어집니다, 그리고 나서는 그것이 문제를 고쳐주지 못했다는 것을 알고 짜증 나게 됩니다. 임상의사들과 접촉을 유지하고, 그들의 권고안을 받고, 그리고 그들에게 약물반응이 좋지 않다고 경고하여 주는 것은 아이를 돕는 것의 핵심적인 부분입니다. 그러나, 종종 문제는 조울병에 관련된 것이 아니며, 빠르게 문제를 해결하는 방법도 없습니다. 때로 삶에서 스트레스가 되는 일들이 기분 동요처럼 보일 수도 있는 비기능적인 행동을 아이에게서 일으킬 수 있습니다만, 이것은 조울병이 *아닙니다*. 주의 깊은 분석을 통해서 여러분은 조울병 증상들을 약물 변화에 대한 반응들이나 또는 조울병과 상관이 없는 정서적 혼란에서 구분할 수 있을 것입니다.

이러한 시기에, 아이들이 정말로 필요로 하는 것은 바로 ***여러분***입니다–즉, 새로운 약물이나 치료자보다는, 더 많은 부모의 시간과 관심입니다. 이것이 여러분의 일정을 방해하거나 다른 아이들로부터 시간을 빼앗아 갈 수도 있습니다, 그러나 여러분은 어쨌든 그렇게 해야 합니다. 여러분의 관심이, 많은 것을 의미하는 신뢰와 사랑을 구축하도록 도와줄 것입니다. 무어라고 말해야 할지 모른다면, 시간을 같이 보내고 놀아주거나 단지 함께 있어 주십시오. 이것이 적어도 얼마 동안은 아이의 겉보기에 밑바닥이 안 보일 정도의 애정에의 굶주림을 채워주는 것을 도와줄 것이고 천천히 그러나 확실하게 다리를 놓아서 신뢰감을 구축하게 될 것입니다.

아이는 집에서의 인정과 격려와 그 밖의 모든 곳에서의 거절과 낙담 사이에서 혼란스럽고, 때로는 괴로운 전환들에 대응하기 위하여 여러분들의 도움을 필요로 합니다. 깨우친 부모는 밖의 세상이 아이를 무자비하게 대할 때에(앞으로도 그러할 것이고), 자부심에 일어나는 손상을 해소시켜 줄 수 있는 아마도 유일한 사람입니다. 여러분의 일은 폭풍우에서 아이에게 닻이 되어 주는 것입니다. 한 부모가 언급하였습니다, "내 아이는 이 선생님에서 저 선생님으로 넘겨졌습니다, 그리고 바로 아이가 한 선생님과 유대감이 생겼을 때, 아이는 다른 교실로 옮겨졌습니다. 아이는 그것을 다른 사람들이 자신을 더 이상 좋아하지 않는다는 것으로 받아들였습니다. 아이가 이곳에서 저곳으로 공처럼 옮겨질 때에는 자존심을 유지하는 것이 아주 어렵습니다." 아이의 입장에서 바로 생각해 보십시오. 바로 옮기는 것은 어렵습니다; 많이 옮겨 다니면서 동시에 비난을 받는다면 얼마나 힘들지 상상해 보십시오. 그것은 이중 부담도 아니고 삼중 부담입니다!

인정과 이해를 하여 주는 태도-이유를 달지 않고-는 아이에 대한 사랑의 바로 특성이 되며, 여러분들이 앞으로 부모로서 거쳐나가야 할 모든 일들이 있을지라도, 회복력과 인내심을 겸비하고 있는 사랑입니다. 때로는, 그렇게 고결하고 사랑스럽게 남아 있는 것이 어렵습니다, 그리고 여러분이 존경하거나 우러러보는 사람 또는 심지어는 텔레비전이나 영화 속 인물들을 본보기로 삼는 것도 도움이 될 수 있습니다. 평온을 유지하면서 아이가 기댈 수 있는 바위가 되어 주기 위한 힘을 찾으십시오. 모든 것들이 조각으로 깨어져 나갈 때에도 여러분이 통합해서 이 힘을 여러분의 일상적인 행동에 불어넣을 수 있도록, 역할을 하십시오.

아이가 질병을 이해하게 도우십시오

믿기 힘들겠지만, 아이에게 조울병에 대해서 말해야 할 때가 되면, 정직이 최선의 방책입니다. 사실, 만약 여러분이 진실을 숨기려고 하면, 아이는 더욱 자신이 "나쁘다"고 생각할 가능성이 커집니다-즉, 이것이 자신의 잘못이라고 생각하고-그리고 아이의 자존심은 곤두박질치게 될 것입니다. 예를 들어서, 어떤 부모님들은 그들이 내게 그들의 문제를 이야기를 하는 동안에, 아이가 밖에 나가서 기다리게 하기를 원합니다. 이것도 아주 괜찮고, 내가 그들의 소원을 존중하기는 하지만 나는 만약 부모님이 존중하면서도 부드러운 태도로 할 수 있다면 아이 앞에서 그 문제를 논의하는 것이 좋다고 흔히 이야기합니다.

조울병 아이들에게 그들의 질병에 대해서 가르치고, 그들의 뇌가 다르게 연결되어 있다는 것을 설명하고, 아이들에게 대응 방법을 제공하여 주는 것이 훨씬 더 유익합니다. 과학을 설명하는 것은 아이들이 그것이 실제로 자신의 잘못이 아님을 이해하도록 도와줄 수 있습니다. 아이들에게 정보를 조금씩 나누어서 주시면, 아이들은 혼란스러워하거나 어찌할 줄 몰라 하지는 않을 수 있습니다. 그렇습니다, 아이의 질병은 아이를 다르게 만듭니다. 그러나 자신은 질병보다 훨씬 그 이상의 존재이며 아이가 자신을 기분 동요에 기초해서 규정할 필요는 없다는 것을 아이에게 상기시켜 주십시오. 아이는 자신의 인격, 재능 그리고 능력을 갖춘 고유한 사람이며 자신이 아는 형제자매 또는 다른 아이들과 다르지만 그렇다고 특별하지는 않습니다. 아이가 자신이 질병을 영원히 갖게 되지는 않을 수도 있다-다른 많은 사람들처럼-는 점과 아이가 잠재적으로는 그 질병에서 벗어날 수 있거나 질병을 갖고도 수월하게 살아가게끔 배울 수 있다는 점을 알면 아이에게 도움이 될 것입니다.

여러분이 안심을 시켜도, 아이는 여전히 외롭고 고립되어 있다고 느낄 수도 있습니다. 다른 사랑하는 가족 구성원들이나 심지어는 아이가 우러러볼 만한 조울병에 대해서 승리를 거두었던 유명 인사들-짐 캐리와 벤 스틸러 같은 배우들, 스팅과 이전의 비치 보이스의 브라이언 윌슨 같은 음악가들, 또는 테니스 스타 일리 나스타샤와 풋볼 스타 알론조 스펠만 같은 운동선수들-에 대해서 아는 것도 위안이 될 수 있습니다. 조울병이 사람들을 얼마나 다른 사람들의 욕구에 대해서 감수성이 예민하게 만들거나, 창의성을 키워 주는지에 대해서 설명하여 주십시오. 더 중요한 것은, 아이의 인격의 건강한 측면을 강조하여 주고 조울병과 상관없이 아이가 소유하고 있는 것들-끈기 또는 열정과 같은 긍정적인 특성들을 찾아주는 것입니다.

조울병을 아이에게 설명하기

아이에게 조울병에 대해서 뇌에서 무엇이 일어나고 있는지(어떻게 이것이 아이의 생각과 행동에 영향을 미치는지)를 이해하게끔 도우면서 가르쳐 주고, 아이에게 자신이 비난받아야 할 사람이 아니라는 것을 안심시켜 줄 상황과 기회를 찾아보십시오. 아이가 조용하고(폭발하고 있는 한 중간에서나 악화될 때가 아니라) 여러분이 전하여 주는 정보를 더 잘 처리할 수 있을 때에 이렇게 한다는 것을 기억하십시오.

부모 : 네가 기분이 괜찮아 보이니까 [아이가 단지 조금 더 나은 정도가 아니라 정말로 기분이 좋아 보일 때 다가가서], 우리에게 힘들었던 것에 대해서 이야기해 볼 수 있을 거라고 생각하니?

아이 : 아니오.

부모 : 글쎄, 아이야, 우리는 해 보아야 된단다. 내가 텔레비전은 그만하면 됐다고 말했을 때 너는 힘들었었다. 무엇으로 인해서 그렇게 네가 화가 났었는지 내게 말해 줄 수 있니? [내가 "왜?"라고 묻는 것을 피하면서 대신에 "무엇?"이라고 말하는 데에 주목하십시오.]

아이 : 몰라요. 때로는 뇌가 단지 내가 소리 지르게 만들어요. 그건 내가 아녜요.

부모 : 네가 이렇게 미치도록 화가 난 것은 이불을 뒤집어쓰는 것과 같아서 그 때에는 피할 수가 없었단다. 맞지, 애야? [여기에서 내가 다정스러운 단어들을 사용한 것에 주목하십시오, 그러나 여러분은 분명하고도 단호하되 느글거리도록 달콤한 어조는 피하도록 하십시오.]

아이 : 내 머리에 무언가가 잘못되었나요?

부모 : 너의 뇌는 아주 괜찮아, 애야. 하지만 모두에게는 강점과 약점이 있단다. 어쩌면 너의 뇌는 비판으로 보이는 어떤 것에 대해서나, 어떤 것을 좋아하지 않을 때에도 좀 더 예민하단다. 너의 잘못은 아니야, 하지만 훈련을 하도록 배울 수는 있어. 뇌가 서로 연결된 방식이 아마도 네가 폭발하게끔 유도한단다, 하지만 이런 감정들을 조절하기 위해서 배울 수 있는 놀라운 방법들이 있어. 네가 뇌를 길을 들여서 화가 나거나 흥분할 때에 식힐 수 있지!

아이 : 어떻게요? 그렇게 하는 것은 불가능해요. 그렇게 하는 걸 내가 좋아할지도 모르겠어요.

부모 : 이봐, 헤이, 너는 할 수 있다고-할 수 있다는 걸 난 안단다. 기분이 나빠지기 시작한다면, 우리는 네 기분을 이해하고 너의 기분이 무슨 색깔 상태인지를 알 필요가 있어. 만약 네가 빨간색으로 가고 있다고 생각이 들면, 멈춰서 행동하기 전에 생각해 보는 거야. 날 믿

어 봐, 시간이 지나면 제2의 성격처럼 아주 쉬워진다고, 그리고 너는 할 수 있어! 그저 해보는 거야, 알았지? 네가 멈출 수 있었던 때에 대해서 한 번 예를 들어서 말해 주겠니?

아이 : 알았어요, 내가 멈추었던 때를 기억해볼게요…… [만약 운이 좋다면, 생각해 보기 시작할 한가지 예제를 얻을 수 있습니다.]

부모 : 네가 할 수 있다는 걸 알고 있단다. 그에 대해서 더 많이 생각할수록 더 많이 알게 되고, 너에게 좋을 거란다!

연령에 맞는 정보에 초점 맞추기 : 다른 나이 대에 있는 아이들과 같은 대화를 하는 것을 상상해 보십시오. "아이에게 말하기" 어조로 더 나이 든 아이들과 말하는 것은 피하고 싶을 것이고 큰 아이들과 토론할 때는 더 어른스럽게 들리기를 원할 것입니다. 사건 이후에는 아이로부터 상황 설명을 들으면서, 아이가 자신의 단계들을 되짚어 보는 것을 도와줄 수 있다는 점을 좀 알아둘 필요가 있습니다. 때로는, 아이가 어떻게 자신을 조절할 수 없었는지에 대해서 그저 아이가 말하는 것을 들어주는 것만으로도 설교 없이도 생산적입니다. 여러분은 들어주고 있으며, 이것은 아주, 아주 강력합니다!

반면에, 항상 조울병만을 너무 깊이 생각하지는 마십시오. 아이들은 조울병이 한 사람으로서의 자신에게서 떨어져 있는 별도의 무언가로 기억할 필요가 있으며, 아이가 안경을 필요로 할 때 대하듯이 (분명히, 이 병은 아이의 삶에 훨씬 더 큰 방해가 되기는 하지만), 그렇게 조울병을 대하십시오 : 안경에서 역할 모델을 찾으시고, 아이에게 안경을 가지고 사는 법을 가르치고, 그 정도로 해두십시오. 자꾸 아픈 곳을 꼬집지는 마세요.

여러분은 긍정적인 조울병 역할 모델이 되어줄 수 있습니다.

만약 여러분이나 아이에게 가까운 다른 누군가가 조울병이나 다른 정신과 질병을 극복했다면, 여러분은 이 정보를 공유하려 할 수도 그렇지 않을 수도 있습니다. 그러나, 만약에 공식적인 진단을 받았었다면 모두들 이미 알고 있을 것입니다. 아이가 자신이 이해할 수 있는 나이가 되었을 때, 앉아서 여러분 자신의 이야기를 해 주십시오. 어떻게 여러분이 자신이 질병이 있는지를 알게 되었는지를 설명해 주고, 여러분이 그에 대처하기 위하여 한 것(약 복용하기, 치료를 받으러 가기, 문제 해결 기법들을 연습하기, 등등.)을 말해 주십시오. 유사한 상황이 아이에게 일어날 때, 여러분도 비슷하게 종종 느끼는/느꼈던 것을 설명해 주고, 어떻게 여러분이 대처했는지를 설명하십시오. 아이는 자신이 혼자가 아니라는 것을 알게 될 뿐만 아니라 여러분의 좋은 예제로부터 배우게 될 것입니다! 바라건대, 아이에게 질병이 자신의 잘못이 아니며, 아이에 가까운 누군가도 자신이 겪는 것과 같은 어려움을 경험했다는 메시지를 납득하게 해 줄 것입니다!

조울병이 가계에서 내려오기 때문에, 일부 가족 구성원들이 이 질병으로 잘 지내지 못했을 가능성도 있습니다. 아이에게 이러한 친척들이 처했던 어려운 점들에 대해서 솔직해지십시오, 그러나 아이에게 이러한 문제점들이 자신에게도 불가피한 것–여러분과 같은 강인하고도 헌신적인 가족의 사랑과 지지가 함께 하지 않을 때–은 아니라고 안심을 시키십시오. 죄책감과 자기 비난은 여러분이나 아이에게나 아주 파괴적인 감정입니다. 문제–해결 태도–솔직하고 공개적으로 질병을 인정하고 받아들이고, 고칠 수 있는 것은 고치고, 앞으로 나아가기–를 취하는 것이 훨씬 더 도움이 되고 생산적입니다. 여러분은 이러한 행동의 모범을 보이고 아이에게도 같은 것을 격려하여 주기를 원합니다. 아이에게 용기와 희망을 주기 위한 방법으로, 여러분이 어떻게 자신의 문제들을 대처하였는지를 멜로드라마 같이 과장됨이 없이 말해 주십시오. 애태우지 마십시오; 우리 모두가 부모로서 우리 아이들, 특히 이러한 아이들에 대해서 어느 한 가지나 또는 다른 것들에 관해 죄책감을 느끼지 않기는 어렵습니다.

긍정적인 점을 강조하기

이 책에서 이전에 이야기 한 대로, 조울병 아이들이 민감하고 변덕스럽기 때문에, 긍정적인 점을 강조하고 부정적인 점은 줄여주는 것이 가장 좋습니다. 평균적인 아이들에게서 효과를 보는 행동 기법들은 역효과를 낳을 수 있습니다. 처벌과 결과 기법들은 소모적이고 비생산적인, 불필요한 권력 투쟁을 가져올 수 있습니다.

아이에게 좋은 점들을 발견하기 위해서 여러분의 창의력을 사용하십시오. 이것은 부모들이 포기하고 말할 만한 긍정적인 것이 아무것도 없다고 말할 때에 내가 하는 말입니다. 치료에서, 우리는 아이에게 자신의 모든 경험들과 어떻게 자신들이 승리자가 되는/되었는지를 써보라고 합니다. 그것들을 읽게 합니다. 여러분의 관찰에 기초해서 그것들을 늘려나갑니다. 그것들을 받아들입니다. 긍정적인 내부의 목소리를 사용해서 자신들에 대해서 좋은 것들을 어떻게 말할지를 아이에게 가르치십시오. 아이들의 긍정적인 내부의 목소리를 자신들이 얼마나 좋은가에 대한 서술들로 채우고, 이러한 생각들을 아이의 자신감에 발판이 되도록 사용하십시오. 긍정적인 이야기를 통해서 자신감을 쌓으십시오. 그들에게

"너는 해낼 수 있어."라고 말하세요. 이것은 아주 간단하지만, 아주 중요합니다.

아이가 부정적인 생각들에 대한 해답들을 생각해내게 도우십시오. 아이가 자신에 대해 가질 수 있는 가혹한 생각들을 여러분들이 재구성하는 것으로 시작할 수 있습니다. 아이가 도움이 안 되는 생각들이나 경험들을 도움이 되는 것들로 어떻게 바꿀지에 대해서 생각하는 것을 도와주십시오. 아이는 파국적인 생각들을 최소화하고, 과장하지 않도록 배우고, 상황을 계속 균형 잡힌 시각으로 볼 필요가 있습니다. 여러분이 아이와 이러한 문제들을 작업해 나가면서, 여러분들도 또한 스스로가 이러한 전략들을 사용하도록 배우게 될 것입니다. 여러분이나 아이 어느 쪽이든 더 이상 검은 색안경을 통해서 보지 않게 될 것입니다. 여러분은 현재에 살기 시작할 수 있으며, "다음은 뭐지?"나 "분노가 조만간 다시 내 가슴을 찢어 놓을까?"와 같은 질문들로 어찌할 줄 몰라 하지 않게 될 수 있습니다.

부정적인 생각들을 긍정적인 것들로 바꾸기

부정적인 생각	*긍정적인 대안*
나는 어떤 일도 결코 제대로 하는 게 없어	모두들 실수를 한다고. 나는 여기에서 배울 거고 다시 해 보겠어.
아무도 나를 좋아하지 않아.	어느 누구도 모두가 좋아할 수는 없어. 나와 다른 사람들에 대해서 좋은 것에 집중하겠어. 나는 부탁할 수 있는 몇몇 좋은 친구들이 있다고.
나는 항상 진다고. 그런데 왜 시도를 하지?	이 상황도 지나갈 거야. 그리고 나는 다시 기분이 좋아질 거고.
이런 나쁜 기분은 결코 끝나지 않을 거야.	**침울해 할 필요가 없어.** 나는 그것을 넘겨버리고 아무 영향도 끼치지 못하게 하겠어.

강점과 소질을 키워주기

이전에 말한 대로, 모든 아이들은 확신과 자부심을 키울 수 있는 능력, 강점 및 재능의 영역들을 가지고 있습니다. 사실, 조울병 아이들은 많은 분야들에서 두각을 나타내게 만들어 주는, 창의성, 언어적 능력, 그리고 높은 활력과 같은 많은 평균 이상의 능력들을 보여줄 수도 있습니다.

아이의 강점을 키워주는 최선의 시작은 아이가 하기 좋아하는 활동들, 연극, 예술, 음악, 스포츠, 또는 그 밖의 어떠한 것이든 탐색을 통해서입니다. 연극은 조울병 아이들의 과장에 대한 좋은 분출구가 되어 줄 수 있으며, 아이들이 중앙 무대를 차지하고 자신을 말로 표현하도록 하여 줍니다. 스포츠의 경우에는, 테니스와 같은 개인적인 스포츠들이 팀으로 하는 스포츠보다 파트너들을 찾기가 더 쉽습니다. 수영도 이렇게 격렬한 아이들이 억눌린 에너지를 써버리고 좀 더 이완이 되도록 도와줄 수 있습니다.

여러분이 특수 프로그램들을 찾을 필요가 있을 때가 있습니다. 코치나 캠프의 지도자들에게 말할 수도 있고 또는 이들에게 아이가 프로그램에 적절하다고 안심을 시키고, 프로그램에서 아이가 잘 해내도록 돕기 위한 아이디어들을 제공하기 위해서 의사나 치료자로부터 편지를 얻을 수도 있습니다. 예를 들면, 나는 조울병 아이를 위한 특수 시설에 대해서 디즈니 월드에 편지를 썼습니다. 코치나 감독자들이 보건 의료 전문가들만큼 항상 잘 알고 있으면서 세련되지는 않았다는 점을 기억하십시오. 그들에게 정보를 제공하되, 야단법석을 떨어서 그들이 과도하게 경계하고 아이의 욕구에 대해서 너무 많이 주의를 하지는 않도록 하십시오.

조울병 아이는 생각을 끊임없이 바꿀 수도 있습니다. 아이가 기술을 발달시키기 위해서는 충분히 오랫동안 관심사에 붙어있도록 격려해 주십시오. 그렇지 않다면, 아이는 활동을 즐기거나 활동에 대한 열정까지도 가지게 될 만큼 능숙해지지 못할 것입니다. 아이가 자신의 열정을 발견한다면 여러분 스스로가 아주 운이 좋은 것이라고 생각하십시오.

회복력을 높여주기

아이들이 부정적인 경험에서 일반화를 하고 이러한 일반화를 미래에도 투사하는 경향이 있기 때문에, 조울병 아이들은 쉽게 낙담하고 자신들을 실패자로 봅니다. 아이들에게 자주 모든 사람들이 언젠가는 실패하며 도전이 삶의 일부라는 것을 상기시켜 주어서 아이들이 회복력을 가지도록 도와줄 수 있습니다. 일이 계획한 대로 안 될 때 아이들이 스스로에게 할 수 있는, "만약 처음에 성공하지 못했다면, 해보고, 다시 해보는 거야." 또는 "이기고 지느냐 여부가 아니야; 어떻게 게임을 하는가의 문제이지."와 같은 위안이 되는 말들을 아이들에게 가르쳐 주십시오. 특별히 괴로운 시기 이후에 어떻게 해서 여러분이 긍정적인 시각을 다시 갖게 되었는지를 설명해 주는 것과 같이 여러분의 회복력을 예를 들어 주는 것도 또한 아주 도움이 될 수 있습니다.

아이들의 일반적으로 부정적인 시각은 행복해야 할 시간들까지도 방해를 할 수 있습니다. 아이들은 산의 꼭대기에 올라가서도 여전히 실망스러워 할 수 있습니다. 아이에게 신비로운 경험을 만들어 낼 수 있는 마법과도 같은 길은 없다는 것을 이해하게 도와줄 수 있습니다. 나이가 들면 아이는 단지 스릴을 위해서 위험도가 높은 행동에 빠져들 수 있습니다. 아이에게 매 순간을 살아 나가고, 과장된 기대나 이룰 수 없는 꿈이 없는 현실 자체를 즐기도록 가르쳐 주는 것이 중요합니다. 우리 모두는 갖고 있는 것에 만족하도록 배울 수 있습니다-조울병 아이들에게 흔히 있는 문제이기는 하지만, 조울병 아이들에서의 문제만은 아닙니다.

아이를 위해서 편을 들어 주기

아이의 주 옹호자가 되어 주는 것은 특히 여러분이 의사들, 병원, 보험회사들 그리고 학교 시스템에 이의를 제기해서, 아이가 정확하게 필요로 하는 것을 확실히 얻게 해야 할 때에는 아주 어마어마한 일로 보일 수도 있습니다.

건강 관리 체계

요즈음 대부분의 사람들은 의사를 전문가로는 덜 생각하되, 질병과 아이의 발달을 알고 있으면서 가족에게 충고를 하여주고, 아이를 가장 잘 아는 상담가로 더욱 보고 있습니다. 이것은 이전의 의사들이 절대적인 권위자로 간주되던 시기에서 변화입니다. 일부 의사들은 그들의 권고안에 의문을 표하거나 가족 구성원들 또는 다른 전문가들로부터 제안을 받아들이는 것에 대해 불편하게 느낍니다. 일부 부모들은 여전히 무례하게 보일까 두려워하여 그들의 아이에 대해서 특정 치료적 접근법을 주장하거나 면밀한 질문을 하는 것을 어려워할 수도 있습니다. 여러분 (또는 여러분이 보험료를 통해서 지불하는 보험회사)들이 의사의 봉급을 지불하고 있으므로, 현실적으로 말하면 의사는 여러분을 위해서 일하는 것입니다. 의사를 파트너로 보십시오. 진솔하게 솔직한 질문을 하면 보통 여러분에게 아주 쓸모가 있을 것입니다.

이것이 여러분에게 "고객이 항상 옳다."는 태도를 취하거나 특권이 있는 것처럼 행동해야만 한다는 뜻은 아닙니다. 그러나 결국에는 여러분은 아이의 의사와의 관계에 편안함을 느껴야 합니다; 여러분들은 한 부모님이 말한 대로 소위 "여러분이 성공할 좋은 의사를 찾아야" 합니다. 궁극적인 목표가 아이들이 필요로 하는 도움을 얻게 하는 것이기 때문에, 여러분은 의사로부터 도움과 조언을 얻는 것을 확실히 할 필요가 있습니다. 만약 그렇지 않다면, 이러한 문제들을 해결하는 것이 중요합니다. 또 다른 의견을 구하거나 다른 의사를 찾으십시오. "여러분이 필요로 하는 전문가들을 선택할 때에는 아주 신중해야 합니다. 그리고 나서는 그렇지 않아야 할 상당한 이유가 있을 때까지는, 그들에게 귀를 기울여서 듣고 신뢰를 해야 할 필요가 있습니다."라고 한 부모님은 말하였습니다.

의사의 훈련과 경험을 존중하는 것은 중요합니다, 그러나 그것이 여러분들의 의문과 근심거리를 여러분만 알고 숨겨두라는 것을 뜻하지는 않습니다. 아이의 행복은 궁극적으로 여러분이 책임이며, 여러분이 아이의 욕구와 나머지 가족들의 욕구들을 옹호하여 주는 것이 중요합니다. 3장에서 논의했던 대로, 여러분은 아이의 치료의 관리에서 아주 중요한 역할을 하기 때문에 의사-결정 고리에 여러분이 있어야만 합니다. 의사와 협력관계를 맺으면서, 전문가와 일반인 둘 다 포함해서 치료 팀의 모든 구성원들 사이에서 지속적인 토론을 하고 문제를 해결하며, 의견들과 관심거리를 공유하는 것이 그 과정의 필요한 부분입니다.

학교 체계

마음을 단단히 먹고 학교와 같이 크고 복합한 기관에 대응을 하는 것은 또한 어려울 수 있습니다. 여러분은 지쳤을 수도 있고 단지 아이를 위해서 올바른 진단을 얻기 위해서 만으로도, 이미 지금까지 너무나도 많은 전쟁을-보건의료 시스템들과, 선의를 가진 가족 구성원들, 아마도 심지어는 여러분의 배우자와도-해왔다고 느낄 수도 있습니다. 여러분의 피로에도 불구하고, 여러분이 학교에 차분하고도 중립적이면서 사무적인 태도로 접근하는 것은 아주 중요합니다. 여러분이 시작할 때에 자신감이 좀 떨어져 있을지라도, 잘 차려입고, 균형을 유지하십시오. 음식을 가져가는 것이 좋을 수 있습니다-만남은 흔히 점심시간 동안이나 기획안을 짜는 시간 또는 수업 시작 전에 일어나고, 학교 스텝들은 식사할 만한 시간이 없었을 수도 있습니다. 극복해야 할 많은 지체들, 장애물들 그리고 방해물들이 있을 수 있으니, 여러분들은 에너지를 아껴야 하고 과잉 반응하지 마십시오. 그렇게 하는 것은 단지 여러분의 감정을 상하게 할 뿐입니다. 학교와의 협상에서 여러분을 지지해 줄 수 있는 경험이 있는 부모를 함께 데려가는 것은 여기에서 큰 차이를 가져올 수 있습니다. 또 다른 부모는 아이의 필요를 분명히 표현하도록 도와줄 수 있을 뿐만 아니라, 또한 여러분에게 정신적인 지지와 함께 여러분이 계속적으로 필요로 하는 이해 받았다는 느낌을 줄 수 있습니다. 또한, 여러분이 다른 곳에서 무엇을 들었거나 읽었든 간에, 여러분이 학교와 싸움을 벌이게 될 것이라고 추정할 이유는 전혀 없습니다. 긍정적으로 생각하는 것으로 시작하십시오, 그러면 여러분은 즐거워하면서 놀라게 될 것입니다.

어쨌든, 모든 주는 특수 교육 과정에서 부모들의 권리를 정의하고 보호하는 법안들을 가지고 있습니다. 여러분은 www.pta.org를 통한 여러분 주의 사친회(parent-teacher associations, PTA)로의 연결을 통해서 그것들을 찾아보십시오. 바젤론 센터는 또한 주 부모 옹호(state parent advocacy)

연결망의 목록을 www.bazelon.org/links/states/index.htm에서 제공합니다. 또는, 직접 여러분의 주의 부모 교육 및 정보 센터와 지역사회 부모 자원 센터들의 웹사이트(www.taalliance.org/centers/index.htm)로 갈 수 있으며, 이곳들은 연방에서 출생 시부터 22세까지의 아이들과 젊은 성인들의 가족들에게 서비스를 제공하기 위하여 미연방에서 재정지원을 받는 곳입니다.

또한 많은 독립적인 부모 지지 및 옹호 그룹들이 있어서 인쇄물, 웹에 기초한 자원들, 워크숍들, 및 전화 상담들을 제공하고 있습니다. 균형 잡힌 마음 재단과 미국학습장애 협회(the Learning Disabilities Association of America, LDA)는 시작할 수 있는 두 좋은 곳입니다. 더 많은 것을 위해서는 참고자료 항목들을 보십시오. 결국, 경험을 대체할 수 있는 것은 없습니다. 따라서 여러분이 이전에 이러한 일을 해보았던 경험이 있는 학부모와 협력할 수 있다면, 여러분에게 많은 시간을 절약해 주고 여러분이 필요로 하는 정신적 및 실질적인 지지를 제공하여 줄 수 있습니다. 여러분은 만약 여러분이 특수 교육이나 아이를 위한 일반 교육 환경 내에서의 특수 시설을 요청하려 한다면, 이러한 학부모–멘토를 여러분과 학교 스텝과의 모임들에도 함께 데려가는 것까지 원할 수도 있습니다. 의사는 여러분을 다른 경험이 있는 학부모와 짝을 지어줄 수도 있으며, 또는 여러분은 균형 잡힌 마음 재단이나 또 다른 부모 지지 그룹을 통해서 인터넷에서 검색할 수도 있습니다.

법적 대리권을 얻기 위해서는, 전미 장애인 인권보장 네트워크(the National Disability Rights Network, www.napas.org)를 통해서 여러분의 주에 있는 보호 및 옹호 시스템에 접촉하여 보십시오. 그렇지 않다면, 정신적 및 신체적 장애 법안에 관한 위원회(Commission on Mental and Physical Disability Law, CMPDL)를 www.abanet.org/disability에서 접촉하여 볼 수도 있습니다. 또한 바젤론 센터 웹사이트의 주 옹호 연결망의 목록에서 여러분의 주에 있는 다른 기관들을 찾아볼 수도 있습니다.

9장은 조울병 아이의 교육적 필요사항들을 충족시키기 위해서 어떻게 학교 시스템과 성공적으로 작업을 하는가에 관하여 세부적인 사항들을 다룹니다.

스스로를 돌보기

"나는 정원 돌보기와 글쓰기와 같이 다시 즐길 것들을 찾는 법을 배워야 했습니다. 나는 한 잔의 차나 그네에 앉아 있는 몇 분간과 같은 작은 것들을 즐기려고 노력했습니다. 스스로를 새롭게 하기 위하여 몇 분간의 짧은 시간을 쓰는 것이 세상에서 기분이 훨씬 좋아지게 할 수 있습니다."

"내가 아들의 모든 문제들을 해결할 수는 없습니다, 그리고 아는 그것에 대해서 죄책감을 느끼지 말도록 배워왔습니다. 나는 내 힘닿는 범위 내에 모든 것에 힘을 쏟아 왔었습니다. 나머지는 기도할 부분이자 나를 넘어서는 힘의 영역입니다. 모든 것들을 완벽하게 하기 위하여 애쓰던 책임감을 놓아버리자 마음의 짐이 덜어졌습니다."

여러분은 어떻습니까? 어떻게 여러분은 균형을 유지하고 가정생활이 계속 불안정할 때에도 인내할 수가 있습니까? 어떻게 여러분은 아이가 그토록 많이 에너지를 빼앗아 갈 때에도 균형 잡힌 생활 스타일의 모델이 될 수 있습니까? 어떻게 해서 여러분은 보건의료 시스템, 학군, 또는 보험회사로부터의 반대에 맞닥뜨릴 때에도 계속해서 아이 편에서 옹호하여 줄 수 있습니까? 어떻게 여러분은 스트레스를 받거나 우울해지지 않으면서도 이 모든 것들을 이루나요? 유일한 길은 여러분 자신을 돌보는 시간을 갖는 것입니다.

이 시점에서 여러분은 아마도 스스로에게 말하고 있을 것입니다. "나 자신을 돌본다고? 일자리를 유지하려고 하는 것은 말할 것도 없고, 아이와 집안일을 돌보면서, 하루 24시간 주 7일을 헌신하고 있는데 누가 시간이 있다는 거지?" 이것은 절대적으로 맞습니다. 그러나 나는 그렇게 할 방법을 찾아보라고 여러분들에게 도전의식을 북돋는 것입니다. 일부 책임을 내려놓으십시오; 집안 주변의 일을 조금 손을 놓으십시오; 일시 위탁 서비스나 큰 아이를 봐줄 사람을 찾아보십시오; 휴식을 취하고 여러분의 영혼을 재충전하기 위해서 소중한 몇 분간을 얻기 위해 필요하면 무엇이라도 하십시오. 8장은 여러분의 가정생활을 더 매끄럽게 만들기 위해서 필요로 하는 시간을 찾기 위해서, 여러분의 생활을 간소화하고 간략하게 만들기 위한 더 많은 아이디어들을 담고 있습니다. 이러한 전략들 중의 많은 것들은 여러분이 또한 스스로를 돌보는데 도움이 될 것입니다.

여러모로, 스스로를 돌보는 것은 여러분이 하는 모든 일에 중요합니다. 운전을 하는 것과 같습니다. 여러분은 차가 가게 하려면 가솔린을 차에 채워야 합니다. 차가 최상의 성능 발휘를 계속 하도록 하려면 엔진과 다른 부분들을 유지보수 할 필요가 있습니다. 여러분은 차와 같습니다-계속 가게 하기 위해서는 연료, 유지보수, 그리고 수리를 필요로 합니다. 그렇지 않다면 여러분은 가솔린이 떨어지게 될 것입니다.

만약 여러분 스스로에 대해서 편안하게 느낀다면 여러분은 더 행복하고 느긋할 것입니다. 여러분이 행복해질수록, 여러분은 위기에 빠졌을 때까지도 조울병 아이를 포함한 타인들에게 더 많이 반응을 보여 줄 수 있을 것입니다. 우리가 과도하게 스트레스를 받고 과민한 상태에서는-우리 모두에게 일어나는 어떤 것-갑자기 화가 날 때, 우리는 결국 후회하게 되는 일들을 하거나 말하게 되고 맙니다. 이것도 삶의 일부입니다, 그러나 상황을 악화시키고 다른 부담과 어려운 점들을 늘리기 때문에 우리가 가급적 최소화하고 싶어하는 삶의 부분입니다.

여러분의 마음을 아름다운 정원으로, 그리고 긍정적인 생각들을 그 정원에 피어나는 꽃으로 생각해 보십시오. 긍정적 생각들을 키우고 도움이 되지 않거나 부정적인 생각들을 뽑아 버리면 여러분들의 태도가 꽃피우게 될 것입니다. 여러분은 자신에게 스스로를 돌보아야 할 의무가 있습니다. 돌봄, 동정, 그리고 관심은 여러분이 나머지 가족들만큼이나 여러분 자신에게도 빚지고 있는 것입니다.

부모들의 제안들 : 여러분 자신을 위한 일부 시간을 갖기 위한 12가지 방법들

- "나는 달리기를 좋아합니다. 함께 달릴 한 그룹의 사람들이 있습니다. 그것 때문에 내가 제정신을 지키고 삽니다."
- "아이가 만화, 컴퓨터 게임, 게임보이, 또는 (게임에서 이기지 못한다고 해서 악화되지는 않으면서) 닌텐도에 빠져 있을 때, 우리는 휴식을 취하려고 합니다."
- "내게 많은 기쁨을 가져다주는 카드 수공예란 취미를 천천히 해오고 있었습니다."
- "우리는 '커플만의 시간'과 유쾌한 가족 외출 일정을 가능한 한 자주 잡

아놓습니다."

- "작은 휴가가 기분전환이 됩니다. 우리는 부부치료와 결혼향상주말(marriage enrichment weekends) 프로그램에 갑니다."
- "나는 체중 감량 그룹에 가입해서 지지적인 여성을 찾았어요. 우리가 체육관에 갈 때에는 남편에게 연락을 취해 둡니다."
- "특수 교육이 필요한 아이들의 부모들에게 휴식을 취할 수 있도록 3개월마다 비용을 제공하는 비영리 기관을 우리 지역사회에서 찾았습니다. 그래서 나는 일주일에 두어 시간 가량은 운동을 하러 가거나 무엇이든 할 수 있게 되었어요."
- "아들과 나는 지역 예술회관에서 도자기를 만듭니다."
- "개와 함께 산책을 하는 건 일상에서 벗어나는 좋은 방법입니다."
- "규칙적으로 요가를 하는데 때로는 만약 조울병 아이를 갖지 않았다면 내가 요가를 꾸준히 하지는 않았을 거라고 생각합니다."
- "교회의 여성부가 내게 도움이 됩니다. 동성 친구들과 커피를 마시러 외출하는 것도 또 좋고요."
- "통근하는 20분은 나 자신에게 쓰이는 시간입니다."

여러분의 스트레스를 줄이기

압력이 점점 커지면, 여러분이 스트레스 수준을 낮추고 평형상태를 다시 회복하기 위해서 할 수 있는 몇 가지 구체적인 일들이 있습니다. 예를 들면 :

스스로를 용서하십시오

참을성을 가지고 자신에게 관대해지십시오. 작은 약점들에 대해서는 스스로를 용서하세요. 기억하십시오, 여러분은 도중에 실수를 하게 될 것입니다. 때로는, 여러분은 아이에게 "얼빠진 짓"을 하기도 할 것입니다. 여러분은 화를 낼 수도 있고, 너무 엄하거나, 단호해야 할 때에 굴복할 수도 있습니다. 우리 모두가 그렇게 합니다. 실수는 예상되었던 것입니다. 중요한 것은 실수를 하지 말아야 하는 것이 아니라, 여러분들이 그것을 인식하고, 적절한 때에 그에 대해서 사과하는 것입니다.

여러분이 인간인 이상 스스로를 용서할 권리를 갖고 있음을 항상 명심하십시오. 한 부모님은 말했습니다, "우리들 중 어느 누구도 완벽한 부모는 아닙니다 …… 우리는 부모 유전자를 갖고 태어나지 않았으며, 경험을 하고, 다른 사람들과 이야기를 하는 등등을 통해서 배웁니다. 그러니, 왜 우리가 이러한 어려운 점이 있는 아이들을 도움 없이도 키울 수 있다고 생각해야 하죠?" 자신의 인간적인 허약함이 수면 위로 떠오를 때는 무엇을 해야 합니까? "도움을 구하고 지지 모임에 가입하거나 치료를 받으십시오." 만약 여러분이 너무 당황하거나 혼란스러워서 교회나 다른 지역사회 기관에서 도움을 구하기 어렵다면, 여러분의 지역에 있는 정신장애인가족협회 지부가 제공하여 줄 수 있는 것을 확인해 보십시오. 부모님들은 흔히 이 기관의 가족 대 가족 교실이 아주 유용할 수 있다고 이야기를 합니다.

다른 사람들에게 여유를 좀 주십시오

여러분의 조울병 아이이건 다른 가족 구성원들이건, 가족들의 의도는 옳은 일을 하려는 것이라고 간주하는 것이 가장 좋습니다. 이것이 항상 옳지는 않겠지만, 이것은 아이에 대해서는 항상 최선의 가정이며, 만약 여러분이 실수를 범한다면, 이러한 방향에서 실수를 하십시오. 여러분이 틀릴 때조차도, 여러분의 긍정적인 기대와 추정은 아이가 그에 따라서 수행하도록 격려하여 줄 것입니다. 만약 여러분이 자기-충족적인 예언(편역자 주 : 기대와 믿음을 가지면 결국 그 사람이 기대하는 방향으로 성취하고 이끌어 나갈 수 있음을 일컫는 말)을 갖게 된다면, 이것이 여러분이 가져야 할 옳은 유형입니다. 게다가, 다른 사람에게 여유를 줌으로 인한 긍정적인 결과는 여러분에게 스트레스가 줄게 된다는 것입니다. 아이가 올바른 일을 하기를 원한다고 여러분이 가정한다면, 그러고나서 아이들이 원하지 않을 때에도, 여러분이 아이들이 길을 찾도록 도와주기가 더 쉬워짐을 알게 될 것입니다. 이것은 황금률의 일종의 변형입니다-타인들이 당신에 대해서 봐 주기를 원하는 대로 여러분도 다른 사람에 대해서 여유를 갖고 보아 주십시오.

휴식과 생각을 위하여 혼자 있는 시간을 가지십시오

때로는 우리는 너무나 바빠서 전열을 가다듬고 시야를 넓힐 시간을 갖지 못합니다. 이렇게 하는 것은 하기 위해서 일부 시간을 필요로 하며, 오늘날의 바쁜 세상에서는 쉽게 다가오지는 않습니다. 조용한 곳에서의 규칙적인 걷기, 운동시간, 또는 명상이나 기도가 필요한 것입니다. 여러분의 믿음이 무엇이든, 이것은 균형 잡힌 삶과 차분한 마음에서 중요한 부분입니다. 배우자가 있다면 이 시간 동안 아이들과 같이 있어달라고 그에게 의지하십시오. 그렇지 않다면, 자매에게 부탁하거나, 여러분이 친구의 아이들을 돌보아주는 답례로 친구에게 아이들을 맡아달라고 하여서 시간을 교환하면 됩니다.

상대적으로 행복을 느끼는 시간들을 소중히 여기십시오

사람들이 말하는 대로, "즐길 줄 알아야 합니다." 끝에 가서야 행복이 올 것이라 기대하지 말고, 행복이 되돌아오리라고 기대하십시오. 아이가 상대적으로 나은 나날들이 있을 때를 꼭 주목하도록 하고 그에 대해서 감사하십시오. 그에 대해서 아이를 칭찬하세요. 그에 대해서 차분히 생각해 보고 자부심을 가지고 그 안에서 기쁨을 느끼십시오. 너무 쉽게 간과되어 버리는 삶의 다른 측면들을 즐기십시오 : 아름다운 일출 또는 일몰, 부슬비, 아이의 숙제에 매겨진 좋은 점수. 긍정적인 것에 초점을 맞추는 것은 미래에 더 긍정적인 시간들이 나타나도록 북돋아 주며, 미세하지만 확실하게 아이들의 행동과 여러분 주변의 타인들의 행동에 영향을 미쳐서 형성해 나가게 됩니다.

여러분 자신의 노력을 인정하십시오

항상 다른 사람들이 여러분이 하는 일을 이해해주도록 기대할 수는 없으니, 여러분 스스로가 그것을 인정해 주어야 합니다. "나는 찾을 수 있는 가장 좋은 치료 학교를 발견하였습니다. 나는 내 힘닿는 곳에 모든 것을 쏟아 부었습니다, 그리고 그게 내가 할 수 있는 모든 것입니다."라고 한 어머니는 말하였습니다. 모든 일들을 완벽하게 하려고 하는 것은 단지 스트레스를 늘릴 뿐입니다. 그저 꾸준히 계속해서 올바른 일을 하는 것이 여러분의 앞길에서 가장 큰 장애물을 치워 줄 것입니다.

소진을 피하기

조울병 아이의 부모는 다른 모든 이들의 욕구에 신경을 쓰는 데에 쉽게 휘말려들 수 있습니다. 밀려드는 사건들은 통제를 벗어난 자동차 가속처럼 느껴집니다. 자동차처럼, 여러분은 무한히 가속하고 있을 수는 없습니다–여러분은 충돌하거나 연료가 떨어지게 될 것입니다. 그들이 많은 에너지를 소비하고 있는 동안, 여러분의 배우자와 아이들은 여러분이 다시 연료를 넣고 재충전하는 것을 도와야만 합니다. 여러분은 모든 아이들이 다 성장해서 집 밖으로 나와서 생활을 할 때까지 기다릴 수 없습니다. 여러분은 지금 스스로를 돌보기 위한 시간을 가질 필요가 있으며, 그렇게 해야 전체 가족들이 기대할 만한 유망한 미래를 가질 수 있습니다. 여기에 여러분의 개인 생활을 향상시키고 소진을 피하기 위한 몇 가지 팁들이 있습니다.

취미를 가지십시오

여러분이 이미 갖고 있지 않다면, 하나 가지십시오. 만약 하나 있다면, 다시 시작하고 계속하십시오. 만약 이것이 여러분이 다른 사람과 하는 것이라면, 취미활동이 여러분이 생활을 유지 하도록 흔히 도와줄 것이기 때문에, 종종 더 낫습니다. 일부 취미는 시간이 덜 걸리고, 덜 비싸고, 여러분이 아이를 돌보아 주어야 할 누군가를 구하도록 요구하지 않는다는 점에서 다른 취미보다 더 쉽습니다. 그럼에도 불구하고, 여러분이 좋아하는 무언가를 선택해서 그것을 꾸준히 하십시오. 이기적인 것이 아닙니다. 그것은 여러분 가족과 그 밖의 모든 사람들의 행복에 이익이 됩니다. 행복한 부모가 행복한 가족들을 만듭니다.

다이어트와 운동

우리 모두에게 어려운 영역입니다. 이것을 규칙적으로 시간을 내어서 일상에 맞추는 것은 흔히 어렵습니다. 예를 들어, 내가 선택한 운동은 조깅입니다. 만약 내가 잠시 동안의 달리기를 위해서 같이 할 친구나 이웃이 있다면 꾸준히 하는 것은 훨씬 더 쉽습니다. 비슷하게, 다이어트를 하는 친구가 있으면 여러분이 다이어트에 흥미가 시들해질 때에도 계속

할 수 있도록 지지와 격려를 해 줄 것입니다.

여러분 자신에게 보상을 주십시오

나가서 여러분이 신뢰하는 사람과 즐길 무언가를 하십시오. 영화를 보거나 친구들과 콘서트에 가거나, 독서 클럽에 가입하거나, 점심식사를 하러 만나십시오. 여러분을 매일의 일상생활에서 꺼내어 주고 여러분에게 자신의 삶에 대한 새로운 관점을 줄 것입니다.

여러분 자신에게 용돈을 주십시오

여러분 자신을 위한 용돈예산을 마련해 두십시오. 배우자나 아이에게 쓰는 만큼 적어도 여러분 자신에게도 돈을 쓰십시오. 일부 부모에게는 이것은 어렵습니다. 그들의 생각으로는, 아이들이 항상 우선입니다. 여러분이 아이가 다른 어른들을 존중하고, 공손하고, 다른 사람들의 욕구를 고려하고, 성인으로써 자신을 존중하는 법을 배우기를 원한다면, 자기를 스스로 돌보고 자기 관리를 하는 것의 본을 보여야 합니다.

여러분의 개인 생활에 아쉬운 점이 있을 때 무엇을 할 것인가

특별한 요구를 갖는 아이들의 부모들은 흔히 고립되었으며 혹사당하고 있다고 느낍니다. 일부는 그들이 자신의 집에서도 외롭다고 느끼며 그들이 결코 더 이상 외출하지 않기 때문에 친구들하고도 연락이 끊겼다고 말합니다. 다른 이들은 갑작스럽게 자신들이 내내 아팠거나 또는 아이나 배우자들이 레스토랑, 여가 활동, 휴가 장소나 식사 메뉴들을 항상 선택하도록 맡겨왔다는 것을 지각합니다.

여기에 이러한 개인적 삶의 결핍을 해결하기 위한 몇 가지 팁들이 있습니다.

긴장을 푸십시오

여러분들은 소진되기 직전에 있습니다. 기본적으로 너무 많고, 너무 오랫동안입니다. 친구와 이야기할 시간입니다. 때로는 오랫동안의 스트레스가 실제로 여러분의 뇌의 신경화학적 작용을 바꾸어서, 여러분이 우울증, 과도한 음주 또는 약물 사용, 또는 다른 관련 문제들에 더 취약하게 만들 수 있습니다.

의사를 만나십시오

의사는 스트레스가 실제로 우울증이나 다른 관련된 문제를 유발했는지 여부를 평가하는 위치에 있습니다. 그는 또한, 이 모든 임무들과 요구조건들이 훨씬 더 힘들어지게 만들 다른 상황에 여러분들이 처해 있는지를 판단할 수 있습니다.

여러분은 자신을 위해서 혼자서 충분한 시간을 보내고 있습니까, 정말로?

여러분은 스스로의 휴식과 이완 기회를 평가할 필요가 있을 것입니다. 배우자와 부담을 나누고 있습니까? 부모님들이나 인척들이 도와줄 수 있습니까? 여러분의 취미생활들을 유지하고 있습니까?

여러분의 관계의 성격을 재검토하여 보십시오

관계는 정신 건강과 행복에 핵심입니다. 이 영역에서 여러분의 욕구가 충족되게 하지 못하고 있을 가능성이 높습니다. 꼭 이 장의 전반부의 "스스로를 돌보기"를 확인해 보십시오.

기본으로 돌아가십시오

2장과 3장에서 서술된 단계들과 초기의 원칙들을 재평가하십시오.

조울병을 벗어난 삶이 있습니까?

이 시점에서, 나는 여러분에게 아동기 조울병을 성공적으로 치료해 나가기 위해서 여러분들이 필요로 하는 정보, 용기, 그리고 기본적인 도구들을 제공하여 주었기를 바랍니다. 그러나 여러분과 아이들은 더 많은 것을 누릴 자격이 있습니다! 여러분 모두는, 아이가 배우고 사회적으로 어울리고, 흥미를 추구하고 경험하면서 인생의 모든 면에서 성장하도록 하기 위한 기회와 함께, 온전하고도 만족스러운 삶을 살 자격이 있습니다. 그것이 내가 도중에 일어날 수 있는 장애물들과 좌절들을 극복하기 위한 지지와 함께, 다음 부분에서 다룰 부분입니다.

3부

특정 상황들에 대한 전략들로 다 함께 합치기 :

여러분이 중심을 잡도록 하는 지혜

3부

특정 상황들에 대한 전략들로 다 함께 합치기 :

여러분이 중심을 잡도록 하는 지혜

아이, 가족, 그리고 여러분을 위한 치료 결과들의 향상을 위해서, 치료자들과 함께 일하도록 일부 검증된 전략들과 함께 2부에서는 조울병 아이들을 치료하기 위한 최선의 접근법에 대하여 일부 기본적인 조언을 제공하였었습니다. 3부에서는, 이러한 전략들을 여러분의 일상생활에 접목하여, 가정생활을 향상시키고, 아이가 학교에서, 친구들과 그리고 다른 일반적인 상황들에서 치료를 통해서 얻을 수 있는 이득을 유지하도록 돕기 위한, 한 단계 더 나아가서 추가적인 실용적이고, 경험에 기초한 도구들과 기법들을 제공하도록 하겠습니다. 마지막 장에서는, 때로는 차질을 가져오거나 질병에 반하여 지속되는 호전에 장벽이 될 수 있는 아주 도전적인 상황들 중의 일부를 다루기 위한 방법들을 설명하겠습니다.

내가 전하려고 하는 도구들과 기법들은 나의 클리닉과 연구 프로그램에서 매년 조울병을 진료하면서 수백 가족들을 만난 내 경험에 기초하고 있습니다. 뇌 영상 및 인지 검사를 통한 정보를 얻으면서, 이러한 기법들은 2부에서 논의한 대인관계 정신치료(예, 자기-심리학)가 아동 및 가족 중심 인지행동 치료와 통합된 뼈대와 검증된 약물 치료 모델들의 기법들에 기초하여 이루어졌습니다. 또한 아주 유사한 상황에 있었던 부모님들로부터의 아이디어들과 대응 전략들도 포함시키겠습니다. 이러한 기법들 뒤에 있는 정신과적 이론을 이해하는 것이 중요하지만, 내 임상 경험에서 이론만으로는 충분하지 않다는 것을 알고 있습니다 - 여러분은 이러한 개념들을 매일의 생활에서 닥치는 실제 도전과제들에 적용하기 위한 확고한 도구 상자를 필요로 합니다. 따라서, 이 책의 나머지 부분은 가족들이 집에서나 집을 나와서 이득을 유지하기 위해서 사용할 수 있는 팁 및 기법들과 함께, 이러한 지혜와 통찰력을 주는 특별히 유용한 생각들을 공유하는 데에 쓰일 것입니다.

8장

집에서 평화를 유지하기

"우리는 집에 일반적인 질서를 유지하지만 너무 엄격하지 않도록 합니다. 예를 들면, 어수선함은 최소한도로 유지합니다. 집은 충분히 깨끗합니다. 많은 밝은 빛이나 시끄러운 음악을 사용하지 않습니다. 부드러운 음악을 틀고 밝은 촛불들을 사용합니다. 아이들이–한번에 최대 2명까지–집에 놀러 오는 것은 환영입니다. 우리는 일주일에 적어도 4번은 함께 저녁을 먹습니다."

조울병 아이가 항상 잘 지내는 생활을 만들 수 있는 어떤 방법이 있다면 대단하지 않겠습니까? 우리 모두는 삶이 균형 잡히고, 아침과 저녁의 일상이 평온하게 유지되고, 모두가 잘 지내고, 숙제를 아이가 끝내고, 여러분이 배우자와 다른 가족들로부터 더 많은 지지를 받고, 선생님이 해결해야 할 새로운 문제로 전화를 하지 않는 나날들이 더 많기를 바랍니다. 그러나, 지금까지 오면서 여러분들이 잘 알겠지만, 일은 거의 그렇게 되지는 않습니다. 여러분에게 하는 내 권고는 그 예상을 버리라는 것입니다. 인생은 변화를 뜻합니다–조울병 아이가 있든 없든–그러니 여러분 스스로를 위해서도, 불가피한 굴곡을 받아들이십시오.

자주, 하루하루가 잠자리에서 일어나고 학교에 가는 것과 관련된 싸움으로 시작합니다. 아이는 꾸물대고, 소란과 고함이 있고, 다른 아이들은 조울병 아이의 신발을 찾느라 발이 묶이다가, 마침내 모두가 차로 달려가게 됩니다. 학교에서 아이가 폭발했다는 전화를 받고 아이를 데리러 가야 합니다. 새로운 약물들의 처방전을 받기 위해서 의사의 사무실로 달려갑니다. 집에 도착했을 때 텔레비전이 켜져 있고, 아이를 숙제에 집중하게 할 수가 없습니다. 싸움은 저녁 내내, 아니 저녁 시간을 넘어서 잠잘 때까지 계속되며, 모두들 탈진해서 쓰러지고 다음 날은 그저 전체 일들을 다시 반복하는 것입니다.

만약 완벽한 하루를 보내는 것이 쉽지 않다면, 여러분은 무엇을 예상할 수 있습니까? 조금의 노력과 융통성 그리고 유머 감각으로, 여러분은 스스로와 다른 가족들에게는 꽤 잘 먹히는 적당히 성공적인 매일의 일상을 보낼 수 있습니다. 벤자민 프랭클린이 "무엇이든 적당히"라고 말한 대로, 이것이 질서를 세우고 집에서 훈육을 하는 데에도 적용됩니다.

어떻게 균형 잡힌 일상을 확립할 것인가

"롤러코스터가 올라갈지, 내려갈지, 아니면 둘 다 할지 여부에 대해서 매일매일이 불확실합니다. 아들이 잠자리에서 일어나서 학교에 갈 기분 상태일까요? 아이가 다른 사람들은 보통이라고 생각하는 말에 공격적으로 반응하지는 않을까요? 사소한 일에 악화되지는 않을까요? 아이가 우리에게 욕을 하거나 공공장소에서 우리를 당황하게 하지는 않을까요?"

이미 몇몇 부분에서 이에 대해서 다루었다는 것을 압니다만, 지속적이고 균형 잡힌 일상이 아이의 기분 안정성 (과 여러분의 온전한 정신상태)에 얼마나 중요한 지는 아무리 강조해도 지나침이 없습니다. 매일이 일상을 세우는 것에 대한 권고안들에 대해서는 6장을 보시고, 아이의 매일의 일상에는 주의를 기울여야 하는 다섯 가지 중요한 측면들—일어나기, 아침 먹기, 학교 가기, 숙제 하기, 그리고 잠자기—이 있다는 것을 명심하십시오. 여러분이 아이의 이러한 다섯 가지 매일의 활동들에 대해서 합리적인 정도의 구조를 설정하여 두었다면, 여러분은 많은 것을 이룰 수 있을 것입니다.

이러한 매일의 요점들 중에서, 잠자는 것이 가장 중요할 것이며, 계속 뒤로 미끄러지지 않고 이 고지를 오르기 위한 제안들은 6장에 있습니다. 수면은 여러분에게도 또한 중요하며 여러분들이 심리적인 저장고를 재충전하도록 해주어서 아이에게 더 많은 것을 제공하여 줄 수 있게 합니다. 나는 종종 아침의 짧은 시간 동안에 자신의 조울병 아이들을 대하는 것이 얼마나 지치게 만드는 일인지, 저녁에 개인적인 자신의 시간을 결코 갖지 못하게 된 것, 등등에 대해서 고민을 털어놓는 수면 부족상태의 부모님들로부터 긴 이메일들을 받습니다. 이것이 내가 모두를 위해서 아이의 수면 습관을 조절하도록 하라고 부모님들께 충고하는 이유입니다.

좋은 수면 습관을 갖는 것에 추가해서, 여러분들의 가족 일정에서 적어도 하루에 한 끼는 함께 식사를 하도록 해야 합니다. 숙제는 저녁 전이나 후에 샤워나 목욕과 함께 하도록 할 수 있습니다. 시간표는 너무 엄격해서 여러분과 아이 둘 다에게 좌절을 안겨 주어도 안되고, 너무 느슨해서 혼란이 오게끔 하여도 안됩니다. 목표는 여러분 모두를 위해서 작동하는 균형을 유지하는 것입니다. 만약 숙제가 주된 걸림돌이라면, 아이가 이미 치료 학교에 있지 않는 한, 여러분은 의사로부터 학교에 숙제의 양을 줄여주거나 아이의 능력에 맞게 숙제를 조정하도록 부탁하는 편지를 얻어야 합니다.

집에 평화를 유지하기 위한 처리 원칙

합리적이지만 평화롭지 못한 가정생활을 할 때에 중심 원칙은 사물을 올바르게 보는 것입니다. 여러분에게 정말로 중요한 것이 무엇인지 결정하시고 그밖에 모든 것들은 놓아두십시오. 일지를 사용해서 막중한 책임의 파도 속에서 허우적대고 있다고 느낄 때, 참조할 수 있는 필수적인 것과 필수적이지 않은 항목들의 목록을 쓰십시오. 우리가 스스로에게 정직하다면, 문제들 중의 대부분이 작고 중요하지 않으며 극소수의 일들만이 생과 사가 달릴 정도로 중요하다는 것을 인식하게 됩니다. 이러한 원칙들을 확고하게 지키는 것이 진정한 위기가 발생할 때 큰 도움이 될 것입니다. 여기에 일부 명심하여 둘 도움이 되는 권고들이 있습니다. 이것들 중의 일부를 조금씩 다른 말들로 이전에 들어왔었습니다, 그러나 나는 여러분이 가정과 다른 곳들에서의 문제들에 대한 해답들이 보이지 않는 것처럼 보일 때, 여러분이 항상 새로운 아이디어들에 대해서 기본적인 원칙들의 샘으로 항상 되돌아갈 수 있다는 점을 기억하기 원하므로, 이 권고안들을 반복할만한 가치가 있다고 생각합니다.

부모의 통제를 확립하기

조울병 아이의 많은 부모들은 아이의 화나고 예민한 기분과 위세 부림에 조종당한다고 느끼며 이것은 부모와 아이 둘 다에게 나쁩니다. 부모들은 자신의 자연스러운 역할을 주장해야 하고 아이들이 더 안심하게끔 느끼도록 제한을 설정해야 합니다. 이것은 흘려버릴 수 있는 사소한 일들 중의 하나가 아닙니다! 이 아이들은 일반적으로 잘못된 것과 옳은 것을 구분하여 알고 있으며 "제멋대로 하려는" 시도는 그릇된 것이라는 것도 압니다. 믿든 말든, 아이들은 여러분이 개입해서 경계를 설정하는 것을 도와주기를 원합니다. 아이들이 위세를 부리고, 요구를 하거나, 여러분을 조종하거나 압박할 때에, 아이들에게 해명하거나 정당화하지 마십시오. 아이들에게 바라는 바를 말하고 그대로 유지하십시오. 아이들이 모든 사소한 것들에 대해 협상하게 하지 마십시오. 아이들은 충분히 영리해서 여러분이 확고한 태도를 보이면 굴복합니다. 그런데 왜 모든 요구사항에 굴복해서 약속이 통하지 않게 합니까? 스스로를 단단히 붙잡아 두십시오. 기대수준을 설정하십시오. 일들을 정상적으로 만드십시오.

현실적 기대를 설정하기

기대수준을 현실적으로 하고 사소한 일들에서 스트레스를 받지 마세요. 야심 찬 계획으로 잔뜩 흥분하지 마십시오. 기억하십시오, 여러분은 싸워야 할 많은 전투들을 앞두고 있으며, 아마도 집을 완벽하게 깨끗하게 두는 것은 이 시점에서 다소 너무 과한 요구입니다. 아이가 학교에 제시간에 가게 하고 아이가 숙제를 끝내도록 도와주고, 여러분 자신의 직업을 관리하고 유지하는 것 모두가 그 자체로도 중요한 성취입니다.

현명하게 초점을 맞추기

모든 전투에서 이길 수는 없으니 그렇게 시도도 하지 마십시오. 대신에 전쟁-여러분이 끝에 가서는 중요하지 않을 사소한 일에 소진되지 않으면서, 아이와 가정이 제법 잘 돌아가게 하기-에서 이기는 것에 초점을 맞추십시오. 조울병이 있는 아이를 위해서 체계가 돌아가도록 만드는 데에, 여러분은 씨름해야 할 많은 영역들이 있고 많은 곳에서 여러분의 개인적인 에너지가 필요합니다. 집안의 일상들과 잡일들이 지금 당장 정말로 중요합니까? 가장 중요한 과제입니까? 또는 가족으로서 관계를 회복하고 다가오는 주를 위해 여러분을 재충전하여줄 함께 즐길만한 무엇인가를 하는 것이 집을 할 수 있는 한 가장 깨끗하고 깔끔하게 만드는 것보다 더 중요합니까? 만약 깔끔한 집을 정말로 원한다면 여러분을 돕는 데에 아이들을 끼워 넣는 계획을 세우십시오, 그렇게 해서 목적을 이룰 수 있을 것입니다. 만약 그들이 도와주는 데에 보상을 원한다면, 하나 못 줄 것은 없지 않습니까?

타협

배우자와 다른 성인 가족들이 협조하지 않는다면, 타협을 해서 다른 사람들이 도와줄 수 있는 다른 목표를 설정하는 것이 합리적일 것입니다. 집안의 다른 어른들이 여러분에게 협조하지 않는다면 이것을 해내는 것은 어렵습니다. 기억하십시오, 여러분이 통제할 수 있는 유일한 존재는 여러분 자신입니다. 그러나 조울병 아이와 작업할 때, 삶에서 만나게 되는 다른 성인들에서도 여러분들의 문제 해결 기술을 얻어낼 수 있습니다. 여러분이 우선 조금이라도 양보할 수 있는 지 여부를 알아보기 위하여 여러분 자신의 필수적인 것과 그렇지 않은 것들의 목록을 상의하여 보십시오.

분명하게 의사소통하기

집안의 규칙들, 업무들, 그리고 할당과제들이 씌어져서 다른 사람들이 그것들을 볼 수 있는 곳에 붙여 놓아서, 추측의 여지를 남기지 않는 것이 중요합니다. 물 없이도 쉽게 지울 수 있는 마커를 사용하는 화이트보드를 아마도 냉장고에 가까이나 전화기 옆에 붙여 두면 도움이 될 것입니다.

반응성을 줄이기

아이가 완전히 반항적이 되어서 여러분이 가장 최악으로 화가 나게 되는 때가 있습니다; 여러분 스스로가 폭발적이 될 가능성이 있습니다. 사실, 부모들은 아이의 어려운 공격에 대한 방어로써 자신의 조울병-유형의 반응성을 종종 보입니다. 여러분은 스스로에게서 이것을 점검할 필요가 있습니다, 그럼에도 불구하고 이러한 일은 이따금씩 실로 일어납니다. 아이들이 여러분이 자신의 행동으로 인해서 화가 났다는 것을 듣는 것은 괜찮습니다-그것은 일종의 피드백입니다. 약간의 화를 푸는 것에 대해서는 스스로를 용서하십시오. 끝난 후에는, 놓아 버리고 다음으로 넘어가십시오. 한 부모의 상담자는 "여러분이 아이를 사랑하기 때문에 아이의 질병을 좋아하지 않는 것은 괜찮습니다, 그리고 만약 여러분이 아이를 사랑한다는 것을 항상 기억한다면, 나머지는 단지 솜털일 뿐이고, 솜털은 항상 날아가 버립니다."라고 말하였습니다. 하지만, 분노와 혐오, 사랑과 다정함과 같은 여러분들의 감정은 롤러코스터를 타는 것과 같아서 대부분의 부모들에게도 자연스러운 것임을 기억하십시오. 만약 여러분이 이러한 감정의 기복이 없다면 여러분은 히말라야 산에 사는 수도승이거나 정상적인 인간의 감정이 없는 사람입니다! 다음과 같은 생각의 과정을 통해서 사랑과 동정심이 있는 상태로 스스로를 되돌릴 수 있습니다 : "내 아이가 상처받고 있어. 아이를 조롱하거나 부정하지는 않겠어. 사랑으로 상황을 더 낫게 만들어야지. 사랑이 항상 허용하거나 굴복하는 것을 뜻하지는 않아." 여러분이 동정심을 더 많이 보여 줄수록, 그러한 방향으로 가는 것이 더욱더 중독성을 가지게 됩니다! 이것은 아이에게 휘둘리는 "마음 약한 사람"이나 무능한 사람이 되는 것을 뜻하지 않습니다. 지난날을 되돌아보면서 얼마나 멀리까지 왔는지에 자부심을 갖고 빙그레 웃을 수 있는 단계에 이를 때까지는, 여러분이 필요로 하는 모든 것을 사랑과 열정을 가지고 하도록 돕고, 쓴웃음을 지으면서 참아내도록 의지를 강화시켜 주는 것은 동정심을 가짐으로써 가능하게 됨을 뜻합니다.

일들을 작게 소규모로 나누어서 하기

여러분, 아이들 그리고 가족들의 분에 넘치는 일을 하기보다는 한 번에 조금씩 도전하십시오. 아이가 흥분하여서 반응을 보일 것 같다면 정보를 조금씩 주십시오. 이러한 전력은 생일과 휴일 같은 특히 자극이 되는 특별한 상황들을 다룰 때에 아주 값어치가 있습니다; 한 부모님은 "크리스마스는 조금씩 나누어서 치렀습니다 : 우리가 떠나기 전에 선물 하나, 그리고 나서 할머니 집에서 하나, 그리고 나서 다음 들르는 곳에서 하나, 이러한 식으로 해서 아이들이 참기 힘든 기대감의 상승을 분산시키려고 하였습니다." 일부 부모는 혼란을 피하기 위해, 큰 가족 모임 들 동안에 아이들이 침대로 물러나 있는 것을 허락해 줍니다. 완충작용을 하거나 조정자로 역할을 하거나 강도를 낮추기 위해서 상황에 적응하십시오.

여분의 시간을 허용하기

일들에 시간이 더 걸릴 것이라고 예상하여서, 하루에 일정을 더 적게 잡고 계획에서의 변화에 대해 준비하십시오. 내달리지 않도록 노력하십시오-그저 흐름에 맡기고 계획을 유연하게 하십시오. 한 부모님은, "길에서 시간을 더 써야 한다면, 그렇게 할 겁니다. 집으로 미리 돌아와야 한다면, 그렇게 해야겠지요. 무엇이 일어나든, 우리는 조정할 것입니다. 그게 여러분이 더 깊이 들어가기 위해서 필요로 하는 태도입니다." 모두를 하려고 하는 것보다도, 만약 속도를 늦추어서 자기에게 맞는 페이스를 유지한다면, 여러분이 오히려 슈퍼우먼(또는 슈퍼맨)입니다.

유머 감각을 유지하기

유머 감각을 유지하고 나쁜 순간에 너무 매몰되지 마십시오. 홀가분하고도 차분하게 마음을 먹으면 긴장을 줄이고 균형 잡힌 시각을 갖는데에 도움이 됩니다. "한때, 화가 나는 도중에, 아들이 정원용 호스를 내게, 얼굴에다 똑바로 갖다 대었습니다. 내가 뭘 할 수 있겠어요? 나는 갑자기 웃어버렸어요. 그게 항상 가장 좋은 접근법은 아니라지만, 여러 번 제정신을 차리게 해주었습니다." 한 어머니가 말했습니다. 다른 어머니는 "다른 누가 아이들의 그렇게 이상하고 극단적인 행동들을 참겠어요? 다른 누가 내가 아이 키울 때 했던 만큼 독창적이겠어요? 언젠가는 나는 혼자서 킥킥대면서 "아이가 지금 한 것/말한 것/등등을 가지고 온라인 지지그룹에 있는 다른 사람들에게 말하고 싶어."라고 생각하겠지요."라고 덧붙입니다.

친구에게 물어보기

밖에는 어떻게 집안일을 꾸려나갈 것인가에 대해 많은 지혜가 있으며, 누구도 어떻게 그것을 해야 하는지 알면서 태어나지는 않았습니다. 많은 것은 시행착오와 친구들로부터의 피드백을 통해서 배울 수 있습니다. 여러분이 거기에 있었던 누군가로부터 조언을 얻을 수 있는지 알아보십시오. 여러분들은 마음을 털어놓고 하는 대화를 통해서 많은 위안을 얻을 수 있습니다. 조울병 아이가 있는 다른 부모와 연락하고, 지지그룹에 참여하거나, 위로를 받거나 정기적으로 아이디어들을 얻기 위해서 게시판을 사용하는 것이 도움이 될 것입니다.

공감하고 협력하기

여러분 자신을 아이의 입장(또는 객관적으로)에서 상상해 보고 문제들에는 동정적이고 협조적으로 접근하십시오. 한 부모님은 말하기를, "상스러운 소리를 하고, 미친 듯이 행동하는 것은 내 아이가 아니라 병이라는 것을 기억하려고 하고 있습니다."라고 하였습니다.

1 대 1의 시간을 일정에 잡아두기

아이가 좋아하고 고르는 것을 도와줄 수 있고 여러분이 함께 즐길 수 있는, 활동을 해나갈, 아이와의 시간–다른 사람이 아닌 아이의 시간–을 일정에 정기적으로 잡아 두십시오. 조울병 아이가 아마도 이미 가족들 중에서 관심사의 가장 큰 몫을 차지하였기 때문에, 이렇게 하는 것에 여러분은 죄책감을 느낄 수도 있습니다. 우리 모두는 아이에게 똑같이 관심을 주기 원합니다, 그러나 이 상황에서 여러분은 조울병 아이가 현실적으로 파이에서 가장 큰 부분을 가져야 한다는 점을 인식해야 합니다.

가사 도우미 고용

만약 가사 문제가 계속해서 여러분을 짓누르고 있다면, 한 달에 한 번이라도, 단지 조금의 추가의 도움이 여러분의 마음의 평화에 많은 차이를 가져올 수 있습니다. 만약 여러분과 상대방이 계속해서 여러분의 역할 분담에 대해서 논쟁을 하고 있다면 이는 특히 가치가 있습니다.

어떻게 집에서의 여러분의 부담을 줄일 수 있나?

조울병 아이의 부모들은 흔히 자신들이 온 세상을 어깨에 다 짊어지고 있는 것 같은 느낌을 받으며 때때로 한 배우자(흔히 어머니)가 짐의 대부분을 짊어지고 있습니다. 만약 여러분이 아이의 기분에 가장 잘 "이해하고" 있으면서, 아이의 행동을 다루는 데 가장 많은 경험을 가졌다면, 집에서 일들이 잘 돌아가게 하는 것이 모두 여러분에게만 달려있는 것처럼 느낄 수도 있습니다.

그러나 짐을 가족의 다른 구성원들과 나누는 것은 단지 다른 사람들이 하는 역할이, 잘 정리정돈을 해 두거나, 식탁을 차리거나, 일주일에 두어 번 식사를 준비하는 정도에 불과할지라도, 필수적입니다. 조울병 아이도 또한 다소 단순할지라도 책임을 져야만 하고, 그렇게 해서 가능할 때마다 가족의 역할에 기여할 수 있도록 합니다.

배우자, 다른 친척들, 또는 심지어는 아이를 봐 주는 사람도 여력이 있다면 양육의 부담 일부를 짊어질 수 있으며, 그렇게 해서 여러분은 7장에 기술된 대로 재충전하고 생기를 되찾을 시간을 찾을 수 있습니다.

모든 사람들이 집안 일을 돕도록 하기

아이뿐만 아니라, 여러분과 배우자도 집안일을 해나갈 때 다양한 책임들을 나누어져야 합니다. 모든 것이 여러분의 등에 지워진다면, 여러분은 항상 공백을 메우고 있는 자신을 발견하게 될 것이므로, 역할과 유형들을 평가해서 조정해야 할 때입니다.

어린아이, 심지어는 3세 된 아이가 도와주기를 기대하는 것이 너무 골치만 아프게 하는 것으로 보일 수도 있겠지만, 만약 지금 시작하지 않는다면, 나중에는 (불가능하지는 않지만) 더 어려워질 것입니다. 과거에 여러분들이 무엇을 해왔든 간에, 새로운 규칙을 세웁시다 : 단순한 부탁을 말하고 알아들을 수 있는 모든 가족 구성원들은 집안의 가사 잡일들을 다룰 수 있는 여러분 팀의 일원입니다. 여기는 홀리데이 인 호텔이 아니며, 여러분은 하녀나 벨보이가 아닙니다. 줍기, 코트를 걸어두기, 책을 치워두고 학교공부를 하고, 개인 물건들을 간수하는 것은 모든 가족 구성원들이 해야 하는 것입니다. 여기에는 여러분의 배우자, 조울병 아이, 그리고 다른 아이들도 포함됩니다. 모든 가족들이 포함되는 집안 일의 일상을 만들어 두는 것이 유용할 것입니다. 예를 들면, 여러분은 자기 전에 장난감들을 주워담기를 게임으로 만들거나 장난감을 가능한 한 빨리 치우기 위해서 작은 경주나 놀이 시합을 할 수도 있습니다. 다른 아이디어로는 아이가 학교에 가기 전에 침구를 정돈하게 하거나 일상적인 집안 가사일 대여섯 가지(예, 진공청소, 쓰레기통 비우기, 바닥을 쓸기, 침실 청소하기, 등등)를 하도록 할당해서 아이가 규칙적으로 돌아가면서 일을 하도록 하기 등이 있습니다. 한 예로 매일 접시 닦기를 하도록 하기 위한 단순한 전략을 들어 본다면, 각 아이 별로 일주일 중에서 하루 날짜를 정해서 접시를 닦도록 하는 것입니다.

조울병 아이들도 잡일을 하도록 해야 합니까?

분명히, 그렇습니다. 아이가 리더십을 발휘할 수 있도록 하는 기회이며 이는 아주 동기부여가 될 수 있고 긍정적인 행동을 강화시켜 줍니다. 조울병 아이들이 책임을 지도록 도와주는 것은 만약 가족에 두 아이 이상이 있다면 두 배로 중요합니다; 만약 조울병 아이가 항상 가벼운 꾸지람으로 끝나는 것처럼 보인다면, 화와 시기심을 더 부추기게 될 것입니다. 이것은 때때로 여러분이 아이에게 추가적인 도움을 주거나 아이를 보조하여 주기까지 해야 할 수는 있지만, 아이가 여전히 다른 아이에 상당히 유사한 책임을 지게 될 것이라는 점을 뜻합니다.

여러분은 내가 모순된 말을 하고 있다고 생각할 수도 있습니다, 실제로 나는 모순된 말을 하고 있습니다, 하지만 그럴 만한 이유가 있습니다. 조울병 아이들이 취약해서 불안정해지는 시기를 겪게 되는 때가 있습니다. 언제 압박해서는 안 되는지를 아는 것은 매우 중요합니다. 동정심을 가지고, 어려운 시기에는 놓아 주십시오. 거기에다, 아플 때와는 별도로 단지 좀 나쁜 나날들도 있게 마련입니다. 이 시기에는, 주장을 밝히기 위해서 직접적으로 다투지 마십시오. 이따금씩 한번은 *놓아* 주십시오. 이것은 모순되는 경우가 아니라, 현실적으로 질병 관련된 장애에 편의를 보아주는 것입니다! 이전에 언급했다고 알고 있지만, 반복할 만한 가치가 있습니다 : 규칙을 지키되, 순리를 따를 준비를 하십시오.

각각의 가족들이 달라서, 여러분은 여러분에게 무엇이 실제로 중요한지에 대해서 자문해 보아야 할 것입니다. 무엇이 가장 신경이 쓰이게 합니까? 아마도 냉장고 안에 남겨진 오렌지 주스 빈 통이나 주방에 묻어있는 진흙 또는 주위에 흩어져서 여러분이 치워야만 할 것 같은 물건들입니까? 그 주제는 집안 살림과 관련된 문제가 전혀 아닐 수도 있으며 그보다는 여러분이 해야 하는 운전이나 쇼핑 또는 공과금 내기일 수도 있습니다. 이 일들을 어떻게 나누거나 또는 여러분의 부담들을 줄일 수가 있습니까? 제한을 설정하거나 단지 일주일에 한 두어 번 정도의 과외 활동과 같은, 규칙을 만드는 것은 어떻습니까? 또는 여러분이 일주일에 한 번은 축구 연습에 또한 아이의 친구들도 같이 태워 주겠다고 하여 보시고, 대신에 다른 주 2회는 다른 부모들이나 여러분의 배우자가 대신할 거라고 말해보는 것은 어떻습니까? 만약 아이가 충분히 컸다면, 그들이 자신이 차를 타는 것을 스스로 조정해 보는 것도 가능할 것입니다. 제한을 설정하는 것에 죄책감을 느끼지 마십시오. 아이들도 최대한으로 원기를 되찾은, 참을성이 있고, 곤란해하지 않고 느긋한 부모를 필요로 합니다.

팀워크와 정정당당한 행동을 격려하기

여러분 자신을 위한 시간을 갖고 사용하는 것은 또한 조울병 아이와 다른 가족들에게 타인과 팀워크에 대한 기본적인 존중이 인생에서 필요한 부분이라는 생각의 모범을 보여준다는 점에서 중요한 원칙들을 가르쳐 줍니다. 자신의 욕구들을 옹호하는 것을 회피하게 되면, 의도하지 않더라도 아이에게 여러분들을 짓밟아도 괜찮다는 것을 가르쳐 주기 때문에, 피하지 않도록 해야 합니다. 이는 괜찮지 않습니다. 특히 타인들이 작은 양보를 해야만 할 때에 여러분 자신의 욕구가 충족되도록 하는 것은 시민의식과 정정당당한 행동을 가르쳐 주는 것입니다.

부모들은 때로는 전체 가족들이 아이의 욕구를 채워주는 것 위주로 돌아가도록 하는 실수를 합니다. 아이들이 실제로 많은 욕구를 가지고 있고 어른들이 아이들에 의존하는 것보다는 좀 더 어른에게 의존적이기는 하지만, 여전히 양면 교통 도로입니다. 그래서, 아이의 인성에 장기적인 도움이 되도록 하기 위해서 여러분은 아이들이, 여러분의 자신의 활동과 혼자만의 시간에 대한 필요성과 그것들을 가능하게 하기 위한 아이들의 도움을 포함해서 여러분들의 욕구를 고려하도록 요구할 수 있고 요구해야 합니다. 물론, 같은 규칙이 다른 가족들에게도 적용되어야 합니다; 여러분은 조울병이 있는 아이와 형제들이 서로의 권리와 욕구들을 존중할 것을 기대할 수 있고 기대하여야 합니다.

즐거움을 누리는 것을 잊지 말기

일만 하고 쉬지 않는 것은 모든 사람들을 짜증 나게 합니다! 만약 가족들이 아이들을 옷 입혀주고 먹이고 그리고 재워주려는 목적만 있다면, 보육원이나 유스호스텔이 훨씬 더 싸게 먹힐 것입니다. 기억하십시오, 여러분의 집은 안전한 안식처이자 어른들과 아이들이 유대감을 갖고 이해받았다고 느끼고 서로에게 (적어도 때로는!) 받아들여졌다고 느길 수 있고, 가족들이 쉬면서, 즐거움을 누리고 마음에서 우러나오는 성역이 되어야 합니다. 그래서, 조울병 아이를 도와주는 데에 여러분들이 노력을 쏟아 붓는 와중에서도, 함께 쉬면서 즐거움을 누려야 합니다. 이 장의 전반부에서의 지침이 되는 원칙들을 참조하십시오 : 그들 중의 다수는 현실주의, 동정심 그리고 균형에 기초합니다. 우리가 이것들을 집에서 적용할 때, 이들은 가정생활을 훨씬 더 행복하게 만들 수 있습니다.

집에서 즐거움을 늘려주는 많은 방법들이 있습니다. 그저 함께 시간을 내서 저녁 식사를 하고 테이블에서 이야기를 하는 것이 사물을 새로운 시각에서 보게 할 수 있습니다. 매월 함께 외출을 하고 특별 생일 기념 여행을 하십시오. 집안일과 숙제가 끝나자마자, 내가 아는 한 가족은 매주간 단위로 즐길 수 있고 가족 모두가 재미있어 할 나들이-스케이트, 영화, 피자, 동물원, 야구게임, 박물관-계획을 짭니다. 자신을 정서적으로 재충전하기 위하여 "파자마 데이"와 "포옹하는 시간"과 같은 휴식시간을 위한 기회를 만드십시오. 우리 이 점은 확실히 합시다. 이러한 "최소한도의 가족의 날 스케줄"은 의도적인 것입니다; 여러분이 일부러 시간을 내지 않는다면 이들은 자동적으로 일어나지 않습니다. 여러분과 아이가 필요할 때는 물러나 있을 수 있는 건강한 삶의 영역을 만드십시오.

결혼 생활을 건강하게 유지하기

조울병 아이를 키우는 것은 많은 결혼생활에 피해를 줍니다. 진단을 받아들이지 않거나 아이에게 질병의 존재조차 부정을 하게 되면, 그것은 때로는 부모양육이나 "훈육"실패로 보일 수 있습니다. 흔히는 한 쪽 배우자 흔히는 아버지가 아이가 약을 먹게 되는 것을 거부하면서 싸움이 뒤따르게 됩니다. 이 문제에 대해서 남편과 아내가 열이 올라서 의견을 달리하며 논쟁하는 것을 보는 것은 드문 일이 아닙니다.

때때로 한 부모(보통 아버지)는 조울병 아이가 다른 부모보다 자신에 대해서는 잘 행동하였기 때문에, 다른 부모가 단지 제대로 규율을 강조하지 못하였거나 너무 만만한 사람이어서라고 생각합니다. 이러한 생각은 거의 항상 옳지 않으며 아이와의 관계가 어머니와 아버지 사이에서 다른 역동을 설명하여 주지도 못합니다. 두려운 아이는 일시적으로 아버지의 거친 명령이나 두려운 물리적 존재에 반응을 할 수도 있습니다. 그러나 만약 같은 아버지가 이 모든 양육을 매일매일 해야만 한다면, 새로움은 사라져 가고 아이는 결국에는 자신이 더 많은 시간을 함께 보냈던(오늘날의 사회에서도, 이것은 여전히 항상 어머니입니다.) 부모 쪽에서와 마찬가지로 행동 문제들과 불복종을 보이게 될 것입니다. 한 부모가 "불쑥 끼어들어서" 아이에게 호통을 치면서 명령을 하고, 그 동안 다른 편의 부모가 더욱이 자신처럼 하지 않았던 것에 대해서 미묘하게 비난을 하면, 강력한 부정적인 기운은 결혼 관계에 작용하기 시작합니다. 한 어머니는 자신의 남편에게 자신이 다른 곳에 가 있는 동안 아이와 집에서 일주일 동안의 휴가를 보내게 하였다고 하였습니다. 둘째 날 이후에, 그는 "알게 되었습니다."

또 다른 흔한 문제는 아이와 한 부모가 다른 편의 부모-어머니와 아이가 아버지에 대해서 또는 아버지와 아이가 어머니에 대해서-에 반해서 맞서는 삼각관계가 생길 때로써, 만약 이미 한번 이혼이 있었다면 흔히 상황이 더 악화됩니다. 성욕 과다의 가능성 때문에, 아이가 이성 부모에 대해서 추파를 던지게 되는 경우(이것이 반드시 추파를 던지는 것을 넘어서 성적 특색을 띄게 되지는 않더라도)에 이러한 역동은 심화될 수 있습니다. 이러한 주제들 모두는 배우자들 사이를 틀어지게 하고, 결혼생활을 파괴할 수 있습니다. 만약 여러분과 배우자가 이러한 상황에 대해 논쟁하고 있다면, 결혼 상담을 받아보는 것이 좋을 것입니다.

마지막으로, 조울병의 유전적 원인에 대해서 한 배우자가 "물려준 것"(그리고 때로는 죄책감이 부모에게 자신이 비난받을 만하다고 확신하게 만듭니다.)에 대해서 지탄을 받게 되는 많은 부당한 비난들이 있을 수 있습니다. 조울병 아이를 어떻게 치료하거나 키울 것인가에 대한 갈등, 비난을 돌리기, 그리고 아이에 의한 정서적 조작은 장시간에 걸쳐서 결혼생활을 크게 파괴하고, 분노, 논쟁을 만들어내며 정서적 거리를 멀게 합니다. 이러한 일이 곪게 하지 마십시오; 대신에, 이것이 의사소통 채널을 꽉 막아버린 이후보다는 차라리 조기에 일찍 이러한 문제들을 논의와 문제 해결을 위한 주제로 정하십시오.

여러분의 결혼에의 응급처치

긍정적인 것에 초점을 맞추기

좋은 시간들은 기념하고, 부정적인 것들을 무시하고, 함께 할 특별한 순간들을 만드십시오-이것이 여러분이 조울병 아이를 집에 키우고 있든, 그렇지 않든 간에 행복한 결혼생활을 유지하기 위한 내가 개인적으로 경험에 의해 얻은 규칙입니다. 상대방과 공감하고 상대방의 관점에서 보기 위하여 시간을 내십시오. 여러분이 신혼부부이었을 때 서로의 눈을 얼마나 반해서 쳐다보았었는지 기억하십니까? 이러한 열정적인 순간들은 감정의 계좌 잔고들을 가득 채워줄 수 있는 긍정적인 에너지를 만들어 냅니다. 계좌가 비어있을 때에는, 사랑이라는 전차가 계속 가게끔 하는 것이 어렵습니다! 우리 모두는 자아가 충족되어야 하고, 다른 사람들이 우리에게 공감하여 주고, 보살핌을 받았다고 느껴야 합니다. 이렇게 하는 한가지 아주 좋은 방법은 여러분의 배우자가 제대로 한 일에 대해서 긍정적인 피드백과 칭찬을 해주는 것입니다. 한 어머니는 낮 동안에 남편이 아이에게 잘해준 무언가에 대해서 반드시 칭찬을 하여 주곤 하였다고 말했습니다. 여러분은 "나는 당신이 아침에 톰을 확인하려고 불러주는 것이 좋아;" "당신이 좀 쉬었으면 좋겠어;" "이것 좀 갖다 줄까?" "안마를 좀 해 줄까?" 또는 "내가 당신을 사랑하니 나를 안아 줘."와 같이 말할 수도 있습니다. 여러분이 예를 들어서, 배우자에게 아이에게 동정적이 되라고 상기시켜 주는 것과 같은 건설적 비판을 할 필요가 있을 때도 있습니다. 그러나, 여전히 대부분의 일들은 넘어가 주고 과거에서 상처와 실패를 불러오지 않는 것이 가장 좋습니다. 계속 앞으로 전진하십시오. 넘어져서 무릎이 까질 때마다 일어나서 다시 시작하십시오. 여러분 혼자서 이 일을 하는 것이 불가능하다면, 상황에 대해서 조금 다른 시각을 갖게 해 줄 수 있는 치료사나 다른 상담사에게서 도움을 구하십시오.

어려운 점을 공유하기

만약 여러분이 이 책을 읽고 있다면, 배우자보다도 매일의 전투에 더 많이 관여를 하고 최전선에 있는 것은 여러분일 가능성이 있습니다. 특히 만약 배우자가 여러분의 양육 기술에 대해서 비난을 하곤 한다면, 자신이 아이를 돌보는 현실에서 피하게끔 보호자를 막아주어야 한다고 느낄 수도 있습니다. 하지만 만약 여러분이 이렇게 한다면, 배우자는 무엇이 가능한지 현실감을 갖지 못할 수도 있으며 여러분이 직면한 어려운 점들을 완전히 이해하지 못할 수도 있습니다. 수일에서 일주일 정도까지 휴가를 얻어 보시면, 여러분이 무엇에 맞서고 있는지를 배우자가 더 잘 이해할 수 있을 것입니다.

나누어서 정복하기

훌륭한 결혼생활은 대략 50-50이어야 합니다. 그러나 우선은 70-30 또는 심지어는 20-80이 될 수도 있습니다. 만약 한 부모가 질병이 있거나 특별하게 직장에서 어려운 시간을 보내고 있다면, 다른 한편은 더 많은 부담을 질 수도 있습니다. 만약 여러분이 더 많은 부담을 짊어진다면 이는 상대방이 알아야 하며 신뢰와 상호간의 지지가 있어야, 시간이 지나면서 균형을 이루게 될 것입니다. 그러나 만약 결혼 상대방이 바빠서 누가 무엇을 하고 있는지 그리고 누가 누구에게 얼마나 많이 신세를 지고 있는지를 알지 못한다면, 무엇인가가 빗나가고 있는 것입니다. 신뢰와 책임을 진실하게 공유하는 것은 법적 계약처럼 다루어질 수 없으며, 만약 결혼이 그러한 방향으로 가고 있다면, 무언가 상담을 받아야 하는 때입니다.

감사함을 주고받기

여러분이 한 모든 일에 대해서 감사와 이해를 필요로 하고, 받을 자격이 있습니다. 그러나 배우자가 여러분의 마음을 읽어 주기를 기대하지는 마십시오. "집사람이 정말로 관심이 있으면, 그러면 …… 라는 걸 알겠지."라는 흔한 생각의 덫에 빠지지 않도록 하십시오. 여러분이 필요로 하는 것을 그녀에게 말하십시오. 이해받고 싶다는 욕구를 포함해서 여러분의 욕구를 전달하는 것은 여러분의 책임입니다. 그것을 제공하는 것은 다른 상대방의 책임입니다. 그러나 마음 읽기는 혼인 서약서에 없었습니다. 그럼에도 불구하고, 가족이 스트레스를 받을 때에는 오해가 너무나도 흔하게 일어나기 때문에, 서로에게 여러분이 이해하고 있는 정도를 보여주기 위한 방법들을 적극적으로 찾아보는 것이 경험에서 나오는 좋은 원칙입니다.

부부로서 시간을 쓰기

조울병 아이를 키우는 스트레스에서 결혼생활이 살아 남기 위해서, 여러분은 둘이서 함께 휴가를 보낼 시간을 필요로 합니다. 주마다 외출이나 데이트를 하거나 그저 규칙적으로 함께 걷기라도 이러한 관계를 온전하게 유지하는 데에 중요합니다. 아이 이외의 것들에 대해서 이야기를 나누어야 합니다. 여러분이 결혼하였을 때 어떠한 흥미거리를 공유하였습니까? 여러분의 관심과 취미는 무엇입니까? 무슨 일이 있었을 때 그가 행복해/또는 슬퍼하였습니까? 무엇이 좋았었습니까? 가장 힘들었던 것은 무엇이었습니까? 이러한 욕구들은 서로 함께 쌍방향으로 공유되어야 합니다. 여러분이 이러한 질문들을 하고 듣는 것도 좋습니다, 그러나 거꾸로도 같은 것을 요청하고 기대해야 한다는 점을 잊지 마십시오.

만약 여러분이 혼자 힘으로 해야 된다면

때때로 조울병 아이를 키우는 스트레스가 부부에게 너무 커서 갈라져서는 한쪽이 홀로 맡게 되기도 합니다. 홀로 키우는 부모의 경우에는 다른 가족들에게 가사 부담 일부를 넘기거나 보상을 하면서라도 도움을 받고, 조울병 아이를 위한 지원을 찾아보는 것이 훨씬 더 중요합니다. 달리 말하면, 이들은 완전한 소진의 위험이 있습니다. 편부모들에게는, 이성 친구, 조부모, 선생님들, 이웃들, 교회 친구들, 직장에서의 친구들, 보모들 (여력이 있다면), 고모들, 그리고 삼촌들이 모두 가능한 지지의 자원들입니다. 비협조적이거나 부정적인 배우자와의 불행한 관계를 끝내는 것이 위안이 될 수는 있지만, 완전히 홀로 그렇게 하는 과정에서의 논리적인 장애물들은 엄청날 수 있습니다. 이러한 문제점들을 아주 작은 조각으로 쪼개어서는, 확장한 여러분의 자원 목록들에 의지하여 보십시오.

아이를 돌보아 줄 사람이나 다른 한숨 돌릴 여유를 찾기

여러분은 아마도 "벗어날 시간이라 농담하나? 누가 내 아이와 같이 있으려고 하겠어?"라고 생각할 것입니다. 아이를 돌보아 줄 사람을 찾거나 책임을 맡아줄 형제에게 아이를 남겨두는 것은 특히 아이가 특별하게 격동기를 겪고 있는 중이라면 불가능한 꿈처럼 보일 수도 있습니다. "누가 아침에 13알, 밤에 12알을 책임지려고 하겠어요? 누군가 침입해 들어와서 자신을 다치게 할 수도 있다고 불안해하면서 공황발작을 아이가 보일 때 내 아이를 누가 조용하게 해주겠어요? 누가 아이가 약을 잘못 섞어서 먹고 토할 때 아이를 돌봐주고 아이가 손을 떨고 있을 때 위로해 주겠어요?" 여러분도 이 어머니와 같은 종류의 의문들을 가지고 있을 것입니다.

모든 사람이 조울병 아이를 돌볼 수 있도록 자격을 갖고 있거나 돌볼 수 있는 능력을 갖고 있지는 않다는 것은 의문의 여지가 없습니다. 형제들은 너무 어리거나 아이에게 너무 가까워서 효과적으로 떠맡기에는 어려울 수 있습니다. 성숙한 십 대 또는 대학생이면 적당할 수 있습니다. 그러나 이들에게 약물, 행동 전략들, 그리고 아이 돌보기와 관련된 간단한 안전 문제들을 다룰 수 있도록 확실히 하기 위해서는 코치를 하고 훈련하고 감독하기 위하여 어느 정도 시간을 투자할 준비가 되어 있어야 합니다. 다른 이들이 아이를 돌보도록 어떻게 준비시킬 것인가에 관한 일부 팁들에 대해서 아래의 상자를 보십시오.

적절한 사람을 찾는 데에 많은 노력이 필요할 수 있습니다. 그러나 일단 하고 나면 여러분은 가능할 때마다 그의 도움을 원하게 될 것입니다. 내가 아는 가족은 그들과 함께 휴가를 갈 보모를 고용했으며 실제로는 별도로 여행을 하면서 스스로에게 얼마간의 휴식을 얻었습니다.

"우리는 차로 15시간을 운전했고 보모는 우리에게 합류하기 위하여 하루나 이틀 있다가 우리 아들과 함께 날아왔습니다. 그 보모의 유일한 책임은 아이를 즐겁게 해주고 조용하면서도 안전하게 두는 것입니다. 세 어른에 한 명의 조울병 아이로 해서 우리는 사람 수로 아이를 이겼습니다. 그러고 나서, 집에 와야 될 때는 우리는 아이와 보모를 공항에다 내려주고 다시 그 다음 날 집에서 만났습니다. 그게 우리 목숨을 구했어요!"

아이를 돌보아 줄 사람에게서 찾아보아야 하는 것

- 에너지가 넘치는 젊은 남자가 소년에게는 좋습니다. 이들이 결코 지치지 않고 놀이를 좋아하고 사이사이에 여러 활동들을 짜 맞춥니다! 아이를 또한 야구게임들에 데리고 갈 수도 있습니다.
- 공감을 잘하는 젊은 여성은 소녀들에게 좋습니다.
- 아이의 보모가 믿을 만한 요양 시설이나 지역의 주간 보호 기관에서 일하는지를 알아두면, 여러분은 그녀가 아이 보호와 관련해서 안전한지를 확인해서 안심할 수 있습니다.
- 입으로 전해지는 정보가 보모를 얻는 최선의 가장 안전한 방법입니다.
- 지역 대학이나 평판이 좋은 고등학교에서 찾아보십시오.

- 조카들의 친구들도 좋습니다.
- 명망 있는 대행사에서 영어공부를 목적으로 가사일을 돕는 외국인 학생들을 들이는 것도 저렴한 가격이나 비용 부담 없이도 지속적인 지지를 얻을 수 있는 좋은 방법이 될 수 있습니다.
- 마지막으로, 보장할 수 있는 방법은 없습니다! 여러분의 기민한 판단과 행운이 주된 역할을 합니다.

한 배우자가 흔히 조울병 아이를 돌보기 위해서 직장을 떠나기 때문에, 가족들이 단지 한 명의 수입에 의지하게 되어서 돈이 또한 문제가 될 수 있습니다. 이러한 경우에, 친척에게 이해를 구하고 아이를 부탁하거나, 아이가 유사한 문제를 갖는 다른 부모와 서로 교대를 하거나, 지역의 대행사에다 일시 간병 서비스에 대해 접촉하여 보는 것이 좀 더 알맞은, 현실적인 대안이 될 것입니다.

형제 사이의 관계를 호전시키기

모든 아이들이 싸우고 서로를 괴롭히기도 합니다, 그러나 이 일은 조울병 아이가 있는 가정에서 더 심하게 일어날 수 있습니다. 조울병 아이의 극단적인 민감성과 변덕은 가족들에서 믿을 수 없을 정도의 마찰을 가져와서 간단한 자동차 여행이 진정한 악몽으로 변할 수 있습니다.

상대적인 평화를 유지하기 위해서는 여러분 쪽에서 훌륭한 관리 기술을 요합니다. 형제들은 조울병에 대해서 교육을 받아야 하고 동정과 이해심을 갖고 행동하도록 기대하여야 합니다. 조울병 아이를 지분거리거나 놀리는 것은 엄격히 금지되어야 하며, 그럼에도 불구하고 분명히 이러한 요구는 양쪽 편 쌍방향에서 다 필요로 하는 것입니다. 흔히, 조울병 아이들은 "정상적인" 형제들을 시기하고 그들을 지분거리고 놀리며, 약점을 찾아내어서, 그들을 목표로 하여 깔아뭉개는 말을 합니다. 조울병 아이들은 자신의 부모들이 형제들만큼 자신을 사랑하지 않는다고 생각할 수 있으며 형제들에게 어떠한 관심이 주어지는 것에 대해서도 분개할 수도 있습니다. 부모와의 관계에서 어떠한 위협을 느낀다면 이는 바로 조울병 아이에게서 반응을 불러올 수 있습니다.

여러분들께 권고 드리는 것은 조울병아이를 형제들과 떼어놓고, 각자에게 자신만의 공간을 주라는 것입니다. 별도의 놀이 시간이나 과외 활동을 통해서 일단 활동 반경을 분리해 두면, 긴장이 감소하고 서로를 더 잘 참아낼 수 있을 것입니다.

끈기를 갖고 같은 말을 여러 번 반복하고, 잘 지내는 것에 대해서 지속적으로 칭찬과 보상을 주고, 논쟁이 일어날 때 너무 흥분하지 말고 일정한 결과들을 나누어 보여 주십시오. 만약 갈등이 수그러들지 않거나 조울병아이가 폭력적이 되거나 극도로 우울해하거나 형제나 자신의 안전을 위협한다면, 여러분은 입원이나 심지어는 아이를 집에서 떼어 놓아서 거주 시설에 두는 것까지도 고려해야 할 수도 있습니다. 이러한 종류의 극단적인 도전과제들에 대처하기 위하여 더 많은 도움을 얻는 것에 대해서 다음의 부분을 보십시오.

형제들이 대처하도록 돕는 팁들

조울병 아이의 공격이나 경멸에서 다른 형제들이 고통을 받고 있을 때 어떻게 아이들을 보호할 것인지에 대해서 여러분이 생각하고 있다는 점을 알고 있습니다. 내가 보통 하는 방법은 부모님들에게 내가 어떻게 이 상황을 다루는지 나를 보시도록 하는 것입니다. 부모님들이 가르침을 집에서도 계속하시기를 바랍니다. 여기에 내가 제안하는 것이 있습니다 :

- 먼저, 때때로 형제들에게 공감하여 주십시오. 아이가 다른 화나 있고 예민한 아이와 사는 것이 얼마나 어려운 일인지 이해하십시오.
- 아이들은 여러분들에게 표현하는 것을 완전히 끝낼 때까지 들어 주십시오. 질문과 바로 잡는 것은 중단하십시오. 멈추십시오. 좀 더 공감하여 주십시오.
- 그리고 나서 조울병 아이가 증상들에 대면하고, 거절당했다고 느끼고, 많은 일들에서 실패하는 것이 얼마나 특히 어려운 것인지, 학교에서 이러한 것들을 겪고 잘 지내는 것이 얼마나 어려운지를 설명하여 주십시오.
- 형제들에게 조울병 형제들을 대하는 와중에 반응하는 몇 가지 요령들을 가르쳐 주십시오. 아이들에게, "무엇이든;" "그래서?"" "날 좀 혼자 둬," "이제 그만;" "나는 그것을 좋아하지 않아;" "제발 그만 해," 그리고 등등을 말하도록 하십시오.
- 아이들이 자신의 대화에 공감이나 정이 담긴 문구들을 더하도록 하십시오. 조울병 아이가 자신이 스트레스를 받고 있다는 것을 분명하게 하는 무언가를 말하거나 하고 있을 때, 아이들이 정말로 그러한지 의심스럽다면, 적극적인 청취 – "지금 아주 기분이 나쁜가 보구나" 또는 "나도 그렇게 생각이 들어" 또는 "이런 건 너한테 정말로 힘들었을 것 같아." – 를 해 보도록 가르치십시오.
- 다른 아이들에게 가족 중 아픈 아이를 적극적으로 돕도록 가르치십시오. 노인 환자들에게 잡지를 읽어주거나 무료급식소에서 음식제공을 돕기 위해서 자원봉사를 하는 것처럼, 생각해 보십시오. 차이는 그들이 집에서 아주 아픈 형제에게 자원봉사를 하고 있는 것입니다. 이러한 행

동을 의식적으로 결정해서 하게 하고 하나의 활동이자 하나의 적극적 인 "기부 행위"가 되게 하십시오.

- 형제들이 단지 여러분만이 아니라 여러분 가족들 모두가 하나의 팀으로서 협력해서 조울병 아이를 대하고 영향을 주고 도와주도록 해야 한다는 점을 이해하도록 도와주십시오. 여러분이 아이들을 가르칠 때 안아주세요! 아이들이 스스로 최고가 되도록 영향력을 행사하십시오.

극단적으로 어려운 도전과제들

때때로, 여러분이 최선을 다했음에도 불구하고, 아이와 여러분은 아주 어려운 시기들을 겪게 될 것입니다. 일부 경우에 상황은 아주 어려워져서, 여러분이 어떻게 대처해야 할지 모를 정도의 위기 상황이 됩니다. 심각한 기분 동요, 학교에서의 지속적인 문제들, 약물 남용, 위험한 행동, 성적 일탈, 그리고 자살 시도가 이러한 범주에 들어갑니다. 아이가 자신이나 타인에게 위험이 되는 모든 상황들도 그렇습니다. 나는 9장에서 학교 문제들을, 5장에서 자해 문제들을 논의합니다. 다음은 여러분들이 마주치게 되는 일부 극단적인 행동 문제들과 그 문제들을 다루기 위한 일부 방안들입니다. 일반적으로, 아이가 조울병의 특성의 결과로 이러한 행동들 중의 일부를 "조기에 보일" 가능성에 대해서 준비를 하십시오.

가족 갈등과 폭력

"약 일 년 동안은 아들과 사는 것이 위험했습니다. 내가 아니라

면, 아이가 자살할지도 모른다고 두려워할 때가 있었어요. 아이가 내 목 주변을 잡았을 때 그 아이가 나를 죽일 수도 있었다는 사실을 여전히 믿으려 하지 않고 있습니다."

우리가 이 책에서 논의를 한 대로, 삶이 가족들 모두에게 전쟁터처럼 느껴지고, 작은 갈등도 고조되어서 완전한 폭력으로 되는 일이 정기적으로 일어나는 때가 있을 수 있습니다. 부모들은 흔히 이러한 행동에서 가장 큰 타격을 받으며, 어머니와 아버지는 부모를 대할 때에는 그렇게 해도 된다고 생각하는 아이에게 가까이 있기 때문에 흔히 표적이 됩니다. 부모들은 아이들을 한 시간 또는 그 이상 동안, 그러한 분노가 사라질 때까지 속박을 하여 두어야 하는 것에 대해 말합니다. 아이가 나이를 먹고 더 커지면, 여러분은 더 이상 이렇게 할 힘이 없다고 느끼게 될 것이고 스스로 여러분이 아이의 질병과 그 궁극적인 결과에 대해서 통제력이 떨어져 있음을 받아들이게 될 것입니다. 상황이 걷잡을 수 없이 막 악화가 된다면, 의사, 정신 건강 체계 또는 심지어 경찰로부터라도 도움을 구하여야 하는 때임을 인식해야 합니다. 경찰을 부르는 것은 아이가 너무나도 폭력적이어서 집안에 호랑이가 있는 것과 같아서, 여러분이 아이를 병원으로 보내기 위하여 도움을 필요로 하지 않는 한은 일반적으로 선택지는 아닙니다. 만약 아이가 수 시간 동안 야생동물처럼 분노하고 있어서, 집안을 완전히 쳐부수거나, 누군가를 해를 입히거나 심지어는 죽일 수도 있다면, 여러분은 그를 병원에 보내기 위해서 도움을 요청하는 것을 고려해야 합니다. 경찰을 이용하는 것은 과격한 것처럼 들리나 만약 앰뷸런스로 아이를 데려가도록 여러분을 도울 수 있는 사람이 없다면 지나친 것은 아닙니다. 만약 즉각적인 신체적 위협이 없다고 하더라도, 높은 수준의 가족 갈등은 가족 구성원들에게 다른 부정적 영향을 미칠 수 있습니다. 그 대가는 다른 가족들에서의 불안, 우울 그리고 조울병 유형의 반응성 행동을 포함하여 다양한 여러 가지 방식으로 나타나게 됩니다. 다른 아이들에게 빈번한 휴식이 필요할 수 있습니다; 아이들을 이웃의 집으로 보내거나 조부모를 방문하도록 하는 것도 긴장을 줄여주는 한 가지 방법입니다. 높은 수준의 죄책감, 책임감 또는 수치심을 느끼고 있을 다른 가족들을 위하여 안전한 도피처를 마련하여 주는 것은 아주 중요합니다. 형제들, 부모들, 그리고 다른 가족의 구성원들은 그들이 조울병 아이와 사는 것에 대해서 어떻게 느꼈으며 조울병 아이의 극단적인 행동에 대처해야만 하는 것에서 나오는 공포, 불안 그리고 소진을 어떻게 다루었는지에 대해서 제3자와 솔직하게 이야기할 수 있는 장소를 필요로 합니다. 이것은 격식에 얽매이지 않고-교회, 지지 그룹 또는 학교의 상담교사를 통해서나 공식적으로 치료를 통해서 이루어질 수 있습니다. 거의 모든 보험 회사들은 다른 가족구성원들도 일차적인 환자를 도와주는 것으로 간주할 수 있기에 부수적인 방문에 대해서도 지불을 할 것입니다. 게다가, 만약 여러분이나 다른 형제들이 우울증, 외상 후 스트레스 장애, 또는 다른 관련 질환들에서 고통을 받고 있다면, 또한 보험 범위에 해당될 것입니다. 일시적으로 집 밖에 두거나 입원을 시키는 것이 자신의 집에서 안전하게 유지할 수 없는 어린아이들의 경우에 필요할 수도 있습니다.

위험한 행동

위험한 행동은 조울병의 흔한 증상이며 아이들은 6~7세 경부터 벌써 그에 빠져들곤 합니다. 일부 부모들의 이에 대처하는 방법뿐만 아니라 이러한 행동은 선의를 갖고 있지만 잘 알지 못하는 방관자들과 심지어는 도움을 주는 전문가들까지도 경계를 하게 만듭니다. 한 부모는 고속도로에서 운전하고 있는 동안 딸이 앞좌석 뒤쪽에서 몸을 내밀어서 조수석 문을 열었다고 설명하였습니다. 차의 아동용 잠금 장치는 앞의 조수석에는 작동하지 않기 때문에, 남편은 자물쇠를 조작하고 문에 체인을 달아야 했습니다. 다른 부모는 아이가 밤에 몰래 빠져나가지 않도록 하려고 아이 방의 문밖에서 잠을 자거나 심지어는 아이를 안에 두고 자물쇠를 채우려고 하였다고 말하기도 합니다.

아이를 아이 자신에게서 보호하기 위하여 그러한 극단적인 수단들을 택하고 싶은 욕구가 있겠지만, 너무 극단적으로 나가지는 마십시오! 여러분은 아이를 훨씬 더 큰 위험상황에 처하게 할 수도 있으며 잠재적인 법적 문제들로 스스로에게 올가미를 씌울 수도 있습니다. 일단, 행동이 약물과 치료로 통제가 되도록 하십시오. 만약 그밖에 모든 것들이 실패한다면, 아이는 일정 기간 동안 입원이나 이러한 행동이 줄어들 때까지의 거주 치료 프로그램에 둘 필요가 있을 것입니다.

성욕과다

2장에서 논의한 대로 일부 성적인 일탈은 학대의 증상으로 오인될 수 있으며 잘못된 비난과 가족 간의 갈등을 가져와서 아주 파괴적일 수 있습니다. 부모들은 아이들이 이성 부모의 가슴을 공공장소에서 반복해서 움켜잡으면서 "사랑해요."라고 말하거나 심지어는 아주 어린 나이에 아주 성적인 말을 사용한다고 보고합니다. 어린아이들이, "외설적인 말들"과 도발적인 행동을 사용하는 것은 집 밖에서 실제로 문제가 될 수 있습니다. 사춘기 직전의 청소년들이 도발적으로 옷을 입고 학교의 복장 규정에 안 맞아서 문제가 되기도 합니다. 아이들은 미성년자와의 성적 행동에 빠져들 수도 있으며 다양한 결과로 고통을 받기도 합니다.

이러한 문제들이 여러분을 불편하게 느끼게 하거나 당황스럽게 할지라도, 아이에게 지도해 주거나 가르쳐 줄 때에, 이 문제를 다루는 것이 중요합니다. 다행스럽게도, 약물과 치료는 성욕과다가 더 극단적인 형태로 나타나는 것을 누그러뜨려 줄 것입니다. 시간을 갖고 이 문제를 조기부터 지속적으로 수정해 나가도록 하고 아이에게 실망, 인정받고자 하는 욕구, 그리고 주목을 끄는 건강하지 못한 방법들에 어떻게 대처해 나갈 것인지를 가르쳐 주십시오. 아주 일찍부터 받아들일 수 있는 것과 받아들일 수 없는 것들에 대한 경계를 설정하여 두면 아이가 이러한 기분에 따르는 행동들을 헤쳐나가도록 도와주는 안정적인 가치관이 만들어질 것입니다.

약물 남용을 통한 자기-투약

이것은 주로 십 대 아이들이 자신의 어려운 감정들과 관계들을 다루기 위하여 "자기 투약"을 하려고 할 때 불쑥 나타나게 되는 문제입니다. 대마초는 흔히 조울병 십 대들이 선택하는 약물입니다. 불법적 약물 사용은 그 자체로도 아이의 주의 깊게 관리되는 약물 용법에 방해가 되고 기분을 불안정하게 만들어서 문제가 되지만, 또한 아이를 "나쁜 무리"와 어울리게 해서 하기 반권위주의적인 태도, 학교 기피, 그리고 점진적으로 증가하는 부정적인 사건들을 가져오기 때문에도 문제입니다.

이러한 경우들에서, 예방은 치료약보다 낫습니다. 아이에게 약물 남용의 위험과 아이가 약물 사용에 대해서 특히 예민하다는 것을 가르쳐 주는 것은 여러분들이 이 문제를 방지하는 데 도와줄 것입니다. 또래 관계를 계속해서 주의 깊게 감시하고 아이가 좌절에 대처하는 건강한 방법들을 개발하도록 도와주는 것이 중요합니다.

전망해 보기에, 만약 아이의 약물 남용이 청소년기에 쭉 지속이 된다면, 여러분 스스로가 일정 기간 부모로서의 감독 시간을 벌어둘 수도 있습니다. 나는 단지 이 이유만으로 18세가 넘어서도 후견감독 기간을 연장하는 부모들과 흔히 일하고 있습니다. 만약 그러한 전략이 실패하고 약물 사용과 부정적인 또래의 영향이 계속해서 커진다면, 강력한 감독과 통제가 있는 주거 치료 센터와 같은 다른 환경으로 아이를 옮기는 것이 필요할 수도 있습니다. 기억하여 둘 것은 일단 아이가 21세가 되면 여러분은 더 이상 이렇게 할 수 없을 것임을 기억하여 두십시오. 그러니 조기 중재가 훨씬 더 좋은 선택입니다!

자살 경향과 자살 시도들

자살은 모든 부모들이 가장 두려워하는 것이며, 불행히도 조울병 아이들은 아주 어린 나이에서조차 자해를 하거나 자살하겠다고 위협을 하곤 합니다. 연구들은 조울병 십 대들에서 단순 우울증이나 정신적 질병이 없는 경우에 비하여 유의하게 더 높은 자살시도와 성공률을 보여 줍니다.

조울병은 그 자체로 자살 위험 인자이며, 우울증, 품행장애, 불안, 약물 남용, 정신병, 그리고 경계성 인격장애와 자살 사고나 시도들의 병력과 같은 공존 질환이 존재할 때 자살의 위험성을 높입니다. 14세가 넘는 남성에서 또한 훨씬 더 흔합니다. 게다가, 위험은 아이가 다음의 영역들에서 문제들을 경험할 때 증가합니다.

- **심리적, 사회적 또는 학업상의 문제들** (학업 실패; 사회적인 외면

또는 고립; 선생님, 가족, 그리고 또래들과의 갈등; 충동 조절 및 문제 해결 능력의 빈곤)

- **가족 외상** (신체적/성적 학대 또는 방임, 가족들의 사망이나 이혼, 기분 장애나 자살의 가족력, 스트레스가 되는 학교나 지역사회 환경 그리고 미디어에의 노출)
- **신체적 취약성** (만성 질병, 약물 남용, 절망적 태도, 그리고 총, 약물 및 다른 자해 도구들이 사용 가능할 때)

아이들과 십 대들은 우울 또는 혼재성 삽화 동안, 기분 상태 간의 전환기, 또는 위기 상황에서 (실제이건 상상된 것이든) 자살에 대한 큰 위험 속에 있습니다.

주의해서 보아야 하는 신호들에는 무엇이 있습니까?

기준 틀로써 자살에 대해서는, 우리는 아이들이 자살 의도를 보이는 형식이 폭넓게 다양함을 알 수 있습니다. 내게 분명해 보이는 한 가지는 자살 사고나 신호를 표현하는 조울병 아이에서 스트레스의 깊이나 중한 정도는 분명히 더 높다는 것입니다. 내가 아는 한 부모는 아이가 6살 때에 죽고 싶다는 말을 하는 것을 들었을 때 얼마나 가슴이 찢어졌는지를 말하였습니다. 어떤 아이들은 "내가 죽어 있었으면 좋겠어." "내가 죽으면 엄마가 나를 참지 않아도 되기를 바라." 그리고 "천국에서 나나와 함께 있었으면 해."와 같이 말을 합니다. 일부는 실제로 약물을 과용하고, 무모하게 기분전환용 약물을 사용하거나, 광분하여서 스스로 그리고/또는 타인들에게 칼을 사용합니다. 이들은 자신이 죽기를 원하는 방식들을 과장되게 묘사합니다. 일부는 피가 날 정도로 면도칼로 손목을 긋거나 팔을 긁어서 자신의 분노를 표현합니다. (일부 자해는 자살 사고를 품고 있기는 하지만, 밑에서 논의하는 대로 자해가 항상 자살 경향성에 대한 신호는 아닙니다.)

어떻게 여러분이 반응해야 합니까?

나는 아이들이 자신에게 상처를 입히거나 심각하게 자살시도를 하는 것에 대해서는 어떠한 신호도 기록하며 각 사례별로 해답을 찾으려 합니다. 이것은 미묘한 영역이나, 대부분의 의사들은 여러분에게 어떠한 자살 사고, 자살에 대한 이야기나 자살 시도들도 심각하게 고려하여야 하며 도움을 즉각적으로 찾으라고 말할 것입니다. 내가 말하고자 하는 것은 이러한 것이 아니라, 아이들도 또한 때로는 여러분들을 도발하려고 즉각적으로 이러한 것을 말하기도 한다는 점입니다. 화가 나고 절망해서나 또는 진지한 의도를 가지고 말을 하였건 간에, 자살에 대해서 언급을 하는 것은 아이가 상처를 입고 있다는 중요한 정보를 줍니다. 그것에 주목하고, 듣고, 그것을 서로 이야기하고, 그것을 해결하고, 도움을 받으십시오.

일부 부모들은 아이들에게 자살에 대해서 이야기를 할지 여부에 대해서 걱정합니다. 그렇게 하는 것이 오히려 자살에 대한 생각이 나게 할까? 연구들은 자살에 대해서 이야기를 하는 것이 아이가 그에 대해서 생각하거나 그대로 행동할 가능성을 높이지 않는다는 것을 보여 줍니다. 나를 믿으세요, 아이들은 뉴스 리포트, 영화, 그리고 또래들로부터도 듣고 있습니다. 그러니 이번은 오해를 바로잡고, 여러분의 관심사를 공유할 기회입니다. 여러분이 아이가 아마도 자살 사고를 갖고 있으리라고 의심만 갈지라도 자살에 대한 여러분의 느낌을 공유하십시오. 아이에게 삶이 얼마나 가치가 있는지 말하십시오. 아이에게 자살은 아이를 괴롭히고 있는 것에 대한 해답이 결코 될 수 없음과 일회성의 충동적인 행동이 영구적인 영향(아동기와 심지어는 청소년기까지도, 한번 죽으면 되돌릴 수 없음을 이해하기는 어려울 것입니다)을 미칠 수 있음을 가르쳐 주십시오. 아이가 이 주제를 가지고 오든 여러분이 아이가 자살 사고가 있을 것이라고 생각해서 대화를 시작하든, 아이가 여러분이 거기에 자신을 위해서 있고, 자신을 돕고 보호하기를 원한다는 것을 알게 하는 것이 중요합니다. 아이에게 여러분이 사랑하고 아이를 소중하게 생각한다는 것을 말하십시오. 아이의 감정을 인정해 주십시오. 아무리 어려울지라도 강해지십시오. 여러분이 원하지 않을지라도 아이의 감정을 들어 주도록 여러분 스스로를 훈련시키십시오.

만약 아이가 자살에 대해 생각하거나 시도했을 때,
여기에 여러분들이 할 일이 있습니다 :

- 어떠한 위협도 심각하게 받아들이십시오 – 자살에 대한 이야기나 자해를 단지 관심을 끌려는 행동으로 묵살하지 마십시오.
- 공황상태에 빠지거나 화를 내거나 재단을 내리려 하지 마십시오.
- 아이의 말을 듣고 이것을 아이가 어떻게 느끼고 있는지를 아는 기회로 사용하십시오.
- “사고들”을 예방하기 위해 약물을 포함한 가능한 (자살)도구들을 치우십시오.
- 위기가 지나갈 때까지 아이를 면밀하게(하루 24시간, 주 7일) 감독하십시오.
- 만약 아이가 정신병적이거나, 초조해하거나, 자살에 대해서 말하거나 시도하거나, 과거에 시도를 했었고 다시 시도 안 하겠다고 약속하지 않으려 한다면, 입원을 찾아보십시오.

- 외래 관리 여부는 어느 정도로 감독이 필요하고 그 감독을 유지할 수 있는지 여러분의 능력에 달려 있습니다.
- 십 대에게는, 여러분은 아이가 다시 자살을 고려하기 시작한다면 의사, 부모 또는 핫라인에다가 말하겠다는 데에 동의하는 "자살-않기 계약"을 맺어야 합니다; 이것이 실패할 염려가 없지는 않지만, 그러나 최소한 여러분은 아이를 참여시키게 됩니다.
- 십 대들에게 가장 위험한 주범들 중의 하나는 약물, 병적인 음악, 위험한 행동, 그리고 다른 위험요소들을 포함하는 해로운 또래들의 영향입니다. 대체가 될 친구관계를 갖도록 격려하거나 이러한 유형의 또래들에게서 떨어지도록 학교를 준비하여 주는 것이 좋은 해법입니다.
- 깔보지 않는 가운데 위기들을 지나치게 극화하는 경향을 최소화하면서 동정적으로 들어주기와 같이 자살 생각들에 대처하기 위하여 고유하게 개발된 치료기법 및 도구와 함께 기분을 안정시키기 위한 약물치료, 희망을 주기, 대처를 위한 확고한 전략들과 스트레스를 극복하기 위하여 연습할 수 있는 기술들을 제공하여 주기가 치료에는 포함되어야 합니다.

자해는 어떻습니까?

"딸아이는 아주 우울해하면서 자해를 하곤 했습니다. 나는 아침에 일어나서 내가 오늘 딸을 잃어버리게 되는 것은 아닌가 생각하곤 했습니다."

베고 자해를 하는 것은 조울병 아이에서 아주 흔히 보이며 자살 행동과 관련될 수 있으나 별개의 것일 수도 있습니다. 아이가 베는 것이 자살과 관련이 있든 그렇지 않든, 의사와 다루어야 합니다. 내가 아이가 자해를 했다는 이야기를 듣고 학대의 병력이 없을 때에는, 나는 흔히 조울병과 관련된 분노와 내적 혼란을 해결하려고 합니다. 만약 이러한 행동이 계속되거나 더 심화되는 어떠한 신호가 있는지 여부에 대해서 담당 의사가 아이를 평가하도록 하십시오.

이러한 행동들은 일부에게는 이러한 아이들이나 십 대들이 경계선 인격 장애(또는 "경계 선상에 있다고")가 있다고 생각하게 할 수 있습니다. 그러나, 이들은 흔히 경계선인 십 대들과 관련된 학대의 이력을 갖고 있지 않습니다.

일상에서 벗어나 휴식을 취하기

"나는 할 수 있는 한, 아이와 같은 학급아이들과 함께 많은 현장 학습에 갔어요, 그리고 대부분 좋은 시간을 보냈습니다! 아이는 여름 캠프에서 인기가 좋았어요—우리가 캠프에 들어갔을 때 딸아이를 기념하는 주간을 만들어 주었어요! 우리는 아이가 참여하는 스포츠 이벤트 대부분에 갔었고, 때때로 아이가 좀 지나치기는 했지만 잘 해냈어요. 딸아이는 게임에 나가기에 충분한지 여부가 궁금하다면 솔선해서 전체 팀을 부르곤 했습니다. 한번은 일이 통제를 벗어나게 되면 도움이 필요할까 봐 걱정이 되어서 누이의 보모에게 부탁을 해서 우리와 함께 비행기를 타자고 하기는 했지만, 휴가는 항상 좋았어요."

이전에 토의한 대로, 장시간 동안 지속될 수 있는 실행 가능한 일상을 확립해 두는 것이 가능합니다. 그러나, 여러분, 아이들 그리고 나머지 가족들은 이 질병 때문에 재미없는 일상 업무에만 갇혀 있어서는 안 됩니다. 그렇게 하는 것은 지루할 뿐만 아니라, 또한 관계된 모두들에게도 또한 부당한 일입니다!

조울병 아이들과 가족들은 다른 사람들이 외출해서 좋은 시간을 보내고 여행과 휴가를 보내고 휴일들과 특별한 순간들을 기념하는 것처럼 온전한, 균형 잡힌 삶을 살 자격이 있습니다. 아이도 다른 아이들이 현장 학습이나 여름 캠프에 가거나, 운동을 하거나 취미생활을 하는 것처럼, 똑같은 권리와 욕구를 갖고 있습니다. 스트레스 요인들과 이러한 행사들에 동반하게 되는 대중 앞에서 당황스러운 일들(참견하는 친척들은 말할 것도 없고)을 당할 가능성을 감안하면, 이것들을 피하거나 심지어는 여러분의 인생에서 완전히 도려내 버리고 싶은 생각이 들 수도 있습니다. 하지만 그렇게 하지 마십시오! 이전에 말한 대로, 일만 하고 쉬지 않는 것은 모든 이들을 짜증 나게 만듭니다. 여러분과 아이는 유대감을 형성하고 정서적으로 재충전하고, 개인으로서 그리고 가족으로서 여러분 자신을 탐색하기 위하여, 일상에서 이러한 휴식을 필요로 합니다.

한 가지 더 덧붙이겠습니다: 여러분이 자신을 학교–직장–집 사이를 움직이는 것에만 국한시킨다면, 여러분은 잠시 후에는 세상에 뒤처지게 될 것입니다! 때때로 배우자와 일상에서 벗어나기를 계획 세우거나 동성 친구들과 함께 휴양을 하러 가는 것은 새로운 시각을 주고, 정신을 찾게 해 줄 것입니다. 여러분의 직장에서도, 회의에 참석하러 이동하거나 고객을 만나러 가야 하는 것이 필요해서 절대적으로 일상의 프로그램을 바꾸어야 할 때가 있습니다. 여러분의 정신건강뿐만 아니라 일을 위해서도 이러한 것들이 가능하게끔 만들도록 조정을 해야 합니다.

그러면 어떻게 여러분이 살아남아서 심지어는 일상에서의 이러한 휴식들을 즐기게까지 할 수 있을까요? 어떻게 모두가 자동차 여행이나 가족 휴가, 휴일 가족모임, 또는 단지 쇼핑을 위한 외출에서 나은 경험을 할 수 있을까요? 학교에서의 외부 여행, 과외 활동, 스포츠와 캠프는 안 됩니까, 아니면 조울병 아이들이 확실하게 여기에 끼어서 참여를 계속 하도록 할 방법들이 있습니까?

여기서, 다시 한 번, 여러분은 매니저 역할을 할 준비를 하고 일상에서 벗어나기 위한 현실적이지만 유연한 계획을 준비해야 합니다. 이러한 일들이 그저 일어나게끔 기다리고 있기만해도 된다면 멋지겠지만, 10번 중의 9번은 그러한 접근법은 실망과 좌절에 이르게 될 것입니다. 그러니 여러분은 사전에 대책을 강구해서 다음의 기본적인 규칙들을 따르도록 노력할 필요가 있습니다.

- *약물들을 관리하십시오* : 꼭 아이가 적절하게 약을 먹고 필요시에는 비상약을 사용하십시오. 예를 들어, 중국으로 아버지가 같이 13일간의 업무 여행에 따라갔던 한 조울병 아이가 있었습니다(얼마나 야심 찬 프로젝트입니까!). 떠나기 전에, 의사는 아이가 리튬과 라믹탈로 잘 유지되고 있는 것을 확인하였고 충분한 약물을 제공하였습니다. 의사는 또한 불안이나 "필요시에" 사용하도록 일반적인 진정용 약물로써 아티반 (로라제팜)을 처방하였습니다만, 그들은 그 약물을 사용하지 않고 여행을 끝냈습니다. *"아이가 내가 보낸 조금의 학교 공부 분량을 끝냈나요? 아니요, 아이가 비행 시차로 피곤해했습니까? 예, 하지만 남편보다도 더 심한 정도는 아니었어요. 아이는 남편의 업무 일정을 '자연스럽게 따라갈 수' 있었고 피곤하면 호텔에서 하루 정도 머물러 있으면서 호텔 안에서 원하는 점심을 먹고 공부를 조금 하였습니다."*
- *여러분이 필요로 하는 것을 알고 준비하십시오* : 일반적으로, 기

간이 짧은 여행이나 여러분들이 잘 알고 있어서 무엇을 필요로 하게 될지 그리고 마주치게 될 어떤 문제들도 예상할 수 있는 장소들을 선택하십시오. *"나는 모든 아이들에게 자신들이 좋아하는 간식들을 넣어 둘 갤런-크기의 간식 가방 하나씩을 만들어 놓습니다. 이렇게 하면 여러분이 주유를 하기 위해서 차를 멈출 때 편의점에서의 강박적인(아이들이 졸라대는)순간들을 줄여 줍니다."* 많은 부모들은 차나 목적지(할머니 집과 같은)에 위안을 주는 물건들(예, 담요, 장난감, 인형, 책, 베개, 음악)을 배치하여 둡니다; 여벌의 옷을 갖고 다니고 디브이디 재생기나 비디오 게임 같이 주의를 분산시키는 전자제품들을 잘 사용하십시오.

- *기본 원칙들을 정하십시오* : 아이가 준비를 하도록 돕기 위해서 미리 여행에 대해서 잘 이야기하여 주십시오. *"우리는 이 같은 원칙들과 우리가 기대하는 행동을 설명하여 줍니다, 이것은 집에서 가지고 있는 것과 원칙적으로 같은 기본 원칙들입니다."*
- *절제를 하십시오* : 많은 부모들은 캠핑, 해변가에 가기, 또는 도보 여행과 같이 유연하고, 절제되어있으면서도, 신체적으로 활동적인 휴가가 많은 공공장소, 구경거리와 장거리를 포함하는 꽉 짜인 외출보다 더 낫다고 말합니다. 이러한 야외 휴가는 아이가 자유롭게 사고를 하고, 풍부한 에너지를 쓰게 해 줍니다 : *"소녀들은 자전거를 타고 캠핑 친구들을 만날 수 있고 우리는 많은 신선한 공기를 쐬고 운동을 할 수 있습니다."*
- *예비 계획을 짜십시오* : 취소에 대비를 하여 두고, 다른 행사를 골라 두거나, 조울병 아이를 다른 아이들로부터 떼어 두거나, 아니면 두 그룹으로 분리해 두는 것에 대해서 준비하여 두십시오. *한 부모님은 말했습니다, "만약 원 계획이 제대로 되지 않아도, 우*

리는 상관없이 출발합니다."

- *지원을 최대로 얻습니다* : 여러분과 배우자는 서로 임무 교대를 해주어야 하며, 도와줄 준비가 된 친구들이나 가족들과 함께 그룹으로 가거나, 이전에 말한 대로 잘 훈련된 보모를 데려가십시오.

다른 특수 상황들

다른 아이들처럼, 아이들은 스포츠, 여름 캠프, 그리고 현장 학습과 야유회에 참여하는 것에서 큰 이득을 얻게 될 것입니다. 여러분이 조금만 더 수고하고 주의한다면, 아이들이 이러한 중요한 삶의 경험들에서 도움을 받게 하는 것이 가능하며, 이를 통해서 여러 곤경을 건너뛸 수 있게 해서 여러모로 결실을 맺을 것입니다.

스포츠

부모들은 스포츠가 기분의 동요를 조절하는데 도움을 주게끔 신체적인 배출구를 제공하여줄 뿐만 아니라 또래 관계와 우정을 키우는 데에도 좋을 것이라고 생각합니다. 이전에 언급한 대로 그러나, 조울병 아이에게는 팀을 이루지 않는 스포츠가 타협을 하기에 더 쉬울 수 있습니다. 아이가 스포츠에서 혜택을 보기 위해서는 뛰어나야 한다고 생각하지 마십시오. 아이가 수영팀에 있는 한 부모는 *"아이가 이기기라도 할 정도로 분명히 뛰어나지는 않기 때문에 좋은 지도를 받지는 못해요. 하지만 나는 상관 안 해요. 그리고 아이에게도 상관하지 말도록 도와줍니다. 아이는 일부 친구들이 생겼고 훌륭한 운동을 합니다."*라고 하였습니다. 아이를 이해하지 못하고 부당하게 아이를 야단하는 무자비한 또래들 또는 코치들과 다른 어른들(다른 학부모들, 카풀을 해주는 사람들, 또는 인솔자들)이 이러한 수많은 함정들에 해당됩니다. 이러한 경우에, 여러분은 이러한 어른들을 한쪽으로 데려가서 아이에게 무엇이 효과가 있고 무엇이 없는지 그리고 왜 그러한지를 설명해 주어야 할 것입니다. 아이들이 팀에서 경기를 하지 않는다 하더라도 그러한 경험들의 일부는 도움이 될 수 있습니다. 예를 들어, 한 조울병 아이는 부모가 8살 된 형제들의 팀에서 지도를 하는 데에 도움을 주었습니다. *"아이는 '보조 코치'가 되는 것을 정말로 좋아합니다."*

캠프

주간 캠프는 조울병 아이에게는 불가능하다고 생각할 수도 있습니다. 그러나 많은 부모들은 지역사회에서 적절한 선택을 찾았습니다. 한 아이는 매년 여름에 제공되는 일대일 도움 (보통 이러한 경험이 특히 가치가 있는 심리학과 학생들의) 덕택에 지금까지 6년째 공원 지구의 정규 주간 캠프에 다니고 있습니다. 피터의 어머니는 설명합니다. *"준비된 도움 덕택에 피터는 자신이 원할 때는 온전하게 참여할 수 있습니다, 하지만 아이가 스스로 자리를 뜨기를 원하거나 단지 '앉아 있기'를 원할 때에는 함께 누군가가 있어주어야 합니다. 보조자는 또한 피터와 다른 아이들 사이에서 설명하여 주고 중재하여 주는 역할을 하여서, 서로가 서로를 이해하게 돕습니다."* 주의력 결핍 과잉행동 장애, 가벼운 적대적 반항장애 및 가벼운 기분 장애와 같은 특별한 필요를 갖고 있는 아이들을 대상으로 하는 특수 일박 캠프들이 있습니다. 이들은 규격화되어 있어서, 낮은 스텝 대 캠핑 아동들의 비율, 그리고 약물 관리를 제공합니다. 일부 부모들은 이러한 종류의 여행 후에 집에서 적응하는 데에 어려움이 있었다고 말하나, "가능한 한 많은 정상 상태를 갖는 것이 아이에게는 가장 좋았었기" 때문에 가치가 있다고 느낀다고 합니다. 또한 조울병 아이들 그리고 특히 십 대들에게는 변덕이 있습니다. 이들은 때때로 그들이 만들어내는 강렬한 관계들 때문에 집에서는 더 악화가 되지만 캠프에서는 연이어서 2달 동안 완벽하게 정상적으로 행동하기도 합니다. 이들은 집에서보다 정서적 강도가 더 낮은 일반적인 환경에서 적절하게 더 잘 지냅니다. 나는 열린 생각을 갖고 있으며 가장 잘 맞고 편안함을 주는 수준을 결정할 때에는 각 사례별로 판단합니다.

현장 학습

아이가 학교 현장 학습을 가려고 한다면, 부모가 인솔자로 나서는 것은 좋은 생각입니다. 만약 그것이 가능하지 않다면, 그룹의 리더에게 만약 문제가 있을 때 무엇을 해야 하는지를 설명할 수 있도록 도움이 되는 편지를 쓰십시오. 때로는 저자세를 취하고 또 아이의 문제가 관심을 끌지 않도록 하는 것이 어려울 것입니다. 한 어머니는 충고하기를, "아이들은 스스로를 옹호하도록 배워야 하고, 어떻게 하면 대담하게 소신을 말하고, 만약 누군가가 낙인을 이유로 해서 자신들에게 불공정하거나 불친절한 대우를 한다든지 또는 단지 비열함에서 불필요한 스트레스를 준다면, 도움을 청할지 알아야 합니다."라고 하였습니다. 여러분이 사적인 정보를 다른 부모들이나 선생님들과 공유할지 여부를 결정하는 것은 여러분에게 달려 있습니다.

더 많은 정보와 아이디어들을 위해서, 특수교육 학교 및 프로그램 협회(National Association of Therapeutic Schools And Programs, NATSAP)의 웹사이트(www.natsap.org)를 체크하여 보시면, 조울병과 다른 정신질병들이 있는 아동들에게 적절한 특수학교들, 캠프들, 그리고 다른 프로그램들과 서비스들에 대한 정보를 제공하여 줍니다.

(편역자 주 : 한국에서 특수학교는 주로 발달장애에 초점이 맞추어져 있으며 조울병과 같은 기분장애에 특화된 프로그램을 갖춘 특수학교는 찾기가 어렵습니다.)

교훈들을 학교로 갖고 가기

집에서 더 큰 평화와 안정감을 갖게 되고, 밤에 잠을 잘 자는 것을 포함해서 일상이 편안해지면, 아이는 학교를 포함해서 더 크고, 험난한 세상에 대처할 준비가 잘 된 상태일 것입니다. 다음 장에서는, 여러분이 같은 교훈들 중 많은 부분들을 학교 환경으로 어떻게 적용할지를 설명할 것이며, 그렇게 해서 아이가 성공적인 삶으로의 길을 닦아줄 더 긍정적이고 성공적인 경험을 가질 수 있을 것입니다.

9장

아이를 위한 최적의 학교 환경과 프로그램들을 찾기

"우리가 시험과 평가를 받을 때까지, 나는 뇌에 기초한 학습 문제들이 흔히 이 질병의 중요한 본질적인 부분이라는 것을 전혀 인식하지 못했습니다. 이를 통해서 내 아이가 학교공부, 특히 수학과 읽기에서 도움이 필요하다는 것을 이해하는 데에 도움이 되었습니다."

"내 딸은 리튬 때문에 화장실에 자주 가야 합니다. 하지만 선생님은 아이에게 더 많은 휴식을 주려고 하지 않습니다."

더 큰 세상의 축소판으로써, 학교 환경은 아이의 자존감과 삶에서의 성공의 틀을 잡는 데에 많은 도움이 됩니다. 이것은 특히 조울병이 있는 아이에게는 사실로, 아이의 자아상은 또래들, 선생님들 그리고 다른 권위 있는 인물들과의 상호작용에 의하여 크게 영향을 받습니다. 사회적인 문제를 만들어 내는 데에 더해서, 아이의 기분 동요는 생각하고, 주의집중을 하고 학습하는 능력에 영향을 미칠 수 있습니다. 이것이 조울병 아이들이 흔히 읽기와 수학 및 다른 정보를 처리하는 데에서의 어려움들을 경험하는 이유입니다. 우리는 아이들의 뇌가 많은 부분에서 다르게 "배선이 되어" 있음을 발견하였습니다! 여러분의 아이들이 다른 아이들과 달리 배낭에 무거운 돌들을 짊어지고 있는 것과 같아서 학교생활을 훨씬 더 어렵게 만듭니다.

여러분에게 불안을 주기를 원하지는 않으나, 아이들의 "배낭의 짐"을 가렵게 해주고 학교에서의 역할을 하는 것을 쉽게 만들어 주는 것이 모든 수준-사회적, 정서적, 그리고 지적으로-에서 아이의 발달에 절대적으로 중요하다는 것을 강조하고 싶습니다. 학교가 법으로 특수한 사회적 및 학습적 어려움이 있는 아이들을 도와주도록 규정되어 있으나, 여러분은 조울병 아이들이 필요로 하는 모든 것을 확실히 얻도록 하는 데에 중요한 역할을 합니다. 학교에서 일하고 있는 많은 잘 훈련 받고 진실한 사람들이 있습니다, 그러나 진보하는 과학을 미처 따라잡지 못하는 많은 보건의료 전문가들처럼, 그들도 조울병을 이해하거나 받아들이지 못할 수 있고, 내내 이 점이 아이의 학교 경험에 영향을 미칠 수도 있습니다. 여러분의 일은 그들에게 아이가 필요로 하는 것에 대해서 교육하도록 도와주고, 그들이 동정적이 되게 격려하고, 아이에게 적절한 자원들을 안내하여 주는 것입니다.

집에서 얼마나 어려운 일들이 일어날 수 있나를 되돌아 보면, 여러분은 조울병 아이가 도와주는 여러분이 없이 학교에서 적응한다는 것을 상상하기도 어려울 것입니다. 동시에 여러분은 하루에 8시간 동안 아이가 다른 누군가의 손에 맡겨지고 사실, 좀 더 거리를 유지할 수 있는 선생님과는 아이가 더 잘 지낼 수 있다는 것에 기뻐할 것입니다.

일차적인 목표는 행동들을 낱낱이 해부해서 학교에서의 각각의 사소한 문제를 주된 장애물로 접근하기보다는 아이의 강점을 쌓아서 학교를 안심이 되고 안전한 환경으로 만드는 것입니다. 문제들을 협력해서 풀어

나가고, 과정에서 아이를 참여시키고, 아이에게 교실에서의 선택권(온당한 범위 내에서)을 주는 것은 아이가 여러분이 가능하다고 생각하지 못했던 방식으로 재능을 꽃피우게 도와줄 것입니다!

학교 체제와 함께 작업하기

학교가 아이를 위해서 일하게끔 하는 것은 특히 만약 여러분이 어떻게 체계가 돌아가는지 친숙하지 않다면 아주 벅차 보일 수 있습니다. 사립이든 공립이든, 학교들은 여러 절차, 과정 그리고 겹겹이 쌓인 요식체계로 가득 차 있습니다. 무엇보다도 그들은 항상 모든 학생들의 욕구를 맞추어 주기에는 너무나 부족한 재원을 갖고 있습니다–여러분들이 시끄러우면서도 자주 듣게 될 후렴구입니다. 그러나 만약 여러분이 어떻게 체계가 돌아가는 지와 법에서 아이들이 받을 자격이 있는 것에 대한 지식으로 무장하고 접근한다면, 여러분은 상당한 진전을 이룰 수 있을 것입니다. 계획, 끈기, 그리고 참을성의 조합과 아이를 위해서 영향을 미칠 수 있는 여러분의 능력에 대한 믿음만 있으면 됩니다. 여러분은 특히 아이가 교실에서 폭발을 해 왔거나 때로는 학교 숙제를 하는 데에 어려움이 있었다면, 불리한 입장에서 시작하고 있다고 느끼게 될 것입니다. 아이는 또래들에게 인기가 없고 선생님들에게서 반항적 행동 때문에 "문제 학생"으로 보일 수도 있습니다. 여러분은 파장을 일으켜서 문제를 악화시키기 원하지 않을 수도 있습니다, 그러나 여러분이 선생님들이 힘이 있고, 한계점도 갖고 있으며 그들 자신의 인격을 가진 사람들이라는 점을 기억하면서 아이의 삶에서 이러한 중요한 사람들과 일하도록 시도해보아야 한다는 점은 중요합니다. 선생님들은 아이의 삶에 영향을 미칠 수 있는 강력한 위치에 있습니다; 그러므로, 처음부터 선생님들이 여러분의 편에 서도록 해야 한다는 중요성은 아무리 강조해도 지나침이 없습니다(10장을 보십시오).

연방법에서 보장된 아이의 권리들

보통교육은 미국 민주주의의 초석입니다. 미국 정부는 모든 아이들이 인종, 종교적 신념, 피부색, 성별, 수입, 종교 또는 장애 여부에 상관없이 "무료로 적절한" 교육을 받도록 보장하고 있습니다. 조울병과 다른 정신 질병이 있는 아동들을 위해서, 이러한 기본적인 교육의 권리는 장애인 교육법(the Individuals with Disabilities Education Act, IDEA)과 재활법의 504조에 의하여 보호받습니다. (편역자 주 : 대한민국에서는 1977년에 특수교육진흥법이 첫 제정 되었습니다. 1997년 12월에는 수차례의 개정을 거쳐서 특수교육 대상자의 선정 절차를 현실에 맞게 조정하고, 특수교육 대상자에 대하여 통합교육을 실시하는 경우 대통령이 정하는 기준에 따라 특수학급을 설치 운영하도록 하여 특수교육 대상자에 대한 실질적인 학습지원이 이루어지도록 하였고, 특수학교의 장은 교육감의 승인을 얻어 정신지체 또는 정서장애를 지닌 특수교육대상자에 대하여 유치원, 초등학교, 중학교, 또는 고등학교 과정을 통합하여 운영할 수 있도록 하였습니다. 그러다 다시 「특수·교육진흥법」을 폐지하고, 2007년에 교육기본법 18조에 근거한 「장애인 등에 대한 특수교육법」을 새로이 제정하여 오늘에 이르고 있습니다.)

서비스들에 접근하기

이러한 법들하에서 어떻게 서비스들에 접근하기 시작할지를 결정하는 것-장애인 교육법을 사용할지 또는 504조를 신청할지 여부-은 아이들의 고유의 필요, 여러분들이 미국에서 위치한 곳, 그리고 여러분의 특정학교가 제공해야 하는 것에 따라 달려있게 될 것입니다.

504 계획으로도 경미한 질병을 갖는 일부 아이들에게는 충분할 수도 있지만, 완전히 만개한 조울병이 있어서 이 질병이 건강과 학습에 여러 수준에서 영향을 미치는 아이에게는 아주 충분한 것을 제공하지 못할 수도 있습니다. 만약 아이의 기분 변동들과 학습의 어려움들이 적절한 약물과 504 유형의 편의 제공에도 불구하고 계속해서 아이의 학교 기능에 방해가 된다면, 아이는 아마도 장애인 교육법 하의 특수 교육을 필요로 할 것입니다.

교육에 대한 권리들 웹사이트들

다음의 웹사이트들은 아이의 교육에 대한 법적 권리와 편의제공 또는 특수 교육을 신청하는 과정들에 대한 정보를 제공합니다 :

학부모를 위한 정보통신 지원 연대(Technical Assistance Alliance for Parent Centers) (미 교육부에서 재정 지원) (www.taalliance.org)

주정부 보호 & 옹호 체계 (www.napas.org)

균형 잡힌 마음 재단 교육 옹호 센터 (www.thebalancedmind.org)

주의력 결핍 과잉행동 장애가 있는 아동 및 성인들 (children and adults with attention-deficit/hyperactivity disorder, CHADD) (www.chadd.org)

부모 교육과 옹호에 관해 추가적인 정보를 위해서는 참고자료 항목을 보십시오.

개별화 교육 계획은 학교가 특수 교육 서비스에 자격이 되는 아이를 위하여 제공하여 주기로 동의한 지원들과 서비스들의 개요를 서술한 문서화된 서류를 뜻하는데, 504조는 개별화 교육 계획을 위해서 장애인 교육법에서 요구하는 것에 비해서는 훨씬 더 적은 규칙과 규정들을 갖고 있음을 알아 두어야 합니다. 예를 들어서, 504조는 외부 평가의 역할에 대해서는 다루지 않으며, 검사의 빈도를 제한하거나, 검사에 대해서는 부모의 동의를 요구합니다. 게다가, 504조는 아이가 504조를 적용받기 전이나 계획에 대한 변경을 하기 이전에 평가가 이루어져야 한다고 요구하지 않습니다. 504조 하에서는 보호조치가 덜 엄격하기 때문에, 계획이 다루어 주지 못하는 상황들이 생길 수도 있습니다. 예를 들어서, 이러한 것으로는, 문제가 해결되고 있는 동안에는 아이를 현재의 환경에 계속 두도록 하는 "머무르기" 조항 또는 아이가 학년이 바뀌어도 계획이 아이를 따라 지속되게 하는 것들이 포함됩니다.(다음의 페이지에 있는 상자에는 504조 편의 제공과 개별화 교육계획들 사이의 핵심적인 차이점들이 요약되어 있습니다.)

504조 편의 제공 대 개별화 교육 계획 비교

504조	*개별화 교육 계획 (장애인 교육법)*
평생에 걸친 교육 뿐만 아니라 이동, 고용 및 공공 시설에의 접근권을 포함하여 삶의 모든 영역에서 장애인들의 시민권을 보호한다	3-21세에서의 단지 특수교육만을 다룬다 (취학전부터 졸업까지)
재원을 제공하지 않는다	재원을 제공한다
학군은 제공에의 의무가 없다	학군은 장애가 있다고 의심되는 모든 아이들을 찾아내고 평가해야 할 의무를 지닌다

504조	개별화 교육 계획 (장애인 교육법)
학생이 특수 교육을 필요로 하지는 않아도 된다	학생은 일정 형태의 특수 교육을 필요로 해야만 한다
학교에서 공식적인 평가가 요구되지는 않는다; 정보는 다양한 "잘 아는" 정보원들로부터 수집된다	학교에 의한 공식적인 다학제적 평가가 요구된다; 부모가 학교의 평가에 동의하지 않는다면 학교가 외부 평가에 대한 비용을 지불해야 할 수도 있다
부모들은 계획된 편의 제공에 대해서 고지를 받아야 하나, 꼭 동의할 필요는 없다	부모에게 고지된 후에 서면동의를 요구한다
계획을 요구한다	개별화 교육 계획을 요구한다
일반 교육 범위 내에서의 편의를 제공한다	특수 교육과 일반 교육을 조합하여서 서비스를 제공한다
재평가와 검토를 위해서는 아주 일반적인 요구사항이면 된다	재평가와 검토를 위해서는 아주 구체적인 요구사항이 있어야 한다

여러분들이 이러한 법들을 아이가 필요로 하는 모든 것들을 얻도록 돕기 위해서 사용하기를 간절히 바라겠지만, 학교 체계에 불합리한 요구를 해도 된다는 백지 위임장을 갖는 것은 아닙니다. 우리 모두는 아이들을 위한 아주 최상의 교육을 원하나, 이러한 법규들이 그것을 보장하여 주는 것은 아닙니다. 이들은 장애가 있는 아이들이 경기장까지라도 가기 위해서 필요로 하는 자원을 단순히 제공하여 주고, 아이가 자신의 장애가 없는 또래들처럼 배울 수 있는 동등한 기회를 확실히 갖도록 하여 주는 것입니다. 개별화 교육 계획 모임을 준비할 때에 갖고 있어야 할 한가지 가장 유용한 자원은 균형 잡힌 마음 재단 웹사이트에서 나오는 예제 교육 계획들로, 계획된 휴식과 함께 읽기, 수학, 글씨쓰기, 언어 치료, 작업 치료, 그리고 상담에서 얼마나 각각의 요구사항들에

자원들이 부응하게 되는지를 보게 됩니다. 과정을 시작하기 위해서 여러분이 서명해서 학교에 제출할 수 있는 사전에 계획된, 형식화된 편지들이 있습니다. 그러나, 법규들은 단지 공립 학교들에만 적용된다는 점을 알아 두십시오. 만약 아이가 사립 학교에 있다면, 문제들이 자원이 여유를 넘어설 때 상황이 흔히들 빠르게 악화되게 됩니다.

편의 제공이 충분하지 않을 때

일부 부모들은 아이가 "정상"이라고 자신들이 느끼게 해 준다는 이유로 어떻든지 간에 일반 학급에서 아이가 수용되기를 원합니다. 그들은 또한 아이들이 또래들과 주류에 속할 때에 더 많을 것을 배울 것이라고 믿습니다. 그러나 아이의 문제의 심각도, 학교에서 얻을 수 있는 도움의 종류, 그리고 아이가 또래들로부터 받는 대우의 종류를 포함하여서, 다른 인자들이 적절한 교육 환경을 선택할 때 고려되어야만 합니다. 일부 상황에서는, 치료적 학교가 학습 잠재력을 최대화하고, 더 많은 개별적인 관심과 재단된 치료를 받도록 하는 최선의 선택일 수도 있습니다. 나는 정상화하는 것에 대찬성입니다, 그러나 아이의 정서적 안녕을 희생하면서 까지는 아닙니다. 만약 아이가 방임되거나 배척당하고 있는 중이거나 너무 많은 스트레스 아래에 있다면, 나는 항상 잘 운영되는 치료적 학교를 추천합니다. 여러분 지역에서 가능한 특수학교들에 대해서 더 많은 것들과, 특수 교육 환경을 선택하는 것에 대해서 어떻게 해야 하는지를 알기 위해서는, 특수교육 학교 및 프로그램 협회(National Association of Therapeutic Schools And Programs, NATSAP)의 웹사이트(www.natsap.org)를 보십시오.

(편역자 주 : 치료적 학교와 대안 학교의 개념에 대해서 혼동이 있을

수 있습니다. 이 두 가지가 함께 있을 수도 있겠으나 치료적 학교는 정신과적 질병이 있는 아이들을 대상으로 하여 특화가 된 프로그램을 갖고 있는 곳이라면, 대안 학교는 기본적으로 정신과적 질병의 유무와는 관계가 없으며 공교육의 문제점을 보완하고자 기존 공교육과는 다른 교육 철학을 가지고 학습자 중심으로 대안교육을 실천하고자 하는 학교를 말합니다. 국내에 대안 학교는 찾을 수 있으나 아직 특화된 치료적 학교는 찾기 힘들며, 일부 학교에서 그 가능성을 시험하여 보는 정도입니다.)

여러분은 "꼬리표"를 두려워해야 합니까?

여러분은 아이가 조울병을 가지고 있다는 것이 알려지면 "꼬리표"가 붙어서 배척당하게 될까 걱정할 수도 있습니다. 부모들은 흔히 선의를 가진 친구들에게 아이의 문제를 숨기는 것이 최선의 행동 방침이라는 충고를 받습니다. 그러나, 오늘날 현세대에서는, 알려진 특수 요구를 갖는 많은 아이들이 있으며, 우리가 한 세대 전에 학교에 갔을 때보다는 훨씬 낙인이 덜 합니다. 아이의 자존감을 호전시키기 위하여 여러분이 할 수 있는 가장 좋은 일은 아이에게 학업뿐만 아니라 사회적으로 성공할 수 있는 도구들과 지원을 주는 것입니다. 아이는 이미 자신을 매우 냉정하게 평가하면서 스스로에게, "내게 무엇이 잘못된 거지?" 또는 "왜 사람들이 나를 좋아하지 않지?"라고 자문하고 있을 것입니다. 아이는 다른 아이들에게 겁을 주어서 쫓아버리고 이미 혼자서 점심을 먹고 있을 수도 있습니다. 아이는 선생님이 자신의 행동에 점차 좌절하기 때문에 자신을 "증오"하고 있을 거라고 생각할 수도 있습니다. 아이가 가진 질병이 자신의 잘못이 아님을 아는 것은 아이와 여러분의 어깨에서 무거운 짐을 덜어줄 수 있습니다. 지금이 아니더라도 나중에 – 모두가 인생에 어려운 점들이 있게 된다고 설명해 주십시오. 이것은 선생님과 다른 학교 스텝들이 더 공감하여 주고, 아이의 상황을 잘 이해하게 도와주면서, 일반 교육 프로그램, 504조 또는 장애인 교육법상의 특수 교육에서 더 많은 자원을 내어줄 것입니다.

일부 아이들은 조울병과의 자신의 싸움이 알려지는 것에 개의치 않습니다. 그들은 이상주의적일 수도 있으며 정신 질환에 관해 학급 앞에서 말하거나 에세이를 써서 사람들이 그에 관해 생각하는 방식을 바꾸기를 원합니다. 한 부모는 말했습니다. "7학년 때, 아들아이가 질병에 대해서 발표를 하는 그룹 과제가 있었습니다. 아이와 속한 그룹이 조울병을 선택해서 학급에서 다른 아이들이 낙인과 오해를 줄이고, 아이의 질병을 더 잘 이해할 수 있었습니다. 아주 잘 받아들여졌어요." 만약 그들이 정말로 그렇게 하기를 원한다면, 나는 분명한 학대의 위험성이 없는 한 그렇게 하도록 권장합니다.

물론, 얼마나 많은 정보를 여러분이 공유하고 또 누구와 공유할 것인가는 여러분과 아이에게 달려있어야 합니다. 여러분은 학교가 아이의 사생활을 존중해 주고 진단을 비밀로 하여 주기를 기대할 권리가 있습니다. 학교는 이를 학교 체계 밖의 어느 누구에도 여러분의 허락 없이는 알리지 않을 것입니다. 학교 내에서 여러분은 또한 선생님과 다른 학교의 전문가들이 신중하고 아이에 관해서 허투루 말하지 않고 또래나 스텝들 앞에서 아이의 사회적 및 학습적 필요성에 대해서 지나치게 주의를 환기시키지 않도록 기대할 수 있어야 합니다. 잘 들어 두십시오, 나도 여러분들의 경험이 이와 다를 수도 있고, 때로는 질병에 대한 뉴스가 모든 선생님들에게 산불처럼 번져나가고 오래지 않아서 아이가 낙인이 찍힐 수도 있다는 데에 완전히 동의합니다. 당황하지 마십시오! 여러분이 선생님들이 정보를 별도로 다루어 주기를 바란다고 하고, 여러분들의 불안감에 대해서 설명하면서 부드럽게 분명한 요구를 하면 우리는 이러한 사태를 진정시킬 수 있습니다. 여러분의 논리에 기반한 호소는 학교의 팀원들에게 바라건대 감명을 줄 수 있을 것입니다. 이러한 일은 일부 공감을 불러올 수 있으며 선생님들이 여러분들의 말을 열심히 주의 깊게 듣게 할 것입니다. (아이의 선생님과 효과적인 협력관계를 형성하는 것에 대한 더 많은 내용이 다음의 장에 있습니다.)

학교가 도움을 주도록 하기

부모로서, 우리는 흔히 우리가 아이 교육에 대해서 옹호자 역할을 자동적으로 하고 있음을 알게 됩니다, 그러나 우리는 어쩔 줄 모르거나, 법률, 서비스 그리고 전문가들의 미로를 헤쳐나가는 데 준비가 안 되어 있다고 느낄 수도 있습니다. 다행히도, 대부분의 학군과 주정부의 교육 사무소들은 부모들이 서비스들과 그것들을 어떻게 사용할 것인지에 대해서 더 잘 알도록 도와주는 자료들을 개발하여 두었습니다. 또한 많은 독립적인 학부모 지지 및 옹호 그룹들이 있어서 인쇄물, 웹에 기초한 참고 자료들, 워크숍들, 및 전화 상담을 제공합니다. 더 많은 정보에 대해서는 참고자료들을 보십시오.

어디에서 시작할 것인가

여러분이 어디에서 살든, 특수 서비스들을 얻는 과정은 항상 여러분이나 선생님들에서부터 시작합니다. 선생님이 문제를 지적하는 첫 번째 사람이 되는 경우가 드물지 않습니다. 사실, 행동의 유형–아마도 선생님은 아이의 높고 낮은 기분의 빠른 주기나 기분 동요와 관련된 지속적인 주의 부족 및 산만함 들을 보았을 것입니다–을 처음으로 지적하는 특히 영민한 선생님은 처음부터 아이들이 평가를 받고 진단을 받도록 이끕니다. 그러나, 여기에서는 여러분이 조울병이 있는 아이들의 부모에 대한 책을 읽어 나가면서, 아이들은 이미 진단을 받았다고 가정합시다. 그리고 여러분은 아이가 필요로 하는 것을 학교에서 무엇이든 도와주도록 하게끔 하려고 노력하고 있습니다. 아래의 것들은 다른 부모들이 도움이 된다고 생각하는 초기의 행동들 중의 일부입니다 :

1. **스스로를 정신적으로 준비시키십시오.** 학교와 같은 거대하고도 복잡한 기관에서 길을 잃지 않고 집중하는 것은 어려울 수 있습니다. 여러분은 지쳐 있을 수도 있고 보건의료 체계와, 선의의 가족들과 그리고 심지어는 배우자와도-단지 아이를 위한 정확한 진단을 얻기 위하여-이미 지금까지 너무 많은 전쟁을 치러왔다고 느낄 수도 있습니다. 여러분 스스로 해야 합니다. 피로할지라도 여러분이 학교에 차분하고, 중립적이면서 사무적인 태도로 접근하는 것이 아주 중요합니다. 여러분이 시작할 때 자신감이 덜할지라도, 옷을 잘 차려입고 평정심을 유지하십시오. 학교에 조울병에 대한 유인물들의 복사본이나 다른 문헌을 또한 제공해서 그들이 질병을 더 잘 이해할 수 있도록 할 수도 있습니다(사본들을 요청하기 위해 www.thebalancedmind.org를 보십시오.) 많은 지연과 장애물들, 그리고 극복해야 할 걸림돌들이 있을 수 있으니 에너지를 아끼고 과잉 반응하지 마십시오-이렇게 하면 단지 여러분의 감정만 상하게 할 것입니다. 학교와 협상할 때 여러분들을 지원해 줄 경험 있는 부모를 함께 데려가는 것은 여기서 큰 차이가 될 수 있습니다. 다른 부모는 아이의 필요사항을 표현하도록 도와줄 뿐만 아니라 또한 여러분들이 지속해 나가기 위해서 필요로 하는 정신적 지지와 이해를 제공해 줄 수 있습니다.

2. 선생님과 만나십시오. 만약 아이가 초등학교에 있다면, 아이의 상태와 이것이 어떻게 행동, 또래 관계 그리고 학습에 영향을 미치는지를 설명하기 위하여 교실 선생님과 이야기할 약속을 정하십시오. 만약 선생님이 모임을 시작하게 되면, 여러분은 방어적인 입장에 놓여서 선생님이 여러분의 부모양육 능력을 비판한다고 생각하게 될 수도 있습니다. 개인적으로 받아들이지 마십시오. 여러분 둘 다 아이의 최선의 이익을 마음속에 담아두고 있습니다. 선생님을 건너뛰고 교장선생님과의 약속을 요구하는 실수를 하지 마십시오. 그것은 최전선에 있는 사람의 권위를 훼손하는 것이며 여러분은 선생님을 화나게 하기를 원하지 않을 것입니다. 선생님은 아이가 받게 되는 모든 편의제공을 계획하고 구현하는 데에 핵심적인 역할을 할 것이니, 선생님과 바로 지금 함께 계획을 짜고 동맹을 맺어 두는 것이 중요합니다. 중학교나 고등학교에서는, 아이의 담임 선생님 또는 아이를 담당하는 학교 카운슬러 선생님과 약속을 하십시오. 또한 아이에게 가장 문제가 되는 과목들에 대해서 선생님과 만나서 함께 행동방침을 고안해 볼 수도 있습니다. 그들을 선의를 가진 개인으로 보고 힘들더라도 있는 힘을 다해 봅시다!

3. 필요하다면, 더 높은 담당자를 찾으십시오. 만약 교사가 관심사의 표현에 반응을 보이지 않고 여러분이 그밖에 모든 것을 시도해 보았다면(이 장에서 뒤의 선생님과의 작업 관계를 만들기에 관한 부분을 보십시오), 교장이나 특수 교육 책임자를 직접 만날 필요가 있을 것입니다. 다시, 선생님을 건너뛰기 전에 여러분의 선택 가능한 옵션들을 다 썼는지 확인하십시오. 잘 들어 두세요, 우리는 때때로 완고한 즉 투덜대면서 가혹한 류의 선생님들을 만납니다. 어떻게 선생님 한 집단이 나머지 우리들보다 더 완벽할 수 있겠습니까? 이러한 경우에, 나는 흔히 아이 (그리고 부모들에게) 아무도 완벽하지는 않으나, 할 수 있는 한 바꾸려고

시도를 해야 하고 다른 이들과 함께 살기 위해서 노력해야 한다고 결국 위로를 하게 됩니다.

4. 임시 계획을 만드십시오. 대부분의 지역에서, 교장선생님은 학교 지원 팀, 학동 지원 팀 또는 학생 지원 팀(이름은 학군에 따라서 다양합니다)으로 불리는 학교 내의 특수팀에 의뢰를 합니다. 이 그룹이 배정되어서 더 많은 관찰, 평가, 임시 서비스 등등을 포함하는 임시 행동계획을 만들게 됩니다. 이 팀들은 모든 학교에 존재하지는 않지만, 이들은 적어도 학군별로는 *법에 의해* 이용할 수 있어야 합니다. 만약 여러분이 지역 학군에 이야기를 하기로 결심했다면, 각 학군이 504 계획을 다르게 다루기 때문에, 아이의 선생님 그리고/또는 학교 관리자에게 먼저 가서 학군의 504 진행 담당자들을 어떻게 만나는지를 알아보십시오. 만약 아이가 504조의 도움보다도 더 많은 것을 필요로 하는 것으로 나타나면 개별화 교육 계획이 개발되는 동안에 504조에 따른 편의 제공이 흔히 시작됩니다.

5. 평가를 받으십시오. 일정한 특정 기간이 지난 후에, 팀은 검사와 평가를 위해서 특수 교육 서비스에 의뢰를 하게 될 것입니다. 대부분의 경우에, 이러한 평가들은 아이가 서비스에 부합되는지 여부를 결정합니다. 만약 아이의 조울병(또는 다른 장애)이 아이의 교육 성취에 불리하게 영향을 미친다면, 아이는 장애인 교육법하에서 자격을 얻어야만 합니다, 이 경우에 학군은 법에 의해서 개별화 교육 계획의 개발에 이르게 되어야 하는 공식적인 평가를 수행해야 합니다. 만약 아이가 일부 지원을 필요로 하나 꼭 특수 교육 서비스를 필요로 하는 것이 아니라면, 아이는 504조에 허용된 적은 서비스에 해당됩니다. 그러나 학군에서는 그러한 경우들에서는 평가를 수행할 의무가 없기 때문에, 여러분들이 일을 계속 진행하기 위해서는 이러한 서비스들을 신청을 해야 할 수도 있

습니다. 일부 상황에서는, 여러분은 학군의 특수 교육 책임자 또는 교장 선생님이 추천하는 누구와도 직접 작업을 해야 할 수도 있습니다. 장애인 교육법과 504조에 대해서 잘 숙지를 하고 가서 여러분이 잘못된 언급이나 정보(예를 들면, "미안합니다, 우리는 다음 학년 연도까지는 검사 자리가 없습니다.")로 인해서 지체하지 않도록 하십시오. 여러분은 스스로 비용을 지불한 독립적인 평가를 준비해서 갈 수도 있습니다, 그러나 기억하십시오, 단지 학교만이 아이가 편의제공에 해당되는 지 여부를 결정합니다. 여러분은 아이의 의사나 치료사로부터의 편지를 가지고 이러한 과정을 도울 수 있습니다만, 여전히 아이가 504조나 장애인 교육법의 지원에 해당된다는 것을 확인하기 위한 학교의 과정들을 거쳐야만 합니다.

6. **여러분들의 권리를 알아 두십시오.** 여러분 학군의 504 절차들(이들은 다양합니다.)을 완전히 이해하였음을 확실히 해두기 위해서, 504조에 대한 여러분 학군의 정책들과 절차들에 대한 사본을 부탁하십시오. 이 서류는 절차상의 안전장치 또는 양육의 권리들을 포함하면서 다양한 이름으로 부릅니다. 이 서류는 아이가 필요로 하는 편의를 제공받도록 하기 위하여, 여러분의 권리와 책임들을, 학교 쪽에서의 사항들과 함께 알려줄 것입니다. (개별화 교육 계획들은 아래에 논의합니다.)

7. **504 계획(이나 다른 편의 제공)을 요구하고 있다면, 서면으로 제출하십시오.** 관심사와 문제영역이 어디에 있는지를 보여주어 요구의 목적을 설명하는 편지에 날짜를 쓰고 사인을 해야 합니다. 일부 학교들은 이러한 "의뢰에 대한 요구서" 서신의 서식을 갖고 있습니다. 여러분들의 서류철에 편지의 사본을 만들어 두고, 가능하다면 개인적으로 원본을 아이의 학교에 기록을 위하여 제출하도록 기억하여 두십시오. 일단 전달이 되면, 만약 이미 엄격하고 분명하게 정의된 지침을 따라서 평가 과

정이 시작되지 않았을 경우에는 학교는 시작을 하도록 되어 있습니다.

8. 어디에서 더 많은 도움을 바라야 할 것인가 : 504조가 민법상의 권리이기 때문에, 여러분은 지역 학군이나 여러분 지역의 미국 교육부 민권 담당국 사무소(office for civil rights of the U.S. Department of Education, OCR)에 접촉해서 아이의 교육의 권리에 대해서 더 많은 것을 배울 수 있습니다. (여러분의 지역 전화번호부나 연락처에 대한 참고자료들을 참조하십시오.) 학군에다 말하기 전에, 미국 교육부의 웹사이트(www.ed.gov/about/offices/list/ocr/504faq.html)에서 참조할 수 있는 "장애가 있는 학생들을 보호하기 : 504조와 장애가 있는 아동들의 교육에 관한 자주 묻는 질문들" 항목을 읽는 것이 도움이 될 것입니다. 개별화 교육 계획들은 미국 교육부의 특수교육 및 재활서비스 사무소(office of special education and rehabilitation services of the U.S. Department of Education)에서 시행됩니다.

9. 완전한 정보를 요구하십시오. 학교에서 사용 가능한 참고자료들의 종류들에 대한 완전한 목록을 부탁해서, 무엇을 쉽게 얻을 수 있고 무엇은 아이를 위해서 확보하기 위해서는 추가적인 단계들을 밟아야 하는지를 이해하십시오. 만약 대안이 되는 학교를 제안한다면, 전학에 동의하기 이전에 방문해서 그 학교가 아이의 필요를 다루어 줄 것인지를 확실히 하십시오. 여러분이 그러한 프로그램을 고르는 것을 도와줄 전문화된 컨설턴트를 부르기를 원할 수도 있습니다. 이 영역에서 일하는 교육 컨설턴트들, 사회 사업가, 카운슬러들 그리고 치료사들의 목록은 특수교육 학교 및 프로그램 협회의 웹사이트(www.natsap.org)에서 찾을 수 있습니다.

개별화 교육 계획을 위한 의뢰와 평가

특수 교육을 담당하는 팀으로의 의뢰를 기다리는 동안, 학교는 아이를 위해 일시적 행동이나 중재 안을 만들 수도 있습니다. 이는 상황이 급박할 경우–예를 들어서, 만약 선생님이 아이의 행동을 다루기 위해서 강압적이거나 직면을 시키는 기법을 사용해서 아이가 정서적으로 불안정해지고, 폭발적이고, 다루기 힘들어질 경우–에는 특히 중요합니다. 이러한 의뢰는 여러분에게 서면 동의를 요구하는 일련의 평가와 검사들을 시작할 것입니다. 이 검사들은 아이의 장점, 어려움이 어디에 있는지, 아이가 어떠한 서비스들을 필요로 하는지, 아이가 학교에서 잘 지낼 수 있도록 하기 위해서 어떠한 수정이 요구되는지를 찾아내기 위하여 고안되었습니다. *학교가 검사를 거부하는 경우에는 법적으로 여러분은 결정에 항소할 수 있는 권리가 있습니다.*

외부의 평가들

만약 여러분이 그렇게 할 수 있는 재정적 및 다른 자원들을 갖고 있다면, 여러분 스스로 심리적, 정신과적 또는 교육학적 평가결과들을 얻어 보십시오. 만약 여러분이 학교 체계가 아이를 적절하게 평가할 전문지식이나 자원들을 갖고 있지 않다고 생각이 들면, 지출할 만한 가치가 충분히 있습니다. 학교 쪽에서는 만약 자신들이 아이를 학교 체계에서 평가할 수 있다면 외부에서의 평가를 고려해야만 할 필요는 없습니다. 내 경험으로는, 만약 아이가 학교에서 검사를 받지 못했고 개별화 교육 계획이 시작된다면, 학교에서 이전의 외부 검사결과를 사용하는 것에 동의하지 않은 한은, 심리 평가가 시행될 것입니다. 학교는 흔히 특수 교육 검사와 평가에서 뒤처져 있으며, 이는 아이가 자신이 필요로 하는 도움을 받는 것을 지연시킬 수 있습니다. 또한, 기억하여 두십시오, 학교의 검사 인력은 학교를 위하여 일하며, 학교에 의해 고용된 평가자가 스스로도 부족하다는 것을 알고 있는 자원들을 제공하도록 학교에 압력을 주기는 어려울 수 있습니다. 여러분의 자신의 독립적인 평가들은 만약 여러분들이 단지 학교의 평가 자원에만 의존할 경우에는 얻지 못할 영향력을 여러분에게 제공하여 줄 수도 있습니다.

독립적인 평가를 받는 것은 비용이 비쌀 수 있습니다, 그리고 보험에 의해 지원받지 못할 수도 있습니다. 때로 학교 체계가 외부 평가에 대해서 비용을 지불하지만, 일반적으로 이것은 여러분이 고용한 변호사를 통해서 여러분이 일부 영향력을 발휘할 때에만 일어나는 일입니다. 나는 상황이 극단적으로 나쁘지 않다면 그러한 단계를 밟는 것은 추천하지 않습니다; 법적 행동을 취하는 것은 상황을 분열시켜서 아이가 도움을 받는 것을 더 지연시킬 수 있습니다. 외부 평가결과는 보통 아이가 필요로 할 수 있는 자원들의 유형을 제시하면서 평가자로부터 학교로 편지나 진술서로 오게 됩니다. 유사하게, 여러분은 학교의 인력들이 아이를 위한 교육, 상담 및 사회적 자원들에 대한 결정을 내리는 데에 도움이 될 수 있는 의료 보고서나 정신과적 또는 심리적 평가 결과들을 갖고 있을 수도 있습니다. 만약 여러분이 이미 이들을 갖고 있다면 학교 평가가 시작하기 이전에, 그리고 만약 갖고 있지 않을 경우에는 그 이후에라도 가능한 한 빨리, 이 모두를 여러분이 작성한 소개서와 함께 학교에다 제출하십시오.

의사와의 원격 회의

아이의 정신건강의학과 의사 또는 조울병에 친숙한 다른 의사와 특수 교육 책임자, 학교 교장, 사회사업가, 수업 선생님들, 자원 교사들 그리고 다른 학교 전문가들 사이의 원격 회의 일정을 잡는 것은 의료 전문경험을 평가와 계획 과정에 끌어오는 아주 효과적인 방법입니다. 조울병에 대한 근거 없는 믿음과 오해의 수준을 고려해 보면, 이러한 원격 회의는 의사에게 학교 쪽 사람들과 부모들에게 질병의 만성적이고 주기적인 특징과 이들이 아이의 학습 및 사회적 발달에 어떻게 영향을 미치는지에 대해서 교육할 기회를 줍니다. 또한, 잠재적인 위험과 어떻게 질병이 관계와 자존심에 충격을 주는지에 대해서 모든 이들에게 주의를 환기시켜주며, 아이에 대해서 팀의 공감도를 높여주고, 아이가 성인들 및 다른 학생들 둘 다에 의해서 배척당할 가능성을 줄여 줍니다. 이는 아이의 정서적인 욕구가 꼭 고려되도록 보장하고, 위로를 나누는 대화, 2인조로 둘씩 짝짓기, 그리고 리더십 과제를 포함하는 아이의 자기상을 구축하기 위한 협동 활동에 참가하기 위한 제언들을 제공하는 데에 도움을 줍니다. 우리가 유용하다고 알고 있는 의사 원격회의를 위한 세부적인 틀에 대해서는 부록 H를 보십시오.

개별화 교육 계획을 찾아보기

자격을 갖춘 학교 전문가들의 팀은 완성된 평가를 검토하고 아이가 개별화 교육 계획을 위한 기준에 적격인지 여부를 결정할 것입니다. 여러분은 그리고 나서 서면으로 통보를 받을 것입니다. 만약 아이가 개별화 교육 계획의 적격 기준에 해당되지 않는다면, 여러분은 이 판단에 다시 항소할 수 있습니다. 만약 아이가 기준을 만족한다면, 다음 단계는 여러분이 개별화 교육 계획 모임에 초대되어서, 여기에서 개별화 교육계획이 여러분의 조언과 지원을 통해서 만들어질 것입니다. 법으로 여러분은 팀의 동등한 일원입니다. 전체 개별화 교육 계획 과정은 시작모임부터 평가를 통해서 실제 개별화 교육 계획 모임에 이르기까지 과정의 각 부분이 얼마나 오래 걸리는지에 대해서 특정 시간표를 갖고 있으며 세부적으로 규정되어 있습니다.

여러분은 아이가 1년의 말미에 성취할 것으로 기대할 목표들과 아이의 욕구를 찾아내기 위하여 개별화 교육 계획 모임에서 함께 작업할 것입니다. 팀은 아이가 목표를 달성하도록 돕기 위해서 어떠한 서비스가 필요한지, 어디에서 그 서비스가 이루어질지, 누구에 의해서 그리고 얼마의 빈도로 할지를 결정합니다. 여러분은 최종적인 개별화 교육 계획 권고안에 동의할 수도 또는 동의하지 않을 수도 있습니다. 그러나 이상적으로는 여러분과 팀의 나머지 일원들이 합의에 이르도록 노력하여야 합니다. 여러분은 개별화 교육 계획에 사인을 함으로써 동의하게 되며, 개별화 교육 계획은 그러면 요약된 대로 진행됩니다. 만약 동의하지 않으면, 여러분이 밑에 논의되는 "정당한 법 절차"를 밟을 자격을 갖도록 법은 명시하고 있습니다. 법은 또한 팀이 적어도 일 년에 한 번은 만나서 진전 정도를 검토하고/또는 아이의 변화하는 욕구에 맞추기 위해서 개별화 교육 계획 필요사항들이 변화되어야 하는지를 결정하도록 요구하고 있습니다.

조울병 아이를 위한 개별화 교육 계획에 포함될 수 있는 것들

1. 교실 개입/지원/보조
2. 치료적 학교
3. 거주 시설 배치(6장에서 거주 치료 센터에 대한 부분을 보십시오.)
4. 위로를 나누는 대화, 2인조로 둘씩 짝짓기, 그리고 리더십 과제와

같은 아이의 사회적 기술들과 자존감을 구축하기 위한 방법에 관한 학교 팀(사회사업가, 교사)에의 조언들, 그리고 훨씬 작은 형태의 편의제공들

5. 무지개 치료
6. 교육적 지원과 서비스들 (작업 치료, 언어, 사회 기술 훈련)
7. 가족과 학교 사이의 의사소통
8. 투약 정보
9. 제한 없는 물/화장실 이용을 위한 휴식, 학교 사회 사업가와의 일정에 없는 만남을 위해 교실을 나올 수 있는 권한, 교실 내 빈백 의자(콩자루 의자)나 다른 휴식을 위한 기구, 학교에 정시에 도착하는 것에 대해서 느슨한 규칙들 등등에 대한 욕구와 같은, 특정 교실 내의 편의 제공들

치료적 주간 학교가 무엇입니까?

이것들은 행동과 기분 장애들, 학습 장애들, 및 여러 진단들을 갖는 아이들의 욕구에 대처하기 위하여 맞추어서 고안된 특수학교들입니다. 이들은 조울병 아이에게 지지적이고 유연한 환경을 제공하여서 아이의 신체적, 정서적, 및 사회적 욕구들을 더 잘 들어줄 수 있도록 하며, 아이들이 가족 및 친구들과 나머지 시간을 보내도록 허용합니다.

개별화 교육 계획을 최대로 이용하기

1. *더 많은 것이 필요할 때 작은 것에 만족하지 마십시오.* 이제 여러

분이 어떻게 학교의 자원들을 얻는지에 대해서 어느 정도 알게 되었고 여러분은 아이가 필요로 하는 것을 요청하도록 준비가 되었다고 생각하게 되었습니다. 여러분이 다음과 같은 말을 언젠가는 듣게 될 것이라는 점을 사전에 경고하여 둡니다 : "우리는 당신이 요청하는 것을 모두에게 제공할 수는 없습니다; (그러면) 파산하게 될 것입니다." 이러한 논쟁으로 인해서 흔들리기 쉽습니다-어느 누구도 자신의 아이가 필요로 하는 것을 얻게 해주는 게 다른 아이의 것을 빼앗는다고 생각하고 싶어 하지 않습니다. 사실, 최악의 상황의 시나리오는 학교가 심지어는 아이의 필요를 받아들이지조차 않는 것입니다! 연방 법안은 장애가 있는 아이들을 위해서는 어떠한 요구조건들이 충족되어야 한다고 명기하고 있습니다. 우리 모두 학교가 재정이 부족하다는 것을 이해하고 있습니다. 그러나 만약 부모가 아이의 필요와 권리를 옹호해 주지 않는다면 어떻게 학교가 충분한 재원을 조달하려 하겠습니까?

그러니, 여러분이 너무 많은 것을 요구한다고 느끼는 대신에, 그에 대해서는 이렇게 생각해 보십시오 : 아이를 위해서 옹호해 주고 적절한 자원을 요구하는 것을 통해서, 선생님들, 교장선생님들 그리고 관리직원들이, 학생들에게 주의회가 지원해 주어야 한다고 규정하는 욕구들을 필요로 함을 표현하도록 여러분은 돕고 있습니다. 아이의 욕구들을 분명하게 표현함으로써 여러분은 교육감에게 연간 회계 예산 요구를 정당화하기 위하여 사용할 수 있는 근거가 되는 정보를 제공하고 있습니다. 아마도 내가 여러분에게 여기에서 상기시킬 수 있는 것은 사업적인 생각을 갖고 이 일을 학교 직원들에서 따로 떼어서 객관적으로 보라는 것입니다; 대신에, 아이의 필요성을 강조하십시오. 여러분과 같은 점점 더 많은 부모들이 자신의 아이를 위해서 옹호하여 줄수록, 모든 아이들이 서비스를 더 잘 제공받게 될 것입니다.

2. 제공되는 아무것에나 '예.'라고 말할 필요가 없습니다. 때로 학교 관계자는 제한된 서비스들을 나열하고 "이것이 있는 것 전부 다입니다."라고 말하곤 합니다. 글쎄요, 만약 그것이 사실이더라도 아이를 위해서는 적절하지 않거나 충분하지 않다면, 조용히 '아니오.'라고 하십시오-이것이 여러분의 권리입니다. '아니오.'라고 말함으로써 결정에 항소하기 위한 정당한 절차를 불러오게 될 것입니다.

3. 경험이 있는 친구를 데려가십시오. 기억하십시오. 여러분이 개별화 교육 계획 모임에 갈 때에는 여러분과 함께 아이의 욕구를 여러분들이 설명하는 데 도와주고 여러분을 개인적으로 지지하여 줄 누군가를 데리고 가십시오; 그렇지 않으면 여러분은 학교 관계자들에게 두드러지게 숫자에서 눌리게 됩니다. 만약 이전에 개별화 교육 계획에 가본 적이 없었다면, 거기에 참석해서, 참관했고 모임을 해보았던 친구, 여러분과 아이의 욕구를 이해하는 지식이 있고 영향력이 있는 누군가를 데리고 가십시오. 의사와의 원격 회의는 위에서 설명한 대로 또한 소중한 지지의 원천입니다. 만약 어떠한 것에 확실하지 않다면 사인하지 마시고 여러분이 집에 가서, 그에 대해서 생각해 보고, 필요하다면 다른 사람들과 이야기를 할 때까지는 동의하지 마십시오. 만약 의견에 심각한 차이가 있다면 여러분은 경험 많은 특수 교육/장애 권리관계 변호사를 조언을 해 주도록 고용할 수도 있습니다. 아이를 위해서 옹호해 주기에 관해서 더 많은 것은 7장을 보십시오.

4. 모든 것에 대해 사본들을 만들어 두십시오. 일단 여러분이 아이에게 배정된 팀에서 제안된 개별화 교육 계획을 받고, 이 서류들을 읽고 이것들을 여러분의 행동 계획에 요인으로 포함시킨 이후에는, 그것들을 서류로 철하여 둘 것을 기억하십시오! 나중에 이것들을 필요로 하게 될 것입니다. 한 부모가 말한 대로 간결하게 표현하자면, "모든 것들을 문

서화 하십시오!"

개별화 교육 계획에 항소하기

아이와 부모들의 권리를 보호하기 위해서 법에 의해 "정당한 절차"가 규정되어 있습니다. 만약 여러분과 학군이 아이의 필요사항들과 요구되는 학교의 서비스들에 대해서 동의할 수 없다면, 공정한 조정관하에서 청문회가 열리게 됩니다. 각 편은 논쟁과 증거를 제시하고, 청문회의 담당자는 교육 프로그램이 어떠해야 하는지에 대하여 장애인 교육법의 법조문에 기초하여 최종 판단을 내립니다.

학교 체계는 여러분에게 비용 부담이 없이 정당한 절차를 편성하여야 하는데, 이 절차는 비용이 많이 들어가는 제안이 될 수도 있습니다. 따라서, 흔히는 학군에서는 성가신 법적 과정을 거치는 것보다는 학부모가 요구하는 자원을 제공하는 데에 동의하는 것이 더 쉽습니다. 여기에 절차를 어떻게 최대한 활용할지에 대한 팁들이 있습니다.

• 외부의 의학적 의견을 얻으십시오. 조울병 아이의 특수한 요구에 친숙한 누군가로부터 의견을 얻는 것은 여러분에게 유리한 상황을 만들기 위해서는 필수적입니다. 비용에도 불구하고 이러한 선행 지출은 일단 학교 체계가 여러분들이 한때 스스로 지불해야만 했던 지원을 제공하기 시작한다면 결국에는 돈을 아끼게 도와줄 것입니다.

• 협상을 고려하십시오. 여러분은 특히 아이와 매번 평일을 함께 보내는 사람들 중에서는, 적을 필요로 하지 않습니다. 여러분은 현재 거절되고 있는 서비스를 다음번 개별화 교육 계획 모임에서는 다시 논의하는 데에 동의할 수도 있습니다. 만약 아이의 학교에서의 생활이 특정기

간 동안 호전되지 않는다면, 추가적인 자원들이 제공될 것을 문서화하여 두는 것은 좋은 생각입니다.

• 정중하고, 관심을 보이고, 차분하게, 이해심을 보이되, 그러나 확고하여야 합니다. 법은 정신 질병이 있는 아이들에게 교육적 성공을 위한 동등한 기회를 주기 위하여, 그들이 필요로 하는 자원들을 제공받을 자격이 있다고 명시하고 있습니다. 만약 개별화 교육 계획에서 거부당한 무언가가 중요하다고 믿는다면, 신념을 지키십시오. 때때로, 만약 여러분이 "법에서 말한 대로는"이라는 상투적인 문구를 계속 반복해서 사용한다면, 학교 교직원들은 가르치려고 든다는 느낌을 받을 수도 있습니다, 그러나 아이가 필요로 하는 것을 얻겠다는 결과를 이끌어내는 과정에서 가시적인 답안들을 놓고 협상하는 것은 중요한 일입니다.

• 막다른 길에 도달한 것 같은 느낌이 들더라도 포기하지 마십시오. 한 어머니는 보조교사부터 시작해서 일반 교실에서 학교로부터 가능한 모든 자원들을 얻어 내려고 하였었습니다. 많은 재촉을 통해서 학교에서는 하루에 1시간의 도움을 제공하였습니다. 이것은 첫해에는 충분하였습니다, 그러나 두 번째 연도에는 상황이 더 어려워졌고, 보조교사도 바뀌었습니다. 새로운 보조교사는 경험이 없었습니다. 아주 민감한 조울병 아이는 이러한 다소 비난 어조의 단순한 학습 조언에도 반응할 수 있다는 것을 알기에, 상황이 결딴이 났었던 것은 놀라운 것은 아닙니다. 학교는 자원에 대해서 지불하는 것을 절대적으로 거부하였습니다. 어머니가 일반적으로는 아주 외교 수완이 있고 선생님도 친절하였음에도 불구하고, 교장 선생님은 학교가 아이에게 필요로 하는 것을 이미 주었다고 생각하여서 꿈적도 하지 않으려 하였습니다. 어머니는 그때 교육위원의 책임자에게 직접 연락을 하였고, 자신의 사례에 대해서 찬성하여 주도록 활동하였습니다. 결과적으로, 학교는 보조교사를 교체하였을 뿐

만 아니라 또한 일주일에 3일씩 추가적인 개인교습을 제공하였습니다.

아이가 학교에서 심하게 힘들어 하고 있다면 어떻게 합니까?

때로는, 여러분이 아무리 학교 체계와 열심히 작업을 하더라도, 아이의 필요는 규칙적인 학교 환경에서 충족될 수 없습니다. 사회적 문제들, 학습 문제들, 행동적인 어려움들, 그리고 결과적으로 나오게 되는 자존감의 타격은 너무나 클 수 있습니다.

좋은 예가 매튜라는 잘 생기고 금발에, 파란 눈을 가진 10살 된 아이로 우리의 클리닉에서 치료를 받았습니다. 어머니는 학교를 통해서 평가를 받으려고 하였으나, "정당한 절차"의 일부로 제공된 단순한 심리검사는 아이의 필요를 과소평가하였고, 학교는 단순히 수학에서 추가적인 개인 교습을 제공하였습니다. 현실에서는, 매튜는 여러 영역과 여러 수준에서 학교에서 감당할 수가 없었습니다. 아이의 이해, 문제 해결, 그리고 계획하는 능력들은 아주 빈약했습니다. 아이는 산만하고 충동적이었으나 정신자극제는 조증을 악화시켰습니다. 자신이 수학 문제를 풀 수 없을 때마다, 선생님이 추가적인 도움이 필요하다면서 아이를 지목할 때, 또는 자신이 비난을 받는다고 느낄 때, 매튜는 폭력적인 자살 충동을 느꼈습니다. 아이의 과도하게 예민한 특성은 선생님들을 겁먹게 하였습니다. 아이가 손목을 그으려고 시도함으로써 자신의 스트레스를 보였을 때, 학교는 매튜를 교실에 두는 것을 거부하였습니다. 우리는 그때 확장된 독립적인 신경심리 검사를 주선하였고 아이가 주의력 부족, 작업 기억 부족, 그리고 실행 기능 문제들을 갖고 있음을 발견하였습니다. 철저한 의학적 검사와 안정적인 경과에도 불구하고, 아이는 자신의 복잡하고도 취약한 자아의식과 맞물린 이러한 심리적 문제들에 대처할 수 없었습니다.

초기의 저항에도 불구하고, 어머니는 "일반 학교 보내기"에서 벗어나는 데에 동의하였고 학교 체계가 아이를 치료적 주간 학교로 보내도록 허락하였습니다. 매튜는 현재 잘 지내고 있으며, 외부의 압력들과 학업 실패에서 오는 감정들이 없어짐에 따라서 천천히 자신의 내적인 강점들을 키우고 있습니다. 때로는, 정말로 치료적 학교들이 축복이 됩니다. 일부 학교들은 행동과 품행 장애가 있는 아이들을 위해서 준비가 되어 있고, 그들의 행동 관리에 대한 접근법은 조울병 아이에게는 적절하지 않을 수도 있기 때문에, 한가지 선택에 안주하기 전에 잘 맞는 곳을 찾아보도록 기억하여 두십시오.

부모들은 흔히 아이를 특수 프로그램이나 치료적 학교에 둔다는 생각에 저항을 보입니다. 그들은 아이들을 의존할 수 있는 가족들이나 친구들로부터 멀리 떼어서, 친숙한 교실이나 학교에서 꺼내놓는 것을 당연히 원하지 않습니다. 그들은 또한 어떠한 대가를 치르더라도 아이들을 일반 학교에 합류시키고 가족들이 함께 지내게 하는 것에 대한 이상화된 생각들을 가질 수도 있습니다. 만약 이러한 선택안들을 고려한다면 실패인 것처럼 또는 자신들이 아이를 포기한 것처럼 느낍니다. 스스로 문제들을 다루려고 애를 쓰는 것을 언제 멈출지 결정하는 것은 어렵습니다. 우리는 이러한 많은 아이들을 거주 치료 시설들에 보냈으며 더 나은 쪽으로 두드러진 변화들이 있었습니다. 만약 자원들이 허락한다면, 이러한 것들은 고려해 볼 중요한 대안들입니다.

학교 스텝들과 좋은 작업 관계를 만들기

일들이 잘 안될 때, 아이의 학교와의 생산적인 유대관계를 위한 성공의 기틀을 만들어 두었다면, 여러분은 훨씬 더 일들이 다시 빠르게 제대로 되도록 할 수 있을 것입니다.

- *모든 것은 학교 교직원들과의 좋은 관계에서 시작합니다.* 대부분의 경우에, 여러분들이 마주쳐야 하는 사람들은 단지 여러분과 같습니다: 그들은 일을 잘하기 원하며 그에 대해서 인정받고자 하며, 그들은 대개는 최선을 다하고 있습니다. 공격받는다고 느끼면, 방어적이 되어서 여러분들의 요구들을 거절하는 것이 당연하다고 느낍니다. 그들이 여러분을 만나기 위해서 점심이나 다른 식사시간을 거를 것이 예상된다면, 음식을 갖고 가는 것(이른 아침 만남에 머핀이나 오후 중반의 만남에는 쿠키 등)이 그들이 더 수용적이 되게 만드는 데 도움이 될 것입니다. 격언에 말하는 것과 같습니다: 식초보다는 꿀로 더 많은 파리를 잡을 수 있습니다(상냥한 게 무례한 것보다는 효과적이다).
- *학교 체계의 한계를 이해하십시오.* 학교 사람들과 공감하고 그들이 어려운 일을 맡고 있으며 그 일을 하기에는 제대로 보수를 못 받고 있고 함께 일할 자원들이 너무나도 부족하다는 것을 이해하려고 하십시오. 여러분이 아이를 위한 추가적인 지원을 요구할 때, 여러분은 그들의 일을 어렵게 만들고 있을 수도 있습니다. 그러나 승-패의 상호작용을 피할 수 있는 방법들을 찾아보십시오. 가능할 때마다, 승-승 전략을 만드십시오. 예를 들어서, 여러분은 아이가 필요로 하는 추가적인 필요한 자원들을 얻어서 승리하

게 되며, 학교 직원들도 그들이 이해를 받고 아이를 도와주기 위해서 특별히 애를 써 준 것에 대해서 인정받았다고 느낄 때 또한 승리하게 됩니다.

- *보건 교사를 알아 두십시오.* 특히 아이의 질병이 아이가 다른 아이들에게 공격적으로 행동하거나 스스로 자해를 하겠다고 위협하게 만든다면, 아이의 건강과 안전은 큰 관심사입니다. 보건 교사는 아이의 신체적 및 정서적 안녕을 돌보아 주는 큰 자원이 될 수 있으며, 만약 아이가 기분 변화를 다루기 위해서 중간-휴식을 원한다면 피난처를 제공해 줄 수 있습니다.
- *전투는 주의해서 선택하십시오.* 만약 무엇인가가 싸울 가치가 있는지 확실하지 않고 그에 대해서 스트레스를 받는다면, 그 문제를 한두 주 정도 무시하여 보십시오. 만약 피할 수 있다면 그에 대해서 생각조차도 말아 보십시오. 그러고 나서 문제를 재검토하십시오. 그것이 여러분이 쓰는 에너지만큼의 가치가 있었습니까? 여전히 가치가 있습니까? 여러분의 최고의 친구도 동의합니까? 다른 경험이 있는 부모들도 동의합니까? 만약 아니라면, 놓아두고 다음으로 넘어가십시오. 그러나 만약 그것이 불가능하다면-만약 여러분이 *여전히* 너무 심하게 느낀다면-2주 더 무시해 보십시오.
- *문제들을 예상하고 해결방안들을 제공하십시오.* 이것은 다른 이들이 좋게 느낄 수 있는 모두에게 유리한 윈윈의 답안을 만들어내는 것을 쉽게 할 중요한 전략입니다. 미래를 예측하는 것은 어려울 수 있습니다, 그러나, 여러분이 다른 사람들과 이야기를 하고 개인적인 경험을 얻음에 따라서 여러분은 무엇이 잘못될 것인지를 더 잘 예상할 수 있게 될 것입니다. 예를 들어서, 여러분은

새로운 선생님이 일 년의 중간에서 시작하게 일정이 잡힌다는 사실에 불안을 느끼고 있을 수도 있습니다. 그녀가 잘 진행되고 있는 것처럼 보이던 계획으로 아이의 흥미를 키워주는 데에 여러분과 함께 기꺼이 일을 할 것인지, 아니면 자신의 체계를 주장할지? 다음 개별화 교육 계획 모임에서, 여러분은 이러한 관심사를 꺼내서, 긍정적인 대인관계 전략들(아래에 이에 대한 더 많은 내용)을 사용할 때에 학교가 어떻게 여러분과 확실히 협조할지를 물어볼 수 있습니다. 그러나 여러분 스스로를 잠깐만 학교의 교직원 입장에 두어 보십시오-어떻게 여러분이 그들이 가능한 한 힘들이지 않고 전환을 하도록 도울 수 있습니까? 아마도 학교 교직원이 새로운 선생님에게 아이에 대해서 조금 이야기를 시작하고, 조울병 아이의 어려움들과 여러분이 아이와 어떻게 협상을 하는지에 대해서 설명하기 전에, 여러분이 먼저 새로운 선생님과의 모임을 잡아줄 것을 제안하고, 결과에 기초한 행동 수정 대신에 동정 위주의 그러나 확고한 접근법을 사용하는 데에 선생님이 동의할지 여부를 알아볼 수 있습니다. 이러한 방식으로 여러분은 학교 교직원, 아이, 그리고 아이의 치료사 사이에서의 연락 담당자로서 기능하게 됩니다. 여러분이 직접적으로 학교 교직원의 행동에 영향을 미치게 되고, 이는 아이뿐만 아니라 학교 교직원에게도 도움이 됩니다.

- *조기에 행동하고 빨리 행동합니다.* 교장선생님과 매년 초기에 협동을 해서, 좋은 관계를 만드십시오. 그렇게 해서 여러분이 다음 해를 계획하기 시작하려고 할 때 여러분은 이미 든든한 동맹을 얻게 됩니다. 매 학년 초기에 어느 정도 탐정 일을 하는 것을 주저하지 마십시오. 여러분이 다른 부모들과 연결을 하면서, 그들

로부터 다음 해를 위한 최고의 선생님이 누구인지를 알아내십시오. 만약 여러분이 이를 지금까지 알지 못하였다면, 이제 여러분은 주어진 선생님-아이가 좋아하고 또 아이가 생각하기에 자신을 좋아한다고 여기는-이 여러분과 아이의 삶에서 큰 변화를 만들 수 있음을 한 번 정도는 경험하게 됩니다.

- *서비스나 아이를 위한 변화를 요구하는 이유들을 문서화하여 두십시오.* 추가되거나 변화되어야 하는 서비스들에 대한 여러분들의 생각들을 적어보고, 여러분의 가정의에게 부탁해서 그것을 여러분의 요구를 뒷받침하여 주는 그 의사의 소개편지로써 보내주게 하십시오. 이러한 접근법은 학교가 여러분의 생각을 진지하게 받아들이게 하는 데에 큰 도움이 될 수 있습니다.
- *사친회에 가입하십시오.* 어떠한 부모 연합이나 다른 그룹이든 가능한 모임에 참여하십시오. 특수 교육 위원회에서 적극적으로 있는 것은 특히 도움이 될 수 있습니다. 만약 여러분이 학교 체계에 문제를 제기하는 유일한 사람이라면, 여러분이 사친회와 함께 그리고 사친회나 한 그룹의 다른 부모들을 대변해서 말하는 경우보다는 영향력이 훨씬 덜 할 것입니다. 아이가 유사한 수요를 갖고 있는 다른 부모들을 찾으십시오, 그리고 적절할 때, 현재의 관심거리로 그들을 조직화하십시오. 단지 여러분이 서너 명이라고 하더라도 여러 부모들로부터의 의견은 강력한 힘이 되며, 부모들을 행복하게 해주는 것은, 자신의 직무를 유지하고 교육 위원회 위원들을 행복하게 해 주려는 어느 관리자에게나 중요합니다.
- *도와주기 위해서 자원하십시오.* 교실 자체, 도서관, 또는 접수 사무실 어디에서이건, 학교에서 일정하면서도 긍정적인 존재로 보이고 알려지는 것은 여러분을 내부자로 만들어 줍니다. 이는 여러

분이 문제의 일부가 아니라 해답의 일부가 되게 만들고, 여러분이 적수라기보다는 동맹으로서 자리매김하도록 도와줍니다. 이러한 전략은 여러분이 아이의 행동을 더 직접적으로 관찰할 기회를 주는 추가적인 장점이 있습니다. 한 어머니는 아이의 교실에서 일주일에 한 번 자원봉사를 하는 것이 그녀의 선생님과의 의사소통을 향상시켜 주었다고 말하였습니다. 그녀는 선생님들을 더 잘 알게 되고, 수업에서 무엇이 일어나는지를 이해하게 되었으며, 아이와 다른 아이들 사이의 상호작용들을 보게 되었습니다. 여러분은, 자신의 아이와 추가적인 도움을 필요로 할 다른 아이들과 일해야 하는 학교 선생님이 시간을 낼 수 있게끔 하는 일에 자원함으로써 선생님의 스트레스를 경감하도록 또한 도와줄 수 있습니다. 현장 학습에 보호자로 동반하기, 학교 기금 모금자로 일하기, 또는 가구와 컴퓨터 같은 추가 자원들을 확보하도록 돕기 등 이 모두는 교실에서 특수 수요가 있는 아이들을 돕는 선생님의 능력을 증가시켜 주는 효과적인 방법들입니다. 흔히, 질병으로 기진맥진한 부모들은 분하고도 원통해 할 수 있습니다. 긍정적인 태도를 유지하십시오-도움을 주려고 하고 즐겁게 지내는 것은 아이가 더 나은 학교 경험을 하게끔 도와줄 것입니다.

학교에서의 장애물들에 대해 문제 해결하기

부모들은 일단 개별화 교육 계획이나 504조 계획이 마침내 준비가 되면, 그들의 일이 끝난 것처럼 흔히 느낍니다. 그러나 조울병은 만성적이고 주기적이며 시간에 따라 바뀔 수 있습니다. 돌파구가 되는 증상들이 나타났다가 사라집니다. 새로운 문제들이 발생할 때 무엇을 합니까?

만약 특정 선생님이 아이의 기분 변동들에 공감하거나 적절하게 대처할 수 없다면 어떻게 하시겠습니까? 만약 약물 변화가 교실에서 위기 상황을 만들어낸다면? 다음의 팁들이 아마도 유용할 것입니다 :

- 교장선생님께 솔직하게 그리고 은밀하게 이야기하고, 그의 조언을 요청하십시오. 타인들이 여러분들이 그들에게 무언가를 요구한다고 느끼게 하는 것보다는 도움을 요청하고 타인들이 여러분들을 돕는 위치에 두는 것이, 흔히 현명한 전략입니다.
- 다른 부모들로부터, 그 동정적이지 못한 교사가 일반적으로 교실에 있는 다른 아이들에게 보이는 반응의 내용에 대해 알아보십시오; 긴장을 분산시키고 장벽을 극복하기 위해서, 편지를 쓰거나 관련된 전문가들과의 원격회의를 할 수 있는 의사와 그 상황을 다시 논의하여 보십시오.
- 교육 위원회에서 누구를 알고 있습니까? 그들과 이야기를 하십시오. 만약 여러분이 교칙을 바꾸거나 학교 교직원 및 그들의 체계들을 파악하는 등의 더 폭넓은 문제들을 다루기를 원한다면 이것이 일반적으로 유용합니다.
- 여러 명은 힘이 있습니다; 다른 학부모들의 지지를 요청하고 학교에는 집단으로 접근하십시오. 사친회, 지역 학부모 그룹들, 또는 균형 잡힌 마음 재단과 정신장애인가족협회로부터 좋은 전략들을 찾아보십시오. 다른 경험이 있는 부모들이 효과를 보았던 것으로는 무엇이 있었습니까?
- 교육감에게 가서 주거 시설 배치와 같은 대안이 될 만한 배치를 부탁하십시오. 아이가 정신병, 심각한 품행장애 또는 여러 번의 입원을 경험하지 않은 한은, 아이를 주거 시설에 무료로 보내는

것은 거의 불가능하다는 점을 주의하십시오.

- 최후의 수단으로서, 변호사로부터 편지를 보내십시오. 이 방면에 전문가인 변호사들이 있습니다. 균형 잡힌 마음 재단이나 다른 부모 그룹들은 이 분야에 경험이 있는 누군가에게 의뢰를 하여줄 수 있을 것입니다. 그러나, 최후의 수단으로서만 법적 영향력을 실제로 사용하십시오-매사의 작은 문제에 학교와의 싸움을 선택하는 것은 학교가 여러분의 말을 듣지 않게 하고, 실제로 중요한 문제들에 대해서 합의를 이루어 나아갈 수 있는 능력을 제한할 것입니다.

때때로 전투는 그럴 만한 가치가 없습니다. 여러분이 아이를 옮길 만한 다른 학교가 있습니까? 치료적 학교? 거주 센터? 특수교육 학교 및 프로그램 협회는 이러한 유형의 프로그램들과 아이의 교육 및 임상적 수요에 부합하는 올바른 프로그램을 선택하기 위하여 이용 가능한 전문적인 지원에 대한 정보를 제공합니다.

선생님 : 학교에서 아이의 가장 큰 우리 편

나는 이 장의 시작에서 아이의 선생님과 동맹 관계를 맺는 것이 얼마나 중요한지 이야기를 하였습니다. 여러분들이 아들딸을 위해서 얻을 수 있는 최선의 학교에서의 편의 제공은 만약 여러분이 아이의 선생님과 좋은 업무 관계를 갖지 못한다면, 그다지 큰 도움이 되지 못할 것입니다. 다음 장은 여러분이 아이의 인생에서의 이 중요한 사람과의 동반자 관계를 설정하는 데에 도움을 줄 것입니다.

10장

아이 선생님과 동반자 관계 만들기

아이의 선생님(들)은 아이가 학교에서 보내는 날의 성격에 큰 차이를 만듭니다. 조울병 아이에게 가장 효과적인 선생님은 참을성, 구조, 긍정적 훈육, 지속성, 그리고 따뜻한 돌봄 모두를 섞어가며 사용합니다. 만약 선생님이 동정적이고 협조적이면서 아이를 결정에 참여시키고, 아이에게(합리적인 선 내에서) 선택권을 준다면, 좋은 경험이 될 수 있습니다. 반면에, 만약 선생님이 편의를 보아주는 것에 반대를 하거나 부정적인 부분에 초점을 맞추고, 사소한 위반을 문제로 삼고, 처벌을 사용하고 아이가 협동하도록 강제한다면, 상황의 심각도를 높이고 아이가 맞서서 싸우게끔 만들 것입니다. 대다수의 시간 동안 아이는 어떠한 형태의 편의 제공을 필요로 할 것이고(어떻게 아이가 필요로 하는 도움을 얻는지에 대해서는 9장을 보십시오), 아이들은 전형적으로 성인이 위기에 앞서서 상황을 논의하여 주고 알력 싸움을 피하게 해 줄 때에 더 잘 반응합니다.

어떠한 종류의 선생님들이 아이에게 가장 좋습니까?

일부 좋은 의도를 갖고 있는 친절한 선생님들조차도 교실에서 조울병 아이와 함께 작업하기에 필요한 기술들은 부족할 수 있습니다. 때때로 특수한 필요를 가진 학생들과 작업하는 데에 숙련된 선생님들조차도 좌절하고 격분하여서 아이를 위기 상황에 놓인 아이로 보기보다는 하나의 훈육 문제로 볼 수 있습니다. 이것이 여러분이 아이를 학교에서 대하는 선생님들과 다른 전문가들이 최선의 행동 조절 전략들에 대해서 교육을 받도록 도와야 하는 것이 중요한 이유가 됩니다. 학습장애가 있는 아이들을 효과적으로 대하는 선생님들은 다양한 여러 감각을 사용하는 교습 방식의 사용, 아이들로부터 반응을 얻어내기, 지시하는 동안에 아이들의 이름을 부르기, 흥미로운 예제들과 예시들을 사용하기, 그리고 자주 아이들에게 협동과 주의 집중에 대해서 칭찬해 주기를 통해서 아이들이 학습에 참여하도록 합니다. 이러한 종류의 교습법을 아이에게서 사용하는 것이 얼마나 어려운가 하는 정도는 여러분과 선생님이 당면하고 있는 문제에 달려 있을 것입니다. 만약 학교의 아이-선생님 비율이 낮고, 선생님들이 모든 학생들에게 같은 배움의 기회를 주는 데에 진심으로 헌신적으로 보인다면, 여러분은 게임에서 유리한 고지를 점령하고 있는 것입니다.

만약 아이가 학교 특수 교육 프로그램이나 특수학교에 다닌다면, 학습과 행동 문제들에 대해서 훈련을 받은 적어도 몇몇 선생님들이 있을 것입니다. 아이가 그들의 지원을 시간제로 받든 전일제로 받든, 그들은 학교 내에서 좋은 자원이 될 수 있습니다. 1:1 개인교사는 불안과 낮은 자존심으로 인해 어려움을 겪는 학생들에게는 학습적으로 따라가도록 하는 데에 큰 도움이 될 수 있습니다. 이러한 시나리오에서 불리한 점은 아이가 같은 학년에 있는 또래들과 사회화를 할 많은 기회를 얻지 못한다는 점입니다. 그래서 여러분은 학교와 작업을 해서 아이가 불안을 키우지 않는 방식으로 일반 학생들과 어울릴 수 있는 기회를 만들어 주어야만 할 수도 있습니다. 특수 교육 선생님들은 특수한 필요를 갖는 아이들을 돕는 데에 재능이 있으면서 헌신적일 뿐 아니라, 또한 아이들이 아이들이 필요한 세부적인 수준까지 정성을 쏟게끔 만드는 기법들도 훈련을 받았습니다. 게다가, 치료적 및 거주 환경에서는 아이들은 낮은 학생-교사 비율의 이점도 누리게 될 것입니다. 이러한 학교들은 모든 유형의 치료사-심리학자들, 물리치료사들, 작업 치료사들, 그리고 읽고 쓰기에 도움을 제공하는 사람들-들이 있어서 추가적인 자원들을 보유하고 있습니다. 간호사들이 흔히 교실에 앉아 있거나 또는 이들에게서 즉각적으로 도움을 받을 수 있습니다. 전체 환경이 다방면의 지지적인 돌봄과 노련한 전문지식이 하나로 되어 있습니다. 그러나, 여러분이 모든 학교에서 찾아볼 수 있으리라고 생각할 수 있는 딱 한 가지로 정해진 유형이나 전문가 집단이 있는 것은 아닙니다. 각 학교는 그 전문지식에 따라서 스텝들과 또래 그룹들이 어느 정도 다를 것입니다. 일부는 인지기능에서는 문제가 없으나 정서적으로 어려움이 있는 아이들, 일부는 행동 장애들이 있는 거친 아이들, 그리고 일부는 인지기능상 어려움이 있는 아이들에 맞추어져 있습니다.

아이의 선생님과 동반자가 되기

여러분이 아이의 학교에서의 경험을 최적의 것으로 만들어 주기 위해서 필요로 하는 다른 요소는 선생님들과의 생산적인 동반자 관계입니다. 좋은 동반자 관계는 선생님이 많은 학생들에서 부담을 갖고 있고,

조울병과 관련된 학습장애들에 친숙하지 않으면서 그들에게 부과되는 다른 부모들로부터의 요구를 포함한 여러 요구들에 그저 지쳐 있을 때에 훨씬 더 중요합니다. 학교에서의 환경에 상관없이, 아이들의 교육은 동반자로서 선생님과 부모가 공유해야만 하는 책임입니다. 선생님들은 부모가 제공할 수 있는 강력한 자산이 무엇인지를 알아야 할 필요가 있습니다; 부모들은 선생님들이 아이의 성공에 얼마나 중요한지를 이해할 필요가 있습니다.

내 진료에서는, 무지개의 팁들을 일상생활에 녹여내기 위하여 가족들과 함께 일합니다(6장에 설명됨). 이러한 원칙들 중의 다수는 선생님들이 문제들을 피하고 가족들과 학교가 조울병 아이의 행동을 조절하는 것에 대해서 힘을 합치도록 하는 데에서 학교 환경에서도 아주 유용할 수 있습니다. 무지개 접근법을 교실에 적용하는 것은 선생님에게 조울병에 대해서 교육하고, 선생님에게 기분 변화를 어떻게 주시하는지를 보여주고, 선생님이 아이에게 처벌적 수단 보다는 협력적인 문제 해결과 격려의 말들을 사용하도록 격려하여 주는 것들이 있습니다.

선생님들이 도와 주기 위해서 그밖에 할 수 있는 것

선생님은 만족시켜주어야 할 30쌍이나 되는 많은 부모들이 있으며 여러분은 단지 그들 중의 하나입니다. 선생님에게 어떠한 것을 기대하는 것이 합리적이고 어떠한 것은 그렇지 않을까요?

아이의 진전에 대한 정보를 달라는 여러분의 부탁에 답해 줍니다

여러분이 아는 대로, 선생님들이 부모님들에게 피드백을 줄 정기적인 시간들이 학년 중에 정해져 있습니다–대부분의 학교들에서는 어디에서든 2~4회의 회의가 있어서 어린아이들에서는 더 많고 아이들이 나이가 들면서 횟수가 줄어듭니다. 그러나 이러한 부모-교사 만남들은 여러분과 교사 사이의 최소한의 수준의 의사소통을 위해서 이루어지도록 설정되어 있습니다. 조울병 아이는 교실의 다른 아이들 다수보다도 더 큰 특수한 필요사항들을 갖고 있으며, 따라서 면밀한 조정이 필수적입니다. 여러분은 아이에게 학교에서 최선을 다한 것에 대해서 긍정적인 피드백을 주기를 원할 것입니다, 그리고 그러한 피드백을 중요한 가치를 가질 정도로 충분히 빨리 줄 수 있는 유일한 방법은 아마도 매주-위기 상황에서는 더 자주, 그리고 상황이 안정적일 때는 덜 빈번하게 아마도 매달마다-선생님과 협의를 하는 것입니다.

긍정적인 분위기를 만들어 줍니다

아이에 대한 선생님의 태도는 다른 학생들이 아이를 보는 시각과 아이가 스스로를 어떻게 바라보는지에 영향을 미칠 것입니다, 따라서 여러분이 선생님과 작업을 해서 시작부터 이해와 승인을 구하여 두는 것이 아주 중요합니다. 내가 아는 한 조울병 아이는 교실에서 아주 요구적이고 엄격한 어조를 유지하는 선생님을 가졌었습니다. 아이는 흔히 집에 자신이 수업을 따라가지 못하기 때문에 "멍청"하고 "말도 잘 못한다."고 여기고 "교실에 있는 모든 아이들이 나를 미워한다."라고 생각하면서 오곤 했습니다. "선생님은 내 아이가 따돌림을 당하는 아이라는 분위기를 만들었습니다. 아이는 그 교실에서의 스트레스 때문에 공황 발작이 오곤 했었어요."라고 부모님이 말했습니다.

추적 관찰하고 좋은 행동에 대해 보상하여 줍니다

집과 학교 사이에서 의사소통을 열어 두는 아주 좋은 기법은 "좋은 행동 책"입니다. 이 도구는 선생님들이 일주일 동안에 일어났던 적어도 세 가지 좋은 일들을 강조하고 그 정보를 아이와 함께 집으로 보냄으로써, 아이의 긍정적인 행동과 진전에 초점을 맞추도록 도와줄 수 있습니다. 이는 여러분에게 칭찬을 해주고 좋은 행동에 대해서 껴안아 줄 기회를 제공하여 줄 것입니다.

"매일 보고 카드(daily report card, DRC)"는 선생님들이 부모님들과 의사소통하도록 돕는 또 다른 편리한 도구입니다. DRC는 선생님이 하나의 합의로 만들어진 목표 행동들의 작은(4~5개) 집합들에 대해서 아이의 수행성과를 평가하는 단순히 한 장으로 된 종이입니다. 만약 연속으로 여러 날 동안 여러 개의 바람직하지 못한 행동들이 있으면서 진보가 없다면, 아마도 거절에 대한 민감성을 유발하지 않기 위해서, 차라리, DRC를 중단하는 것이 가장 좋습니다. 한 가지 중요한 메모가 있습니다 : 보상 체계를 만들 때, 아주 흔히들 조울병 아이는 과도하고도 극심하게 보상-추구 행동에 몰두하여서, 보상을 더 빨리 얻으려고 몰아붙이며, 그에 대해서 끊임없이 말합니다. 따라서, 보상은 단순하고도 적당하게 하는 것이 원칙입니다.

과제물 배분에 대해서 여러분이 알도록 합니다

DRC와 함께, 여러분은 선생님이 아이의 숙제 부과에 대해 알려줄 곳을 포함시키기 원할 수 있습니다. 숙제는 아이가 작은 공책에 받아 쓰도록 하고 선생님이 머리글자로 서명할 수 있습니다. 이렇게 해서, 선생님은 각 아이를 위해서 각 과제들을(특수 필요를 갖는 아이들의 숫자가 늘어나면서 점점 하기 어려워지게끔) 써 줄 필요가 없습니다. 대신에, 아이는 자신이 적은 것에 대해서 선생님의 사인이나 머리글자 서명을 받아야 하는 임무와 함께 이러한 책임을 지게 됩니다. 일부 선생님들은 모든 아이들에게 숙제 종이를 주는데, 여기에 과제물들, 특히 더 장기간의 프로젝트들이 더 분명하게 나타나 있습니다. 이것은 말로 하는 지시들을 처리하는 데에 어려움을 겪는 조울병 아이들에게는 구세주가 될 수 있습니다. 한 부모님은 말하기를, 아이가 구두로 내어 준 숙제에 대해서 어떻게 언제까지인지를 분명하게 하려고 선생님에게 물었을 때 선생님이 "에밀리, 네게 무엇이 문제이니? 왜 집중하지 않니?"라고 답하곤 해서, 아이가 분명하게 알려고 질문하고 숙제를 하는 것을 멈추었다고 하였습니다. 이 경우에, 여러분은 선생님께 아이를 위해서 글로 지시를 하도록 해달라고 제안할 수 있습니다, 그러나 꼭 숙제를 내어줄 때에 그렇게 하는 것이 도움이 되는지 여부를 물어보십시오. 그렇지 않으면, 선생님의 시각에서는, 여러분이 그에게 더 많은 업무를 요구하는 것이 될 수도 있습니다.

관심을 가집니다

아이의 선생님은 아이에게 진심으로 관심을 갖고 아이와 진전사항을 보살펴 보아야 합니다. 선생님은 아이가 환영받고 있고 교실에서 좋아하고 있다고 느끼게 만들어야 합니다. 만약 이것이 사실이라면, 어떻게 여러분은 이야기를 할 수 있습니까? 많은 경우에서, 아이들은 선생님이 자신을 소중하게 여겨 주고 좋아해 주기 때문에 그에 대한 반응으로 선생님을 좋아하게 될 것입니다. 만약 아이가 그렇게 느끼지 않는다면, 이는 선생님이 아무리 좋은 의도를 갖고 있다 하더라도 의도를 효과적으로 의사소통하지 못하고 있거나 아이가 개인적인 거부로 해석하였던 무엇인가를 말했음을 뜻하는 것입니다. 만약 이것이 사실이라고 확신을 한다면, 아이에게 선생님이 *정말* 아이를 좋아한다고 확인하여 주십시오. 아이가 선생님께 갖다 드려서 선생님의 노고에 대해서 감사를 드린다는 것을 보여줄 작은 선물을 아이에게 주십시오. 기억하십시오, 우리는 모두 사람이자 사회적 존재로 호감을 얻기를 원하고 이해받고 싶어 합니다. 만약 선생님이 정보를 듣고 좋게 반응을 보일 수 있다고 생각한다면 여러분의 관심사를 그와 공유하십시오. 때때로 선생님들은 조울병 아이들이 얼마나 민감한지를 인식하지 못합니다. 이러한 점을 인식하게 하면 선생님들이 아이에게 자신의 호감을 의사소통하기 위하여 최선을 다하도록 격려가 될 것입니다.

때때로 여러분들은 선생님이 실제로 아이를 좋아하지 *않는다*고 느낄 것입니다. 특수 필요가 있는 아이들은 선생님의 부담을 늘리며, 조울병 아이 인격의 강렬함과 힘든 행동에 대한 가능성을 감안한다면, 일부 선생님들은 아이로 인해서 방어적이 되고, 좌절하거나 무기력함을 느끼고, 또는 당황하게 될 수도 있습니다. 만약 여러분이 선생님의 반감, 짜증, 또는 무능함을 느낀다면, 아이도 아마도 역시 그러할 것입니다. 여기에서 여러분들이 상황을 바꿀 수 있는 지 여부를 알아볼 많은 전략들을 시도해보아야 할 것입니다. "선생님을 위한 사과" 요령이 도움이 될 것입니다. 선생님에게 감사 노트를 보내거나 또는 그저 단지 위로를 하기 위해서 함께 만나는 것으로도 영향이 있을 수 있습니다. 만약 선생님이 냉담하거나 모든 아이들에게 퉁명스럽다면, 상황을 역전시키는 것은 더 어려울 수 있습니다. 그러나, 이 시나리오에서, 적어도 여러분은 자신의 아이만이 유일한 희생자는 아니라는 것을 느낄 수 있습니다. 이는 심지어는 아이에게 모든 사람들이 다르며, 다른 강점과 약점들을 갖고 있고 심지어는 선생님들도 기분변화가 심할 수 있다는 것을 가르쳐 주는 기회가 될 수도 있습니다.

아이를 처벌 위주로 대하는 것을 피하게 해 줍니다

학교는 때로는 긍정적이기보다는 더 처벌적이어 왔습니다. 아이의 선생님들은 조울병이 있는 아이들보다 주의력 결핍 과잉행동 장애 아이들에 대해서 더 많은 경험을 갖고 있을 수 있습니다. 그러나 주의력 결핍 과잉행동 장애에서 효과가 있는 기법들은 잠재적으로는 조울병 아이들에서는 역효과를 낳을 수 있어서, 아이가 수업을 회피하거나 반항적이거나 고집스럽게 만들 수도 있습니다. 한 부모는 아이가 개별화 교육 계획에서는 숙제가 적도록 배려를 받았지만, 결코 자신의 숙제를 하지 않았기 때문에 전혀 "금요일 자유시간"을 얻지 못하고 있다고 아쉬워하였습니다. "그것이 어떻게 공정할 수가 있죠?" 지나치게 또는 너무 자주 제한적인 휴식, 아이를 질책하기, 다른 급우들 앞에서 아이에게 부정적 것에 주의를 끌게 하기, 그리고 행동 교정의 목적으로 의도된 지루한 별로 필요하지 않은 과제들을 내어주기는 모두가 조울병 아이에게는 비생산적이며 불필요한 알력 싸움을 유발할 수 있습니다. 조울병 아이가 다루기에 얼마나 까다로울 수 있는지 여러분은 선생님보다도 더 잘 알고 있습니다. 그러나, 또한 처벌적인 접근이 역량이 부족한 교사-아이 관계와 함께 맞물리게 되면 폭발적인 조합이 된다는 것도 또한 알고 있습니다. 위로하는 말들, "좋은 행동 책"을 기록하기, 그리고 다른 협동 기법들이 훨씬 더 나은 결과들을 가져올 수 있습니다.

필요한 교실 시설들을 준비하여 줍니다

편의제공은 아이가 학교 생활들을 더 잘 해 나가도록 하는 데에서의 어려움들을 줄여주는 데에 목표가 맞춰져야 합니다. 이러한 것들로는 좌석 배열, 숙제 편의 봐주기, 아이에게 매일의 숙제에 대해 알려 주는 시스템, 더 빈번한 화장실 이용 휴식시간, 그리고 양호실에서 중간 휴식할 수 있는 기회들이 포함됩니다. 한 아이에게는, 아이가 진정할 때까지 가 있을 수 있는 교실 근처의 작은 방에 한 장소가 만들어졌습니다. 어른이 아이와 함께 있었지만 아이에게는 관심을 두지 않았는데 어떠한 자극도 위기 상황을 더 악화시킬 수 있기 때문입니다. 학교는 교실과 아이의 "위기 장소" 두 곳에다가 한 바구니의 만지작거릴 수 있는 장난감들을 두었는데 이것들이 아이를 진정시킬 수 있었기 때문입니다. 만약 여러분이 아이의 선생님과 다른 학교의 교직원들이 조울병 아이에게 가장 잘 효과를 보이는 기법들에 친숙하지 않다는 생각이 든다면, 집에서 사용하는 긍정적인 기법들의 일부를 제안할 수도 있습니다. 기억하세요, 만약 선생님이 여러분과 함께 기꺼이 일하려고 하기를 원한다면, 이러한 것들은 요구가 아니라 제안으로 제시하여야 합니다. 또한, 모든 기법들이 모든 아이들에게 효과가 있지는 않을 것이고, 그래서 여러분은 이전의 경험에 기초해서 아이에게 효과가 있을 수정사항들과 배려들을 선생님이 알아보게끔 도울 기회를 찾아야만 한다는 것을 명심하여 두십시오.

적어도 조금의 여유 시간을 끼워 넣어 줍니다

조울병 아이에게 편의를 제공하여 주는 것이 교사의 부담을 늘린다는 것에는 의문의 여지가 없습니다, 그러나 이는 법에 의하여 요구되는 것입니다. 아이에게 필요한 편의를 제공하여 주기 위한 시간과 노력이 아이가 다른 영역에서는 편법으로 대우를 받아도 된다는 뜻이어서는 안됩니다. 여러분은 긍정적 메모 교환이나 아이가 숙제 할당을 적고 나서, 선생님은 단지 페이지에다 사인만 하게끔 되도록 하기와 같은 선생님의 추가적인 시간 투입을 최소화하기 위한 방법들을 제안할 수 있습니다. 기억하십시오, 여러분이 선생님에게 조금의 추가적인 시간을 써달라고 요청할 때에는, 여러분이 달을 따달라고 부탁하고 있는 게 아닙니다. 자청해서 매일 특별히 애를 써주는 선생님들에게 꼭 여러분들의 감사를 표현하십시오.

때때로, 선생님들은 여러분들의 아이를 도와주는 것을 개인적인 사명으로 여길 것입니다. 그들은 진심으로 도와주기를 원합니다만 그들이 무엇을 책임을 맡은 것인지 이해하지 못할 수도 있습니다. 한 부모는 말했습니다, "아이는 매력적입니다, 그래서 선생님들은 기꺼이 대단한 노력을 합니다만, 그리고 나서는 좌절해서 아이에게 '자신을 돕지 않는 것'에 대해서 몹시 화를 냅니다. 저는 "나는 아이가 성공하게 만들어 줄 사람이 되겠습니다."라고 하시다가 "나는 아이에게 진저리가 납니다, 이제는 모질게 대할 겁니다."라고 변하는 너무나도 많은 선생님들을 보아 왔습니다. 어느 접근법도 효과가 없었어요." 선의를 갖는 선생님들에게 그들의 좋은 의도가 아이와 그들 자신에 대한 실망으로 변하기 이전에, 여러분이 개입해서 아이의 한계에 대해서 이해하도록 도울 필요가 있을 것입니다.

어떻게 선생님을 여러분의 편에 둘 것인가

부모로서, 여러분은 선생님들의 일이 얼마나 어려운지를 인식하고 그들에게 아이들이 필요로 하는 것과 잘 반응을 보이는 것에 대해서 알려주면서, 그들의 전문적인 경험을 인정하고 그에 의존함으로써 대부분의 선생님들에게서 협조를 기대하고 얻을 수 있습니다. 선생님들이 아이를 이해하고 잘 가르치도록 도울 수 있습니다. 대부분의 선생님들은 소아 청소년 조울병에 대해서 많은 것을 알지 못합니다(많은 의사들도 또한 그렇습니다!), 그리고 그들은 특별히 조울병 아이들과 일하도록 훈련을 받지 않았습니다. 일부 의사들처럼, 일부 선생님들을 이를 심지어는 진지하게 받아들이지 않을 수도 있으며, 아이가 단지 "너무 민감"하거나 "통제 불능"이라고 생각하려고 합니다. 여러분은 그들에게 질병의 성격과, 그것과 주의력 결핍 과잉행동 장애와 같은 학습 장애나 품행 장애와 같은 행동 장애 사이의 차이에 대해서 교육하는 데에 아주 중요한 역할을 합니다. 여러분은 www.thebalancedmind.org에서 균형 잡힌 마음 재단으로부터 조울병에 대해서 선생님들을 교육하기 위하여 특별히 고안된 유인물들을 주문할 수 있습니다. 또한 아동기 조증 평가 척도-교사용에 나와 있는 행동들(실제로 선생님들에게 아이를 평가하기 위해서 척도를 사용해 달라고 부탁하지 않고서도; 이 도구의 복사를 위해서는 부록 C를 보십시오)에 익숙하게 해서, 선생님들이 임박한 재발의 증상들을 인지하게끔 도울 수도 있습니다.

항상 선생님들과 학교 관계자들에게는 열린, 비방어적이면서도 적극적인 태도로 대하십시오. 그들 대다수는 흔히들 당황함에도 불구하고, 가능한 한 최선을 다하기를 정말로 원하고 있습니다. 결과적으로 여러분은 또한 그들이 무언가를 잘 할 때에는, 선생님과 학교에다 여러분의 감사를 표현해야만 합니다. 구운 먹을 것을 가져가기, 감사 편지를 보내기, 선생님들의 생일을 기억하기 그리고 학교 현장 학습에 돕기 위해서 자원봉사하기 등은 여러분이 선생님들과 좋은 관계를 구축할 수 있는 방법들 중의 단지 일부입니다.

동반자 관계가 작동하게 만들기

선생님과의 모든 상호작용에서, 여러분은 효과적인 동반자 관계를 적극적으로 만들어 나갈 수 있습니다. 동반자 관계가 작동하게 만들기

위해서 여러분은 다음을 해야 합니다 :

- 미리 앞서서 새로운 선생님과 사전계획 모임을 가져서 다가올 연도에 대해서 아이가 가질 수 있는 어떠한 불안을 줄여 줍니다.
- 학년 연도의 시작부터 여러분의 관심을 의사소통합니다. 선생님과 마주 앉아서 조울병에 대해서 이야기를 하고, 과거에 학교에서 아이를 위해서 효과적이었던 전략들을 설명합니다.
- 긍정적이고 빈번한 의사소통이 이루어지게 하십시오. 여러분이 선생님 편에서 어떠한 긍정적인 노력이 보일 때에는 여러분들이 얼마나 그에게 감사를 하는지 말하는 짧은 편지를 선생님에게 보내십시오. 꼭 선생님이 여러분을 알고 좋아하고 여러분을 위해서 최대한 노력을 하기 원하도록 하십시오.
- 작년에 이 선생님에게 아이가 배웠었던 부모들에게 이 특정 선생님에게는 어떠한 종류의 접근법들이 가장 잘 효과가 있었는지에 대해서 물어보십시오.
- 주간 단위로 작업하기 위하여 성공, 걱정거리들, 또는 기술들에 대해서 의사소통을 하기 위하여 메모장을 사용하는 것을 고려해 보십시오
- 선생님께 여러분이 감사드린다는 것을 보여줄 모든 기회를 사용하십시오. 예를 들어서, 선생님의 생일을 알아내어서 아이가 교실에 작은 선물을 갖고 가게 하십시오. 그 날에 케이크를 갖고 가서 아이들이 "생일 축하합니다." 노래를 불러 드리게끔 이끌어 주십시오. 또는 발렌타인 데이에 선생님과 학급 아이들을 위해서 케이크들을 구워 줍니다.
- 선생님에게 아이의 생활이나 치료에서 어떠한 중요한 변화들, 특히 학급에서 아이의 행동에 변화를 줄 수 있는 어떠한 약물 변경

들이 있다면 알리도록 합니다. 만약 여러분이 특히 잘 작용을 하는 것으로 보이는 기법을 찾았다면, 선생님과 그것을 공유하십시오. 그는 그것을 또한 적용해 보기 원할 수도 있습니다. 만약 아이가 무언가에 대해서 불편해하고 신경을 쓴다면, 선생님이 알게 해서 그가 어떠한 새로운 행동이나 기분 문제들을 예상하고 도움이 되게끔 반응할 수 있게 하십시오.

- 선생님에게 문제의 첫 번째 징후에 대해서 말하고 임박한 기분 변화의 신호들에 대해서 주의를 환기시켜 주십시오.
- 선생님이 집에 보내는 좋은 행동책에의 기재 사항이나 흔한 긍정적인 메모들에 기초한 학교에서의 행동과 학업적인 성공을 집에서의 아이의 보상 프로그램의 일부로 만드십시오.
- 선생님에게 여러분이 아이의 생활을 더 수월하게 만들기 위해서 무엇을 할 수 있는지 물어보는 것이 어떻습니까? 어느 면에서는 아이와 관련이 없어 보이는 일에 자원봉사를 하는 것을 아마도 제안하여 보십시오. 아마 선생님은 글쓰기 프로젝트에서 교실에 있는 아이들에게 코치를 하여 주는 데에 도움이 필요할 수 있고, 그렇게 하는 것은 나중에 여러분 자신의 아이를 위해서 원하게 될 무언가를 선생님이 하도록 여유 시간을 내어 줄 수도 있습니다.
- 선생님에게 그가 교실을 위해서 어떠한 비품들을 필요로 하는 지 물어 보십시오. 우리는 선생님들이 비품에 자신의 돈을 쓰거나 크든 작든 물건들을 위해서 부모들로부터의 기부에 의존하게 된다는 소식을 점점 더 많이 듣고 있습니다.

동반자 관계가 커짐에 따라서, 신뢰도 또한 성장하며, 여러분이 선생님과 단지 아이들에 대한 것만이 아니라 소아 청소년 조울병에 관련된 더 큰 주제들에 대해서도 또한 정보를 공유하는 것이 적절하고도 유용할 것입니다. 여러분이 점점 더 전문가가 되어 가면서, 여러분이 어떠한 종류의 교실 전략들이 아이를 위해서 효과가 있고 효과가 없는지에 대해서 더 많은 것을 알게 되어갈 것입니다. 여기에 다른 실질적인 기법들뿐만 아니라 무지개 치료의 개념들을 포함하는 여러분들이 공유할 수 있는 몇 가지 팁들이 있습니다.

여러분은 아이의 선생님들에게 이 팁들을 인쇄물로 제공할 수도 있고 또는 여러분은 이것들을 전달할 더 미묘하고도 간접적인 방법들 찾기 원할 것입니다. 내 경험으로 선생님들은 어느 다른 전문가들과 마찬가지로 그들의 일을 어떻게 해야 하는 가에 대해서 말을 듣기를 고마워하지는 않습니다, 그러나 만약 여러분이 이러한 팁들이 아이가 집에서 행동을 조절할 때 도움이 된다고 알게 된 원칙들에 기초한 것임을 아주 분명히 할 수 있다면, 선생님이 좀 더 잘 받아들일 수 있을 것입니다. 적어도, 여러분은 심지어는 한 번에 단지 한 개이더라도, 이러한 팁들을 필요할 때마다 그때그때 드러나지 않게끔 미묘하게 공유할 수 있는 기회를 찾을 수 있을 것입니다.

조울병 아이와 함께 작업하는 선생님들을 위한 10가지 팁들

1. 긍정적인 부분들을 강조하여 주십시오. "의자에서 나오지 마."라고 말하는 대신에, "좀 앉아 주겠니."라고 말하여 주세요.
2. 더 많이 칭찬하여 주고 덜 야단쳐 주십시오. 각각 하나의 부정적인 언급에 대해서 세 개의 긍정적인 말들을 하여 주십시오. 좋은 행동책을 사용해서 긍정적인 행동들을 기록하고 부모님들과 공유하십시오.

3. 가능하다면 써서, 단순하고 직접적으로 지시를 내려 주십시오.
4. 산만하게 만드는 것을 줄여 주십시오.
5. 차분하고 논리적으로 대하여 주십시오 – "설교하려고 하지" 말아 주십시오.
6. 조울병 아이에게 사무실에 출석부를 갖고 가게 하기, 칠판을 치우기, 또는 학급의 달력을 관리하기와 같은 지도력을 발휘할 기회를 주십시오.
7. 화장실에 갈 휴식시간, 중간 휴식, 그리고 학교 양호선생님 방문을 위한 많은 기회들을 주십시오, 그리고 다른 합의된 편의 제공에 대해서도 끝까지 따라 주십시오.
8. 실제 물건들로 보다는 긍정적인 피드백으로 좋은 행동에 보상하여 주십시오.
9. 아이의 강점에 맞추어진 현실적인 기대를 가져 주십시오.
10. 필요에 따라서 일주일에 한 번에서 7번까지 10~15분 정도로 자주 격려의 말들을 해주십시오.

선생님들은 아이를 위해서 좋은 친구들이 될 수 있는 다른 아이들을 추천하여 주는 데에 아주 뛰어나니, 그렇게 해서 여러분은 아이들이 함께 놀 수 있도록 부모끼리 약속을 조정할 수 있습니다. 선생님들은 낮 동안에 아이와 아주 많은 시간을 보내기 때문에 여러분에게 아이의 특별한 강점과 관심사들을 일깨워주는 아주 훌륭한 자원이 되어줄 것입니다.

아이의 사회적인 욕구를 다루기

아이의 학교생활을 안정적으로 만들면 반은 이긴 것입니다. 일단 학교가 여러분과 아이에게 통제가 되고 감당할 수 있다면, 아이가 만족스러운 우정과 다른 관계들을 키워나가도록 도와서 삶을 훨씬 더 낫게 만드는 일을 할 시간입니다. 다음 장은 삶의 그러한 지극히 중요한 측면을 다룹니다.

11장

긍정적 친구 관계들을 위한 사회적 기술들을 쌓기

"내가 기억하기에 앤디가 생일 파티에 마지막으로 초대된 것이 2년 전이었습니다. 아무도 아이 곁에 있으려 하지 않아요. 아이는 아주 격렬하고, 시끄럽고도, 우스꽝스럽습니다. 그래서 미처 알아차리기도 전에 놀이로 하는 싸움이 심각한 싸움으로 변해 버립니다."

"엘리는 아주 친절해서, 친구들을 만드는 것은 식은 죽 먹기입니다. 그러나 친구들을 유지하는 것은 정말로 어려운 일입니다. 아이는 우두머리 행세를 하려고 하고 위압적이에요. 엘리는 배신당했다고 느끼고 상처를 받고, 화를 내지만, 친구들이 떠나가게 하는데 자신의 역할이 있었음을 알아차리지 못합니다."

아이가 친구를 만들고 관계를 유지하도록 어떻게 도와 줄 것인가

또래 관계들은 조울병이 있는 아이에게 가장 어려운 영역들 중의 하나입니다. 이들은 흔히 다른 아이들과 의사소통을 하는 데에 어려움이 있으며, 으스대거나 강압적(또는 예민하거나 수줍어하거나)이라고 느껴지며, 친구들을 만들고 유지하는 데에 어려움을 겪습니다. 이러한 것은 아이들이 학교에 있을 때 과외 활동들에 참여하거나, 다른 사회적 활동들을 해 나가는 데에서의 어려움으로 이어집니다.

아이의 미래의 성공과 행복의 많은 부분은 지속적이고 만족스러운 유대관계들을 형성하는 능력에 달려 있기 때문에 아이가 이러한 필수적인 또래 관계들을 만들고 유지하도록 배우게 도와주는 것은 중요합니다. **관계에서 안정감을 느끼는 것은 친밀한 유대를 만드는 데 열쇠가 됩니다. 인정받음을 통해서 두 사람 사이는 시멘트로 붙이듯이 굳건해집니다.**

가정생활과 학교 체계가 순리대로 돌아가게 하는 것이 여러분의 시간과 관심의 대부분을 차지함에도 불구하고, 이 영역에도 에너지를 쏟는 것이 또한 중요합니다. 이것이 단계적이며 천천히 전개되어 갈 것임을 인식하면서, 이러한 중요하지만 어려운 삶의 영역을 여러분의 조울병 아이가 헤쳐나가도록 돕기 위하여 여러분들이 할 수 있는 많은 일들이 있습니다.

적절한 친구들을 찾으십시오 : "적임자"

친구들은 다양한 특색을 가지고 다가옵니다! 아이들은 재미있기도, 진지하기도, 달콤하기도 또는 재치가 넘치기도 합니다. 열쇠는 잠재적으로 여러분의 아이와 잘 "맞는" 아이들–이해하여 주고 그리고 여러분의 아이와 시간을 보내는 것을 즐기는 아이들–을 찾는 것입니다. 의리가 있고 아이들과 기꺼이 놀아줄 동정적인 인격을 가진 사람들을 찾으십시오. 진정한 친구는 뜻밖의 하늘이 준 선물일 수 있습니다 : "우리 아들이 문제가 있을 때, 친구는 단지 '저, 집에 잠시 가 있어야겠어요.'라고 말했어요, 한두 시간 후에 아이들은 다시 어울렸습니다." 잠시 후면, 여러분은 아이가 이러한 잠재적인 친구들을 찾도록 도와줄 수 있습니다.

여러분이 아이를 위한 "자발적인 희생자들"–아이들의 과도함을 참아주고 힘든 상황에 적응하여 줄 (비유적으로) 또래 친구들–을 찾아내려고 하는 것처럼 느낄 수도 있습니다, 그러나 죄책감을 갖지 마십시오. 여러분의 감독과 가르침으로, 그 친구는 운 좋게도 아이와 놀이 약속을 할 수 있습니다. 친구들의 부모와는 적어도 여러분이 놀이 약속을 정할 수 있거나 친근한 전화 통화를 할 정도까지는, 친구가 되십시오. 긍정적인 태도–여러분이 다른 아이에게도 재미있고 가치가 있는 무언가를 제공하고 있다는–를 가지십시오. 그들의 아이를 태워주거나 내려주겠다고 제안하는 것은 다른 아이의 부모들의 구미를 당기도록 도와줄 수 있습니다.

소위 건강한 아이들은 사회화에 대해서 모든 것을 알고 있고 여러분의 아이는 그렇지 않다는 것은 근거 없는 믿음입니다. 다른 아이들도 역시 자동적으로 대처해 나갈 모든 필요한 기술들을 갖고 있지는 않습니다; 그들도 여전히 어리고 역시 발달하고 있으며, 상호작용하고 공감하거나 자기 조절을 훈련하는 능력에서 다양할 수 있습니다. 너무 많은 것을 기대하지 마십시오. 여러분의 아이의 가장 가까운 친구들조차 조울병 아이들이 아주(내가 뜻하는 것은 아주) 오만불손해진다면, 진저리를 치고 참을성이 없어질 수 있습니다. 조울병 아이들은 규칙을 만들고 기분에 거슬리게 합니다. 아이들은 자신의 방식대로 하기를 원하며 그렇게 하지 않으면 다른 아이들을 "멍청이"라고 부르면서 화를 내고 떠나버리거나, 다른 아이에게 야구 방망이를 휘두릅니다. 이는 겁나게 할 수도 있습니다. 어른들조차도 만약 그들이 이러한 종류의 오만한 행동을 만나게 된다면 짜증을 낼 수 있으니, 다른 아이가 이러한 시끄럽고, 거슬리게 하면서 요구가 많은 아이와 협상하려고 하는 모습을 상상해 보십시오. 이러한 관계들의 오르락내리락 기복들을 견뎌내기 위해서는 강한 유대관계가 있어야 합니다.

놀이 약속이 험난하였고, 여러분도 또한 다소 심란하다는 것과 같은 진실을 말해 주는 것은 정말 좋습니다. 그러고 나서 아이를 껴안아 주십시오. 여러분은 유대감을 느끼는 순간에 진실한 감정을 표현하고 있습니다. 고통을 공유하면서, 여러분은 아이와 친밀감을 얻게 됩니다. 그러니 진실을 말하십시오. 하지만 아이는 느끼기에 여러분이 공유하는 감정들을 실로 마음속에 간직하고 있으면서 다른 아이들에 대해서는 몹시 불쾌하게 여길 수도 있다는 점을 기억하십시오. 아이에게 속담에서 말하는 대로 더러운 도랑에 돌을 던지지 말라, 그렇지 않으면 얼굴에 먼지가 튈 수 있다고 가르쳐 주는 것이 나중에는 중요하게 됩니다. 아이에게 더 이상 문제 삼지 말고 놓아버리는 법을 가르치십시오.

우정을 습득하도록 가르치십시오

삶에서의 많은 일들처럼, 우정은 특히 조울병 아이에게는 학습하는 기술로 흔히 아주 빠르게 극단적인 거만함과 극단적인 거절에 대한 예민함 사이의 두 양극단 사이를 튕기면서 옮겨 다닙니다. 이는 아이가 이상하거나 기분 나쁘게 보이게 할 수 있으며, 다른 아이들이 아이와 시간을 함께 기꺼이 보내려는 생각을 억누르게 합니다. "*아이는 함께 놀기 힘이 듭니다… 아이는 자기 맘대로 하려고 하고 거만합니다. 다른 아이들은 아이와 그리 오랫동안 놀려고 하지 않아요. 나는 항상 아이가 노는*

곳에서는 반드시 함께 있습니다, 그렇게 해서 해야 한다면 개입을 할 수 있게 합니다."

모든 아이들은 재미있기를 원하고, 인정받고자 하고, 좋은 시간을 보내기 원합니다, 그러나 여러분의 아이가 강렬하면서, 거만하고, 또는 반응이 예민하면, 다른 아이들이 참기 아주 어렵습니다! 이는 아이들이 놀러 와서 얻으려는 즐거운 기대를 깨버립니다. 결과적으로, 다른 아이들은 여러분의 아이를 좋아할 수 있지만 견디지 못할 수 있습니다. 예를 들어서 8살 된 샘은 사라와 놀기 원해서 와주기를 원했습니다. 샘은 사라가 자신의 손톱을 파랗게 칠해야 한다고 주장했습니다. 사라는 산호색을 좋아했지만 마지못해서 동의하였습니다. 그리고 나서 샘은 사라에게 화장을 하라고 주장하였습니다. 사라는 자신의 어머니가 허락하지 않을 테니 거절하려고 합니다. 샘은 계속해서 진하게 화장을 할 것을 주장하고 사라에게 빨간 립스틱을 칠하라고 합니다. 사라는 어머니와 문제가 생길 것이 두려워서 그야말로 울기 시작합니다. 샘의 어머니는 이러한 일이 일어나는 것을 보고 있었습니다. 그리고 사라에게 만약 얼굴에 페이스 페인팅을 하듯이 파우더를 바르는 정도만 하면 되었다고 그리고 사라의 어머니에게 사라를 대신해서 그에 관해 설명해 주겠다고 부드럽게 이야기합니다. 그녀는 또한 샘에게 립스틱은 그들이 집에서는 다른 규칙들을 갖기 때문에 사라에게는 지나친 것 같다고 설명하였습니다. 이것은 동의할 만한 중간 정도의 해결책입니다. 게다가, 샘의 어머니는 샘에게 그날 밤에 다른 사람들이 바라는 것을 어떻게 존중할 지와 어떻게 다른 사람들에게 자유를 줄 것인지에 대해서 가르칠 기회를 얻었습니다.

여기에 또 다른 흔한 예제가 있습니다. 아론은 끊임없이 또래들을 괴롭힙니다. 그는 낮은 자존심과 깊숙하게는 불안정함으로 고통을 받고 있고, 스스로에 대해서 기분이 좋아질 수 있는 유일한 방법은 또래들을 깔아뭉개는 것이라고 생각하고 있습니다. 그는 "그 건 너무 멍청해." "어떻게 너는 그렇게 어리석을 수가 있냐?" 그리고 "오 하나님, 너는 그 일에 형편없어."와 같은 말들로 다른 아이들을 지분거리고 조롱합니다. 부모로서 아이에게 다른 또래들과 더 잘 지낼 방법들을 가르쳐 줄 수 있습니까? 아이에게 친구가 울기 시작하기 전에 밀어붙이는 것을 멈추도록 가르치거나, 다른 사람들이 기분 나쁘게 하지 않고서도 자신에 대해서 기분 좋게 느끼게끔 조언해 줄 수 있습니까?

이러한 예제들이 부분적으로 보여 주듯이, 여러분의 일은 4중입니다. 첫째, 아이가 친구를 만들고 관계를 유지하는 과정을 이해하도록 도와주십시오. 그리고 비판적이고 거만한 태도가 얼마나 방해가 되는지를 설명하여 주십시오. 두 번째, 적절한 놀이 약속들을 잡아 주시고 새로운 관계 기술들을 익히고 연습할 기회들을 만들어 주십시오. 세 번째, 진행되고 있는 것을 감독하고 관찰하고, 직접적으로 조심스럽게 개입하십시오. 네 번째이자 가장 중요한 것은, 아이가 하거나 말한 좋은 일들에 대하여 칭찬과 인정을 해 줌으로써 아이의 자존감을 만들어 주십시오.

예를 들어서, 한 아이는 놀이터에서 일상적으로 무시를 당했고, 다른 아이는 그 아이에게 농구공을 패스하여 주지 않으려고 했습니다. 어머니는 아이에게, "*오, 아이들이 네게 공을 패스해 주지 않는 유일한 이유는 그 아이들이 네가 당황하게 만들까 봐 두려워해서일 뿐이야.*"라고 이야기를 해서 조언을 해 주었습니다. 아이가 마침내 공을 잡았을 때, 완벽한 득점을 올렸습니다. 어머니는 말하기를, "*아이는 이제는 결코 더 이상 놀이터에서의 일들에 대해서 불평하지 않아요.*"라고 하였습니다.

여러분의 치료 프로그램은 아이에게 압력을 다루고 감정을 의사소통하는, 사회적 관계 구축의 중요한 부분들에 대한 삶의 기술들을 가르치도록 도와주는 것이어야 합니다. 여러분은 적극적으로 개입해서 아이에게 상황이 계속적인 갈등이나 완전한 사회적 격리로 악화되기 이전에 이러한 관계들을 어떻게 관리할 것인지를 가르쳐 줄 수 있습니다. 여기에는 아이를 반응적이거나 지나치게 거만하여지는 것을 피하는 방법들에 대해서 코치를 해주면서, 놀이 약속이나 사회적 모임 이전에 "준비시키기"가 포함됩니다. *"우리는 미리 사회적 상황들에 대해서 예행연습들을 합니다."*라고 한 어머니가 말하였습니다. *"학교의 복도에서 친구에게 안녕이라고 어떻게 말하는가와 같은 가장 단순한 일들까지도요."* 정다운 태도로 적극적으로 가르쳐 주면 받아들여질 것입니다. 꼭 여러분이 그의 편에 서 있다는 생각이 들게끔 하십시오, 그러나 양쪽 편을 위해서 어떻게 상황을 더 좋게 만들 것인지를 설명하여 주십시오-아이에게 "모두가 두루 득을 보는" 사고방식을 가르치십시오. 한 부모님은 이를 이와 같이 요약하였습니다 : *"건강하고 긍정적인 사고방식은 이 아이들이 인생에서 성공을 거두게 하여 줄 겁니다. 만약 아이들이 어떻게 상처를 다루는지를 일찍 배운다면, 강해질 수 있을 거고, 능력 있는 성인이 될 겁니다. 긍정적인 사고는 가장 좋은 도구들 중의 하나입니다."*

여러분이 휴식을 얻을 자격이 있다고 해서, 놀이 약속을 잡는 것을 아이만을 따로 홀로 남겨두고 휴식을 취할 기회들로 생각하지는 마십시오. 한 어머니가 말하기를 아이가 어릴 때 많은 긍정적인 기반들을 다져놓는 시간들을 가져둔 것이 가족들에게 아주 좋은 효과가 있었다고 하였습니다 : *"우리는 계속해서 면밀하게 감독을 했고, 가능한 한 많은 긍정적인 경험들과 활동들을 휴식과 재정비를 위한 많은 한가한 휴식시간과 섞어서 갖도록 노력했습니다."* 반대로, 이러한 사회적 기회들은 여러분에게 아주 시간 소모적일 수도 있습니다. 다른 아이들은 그저 가끔씩

챙겨 보기만 하면 되지만, 어떤 아이들은 지속적인 일대일 감독을 요합니다. 어떤 경우이든, 이것은 별도로 시간을 남겨 두어야 하는 또 하나의 계획입니다. 여러분이 이러한 점을 인식한다면, 여러분은 스트레스를 덜 받을 것입니다. 이 계획은 조심스럽게 주변에서 돌면서 아이의 "친구-친화적인" 생각에 영향을 주도록 훨씬 더 섬세하게 피드백을 주자는 것입니다. 바라건대, 얼마 지나서, 여러분은 아이와 친구들이 스스로 놀게끔 남겨둘 수 있게 될 것입니다.

친구 앞에서 아이를 바로 잡아주는 것이 별일 아닌 것처럼 보일지는 모르지만, 이는 아주 당황스러운 일일 수 있습니다. 만약 사고가 있다면, 아이를 깎아내리거나 여러분의 아이가 친구와 겨루게 하지 말고 다른 아이에게서 보고를 들어 보십시오. 그러나 꼭 다른 아이에게 공감하여 주고, 그 아이가 여러분의 아이를 대하면서 마주하였을 어려움을 인식하고, 아이가 기꺼이 놀아준 것을 존중하여 주고, 여러분의 아이를 *용서하여 주십시오.* 꼭 다른 아이에게 좋은 우정을 보여준 것에 대해서 칭찬을 하여 주십시오. 만약 싸움이 있다면, 이 부모님이 다음에 말한 것처럼, 친구의 어머니에게 사과하여 주시고, 보상을 하여 주고, 상황을 진정시키십시오 : "*우리는 문제들에 대해서 아이에게 이야기를 하고 아이들이 무엇이 잘못되었는지, 다음번에는 무엇을 할 수 있는지를 알게끔 도와주려고 하였습니다. 우리는 많은 시간 동안 충분히 잘 아이 혼자만을 남겨 둘 수 있습니다. 그러나 만약 나쁜 이야기가 나온다거나 누군가가 웃음거리가 된다면, 우리는 개입을 해서 모든 아이들에게 말을 합니다. 만약 아이가 진정하기 위해서 시간이 필요하다면, 그때는 우리가 아이가 자신의 방에 가서 몇 분 동안 있도록 합니다.*" 여러분은 외교의 아주 미묘한 줄타기를 해야 합니다. 이것은 어려울 수 있습니다. 그러나 누구도 이미 이것이 장미로 가득 찬 정원이 될 거라고 말한 적은 없습니다. 하지만, 기다리십시오, 괜찮아질 것입니다! *예*, 많은 가시가 있는 장미 정원입니다.

사교의 기회들을 만드십시오

아이는 여러분이 가르쳐주고 있는 사회적 기술들을 연습할 기회를 필요로 합니다, 그리고 여러분의 아이가 대부분의 조울병 아이들과 같다면, 여러분은 다른 아이들을 참여시키기 위하여 이벤트들, 활동들 그리고 놀이 약속들을 만들기 위해서 일부러 노력을 해야 할 것입니다. 이러한 활동들은 공을 들이거나 비쌀 필요는 없습니다. 이들은 다음과 같이 단순하게 할 수 있습니다 :

- 집에서의 활동들 : 아이들이 와서는 함께 요리를 하고, 돌멩이에 그림을 그리거나, 보드 게임들을 하도록 초대하십시오. 농구 골대와 같은 스포츠 장비들을 갖추어서 집에서 시간을 보내는 것이 재미있어 보이게 하세요. 약간의 비디오 게임이라도 좋습니다! 아이가 즐길 스포츠와 같은 안전한 주제들을 갖고 있는 게임들을 선택하도록 다른 부모님들이나 게임 가게에 물어보십시오.
- 테마 파티들 : 이는 조울병이 없는 여느 아이들에서 여러분이 하는 것과 차이가 없습니다. 여자아이들에게는, 밤샘파티나 테마 파티들이 단지 몇 가지만 이름을 들어 보자면 영화, 보드 게임들, 그림 그리기, 공예, 화장, 머리 땋기, 분장하기, 그리고 음악들을 포함하는 좋은 이벤트가 될 수 있습니다. 남자아이들도 또한 영화와 스포츠들 (흔히 연속으로)을 좋아하는 것처럼 보입니다. 여러분은 슈퍼볼이나 아이가 좋아하는 스포츠의 플레이오프들 시기에 파티를 만들 수 있습니다. 한 어머니

는 다음과 같이 말했습니다. "내 아이들이 합리적인 한 많은 '유행을 따르는' 것들에 끼이게끔 도와주려고 했습니다. 예를 들면, 포켓몬 카드가 유행할 때에는, 아이들이 그것을 사서 다른 아이들과 무언가를 함께 공유할 수 있게끔 하여 주었습니다." 그저 몇 가지 아이디어들을 골라서, 시작해 보십시오!

• 팀 스포츠 : 나이가 많은 아이들은 아이스 하키, 라크로스, 축구, 육상 경기, 또는 농구를 경기할 수 있습니다; 만약 아이가 접촉이 있는 스포츠를 하기에는 너무 제멋대로이다 싶으면, 테니스나 수영을 고려해 보십시오. 사실, 수영은 어린 조울병 아이들에게는 아주 율동적이면서도 마음을 느긋하게 해 줍니다. 아이가 항상 잘 어울리고 있어야만 한다는 부담을 덜어주는 것은 이런 개인적 운동입니다.

• 클럽들 : 보이 스카우트나 인디언 가이드와 같은 구조화된 프로그램들은 특히 아버지가 기꺼이 참여를 하려고 한다면, 많은 흥밋거리들을 탐사해 볼 수 있는 좋은 사회적 환경이 될 수 있습니다. 만약 여러분들 중의 한 명이 기꺼이 하려 하고 그리고 할 수 있을 때에만, 떠맡으십시오-여러분 스스로를 너무 많은 활동에 끼워 맞추려고 채찍질할 필요는 없습니다. 비결은 여러분 가족에게 맞는 것을 선택해서 고르는 것입니다.

• 애완동물들 : 때로는 매력적인 애완동물을 갖는 것이 사회적으로 수줍음이 많은 조울병 아이에게는 사회적으로 어색함을 누그러뜨려 줄 수 있습니다. 한 가족은 불안성향이 높은 아들에게 개를 가져다주었고 개와 함께 훈련에 참여해서 사회 치료 팀이 되었습니다. 어머니에 따르면, "그 개는 사람들의 시선을 끄는 래브라도 리트리버입니다. 아들아이는 흔히 개와 이야기를 나누고, 개와 함께 걸으면서 운동을 하고, 사람들을 만나기 원할 때 개와 함께 있으면 간단한 사회적 대화를 할 수

있을 정도로 편안해합니다."

8장에서 말한 대로, 스포츠는 조울병 아이에게는 중요한 사회적 기회이자 따분한 매일의 일상에서 휴식을 주는 좋은 방법일 수 있습니다. 내 진료실에, 나는 아이스하키에서 골리를 하고 있는 6명의 아이들이 있습니다! 나는 소위 말해서 어느 것이 닭이고 어느 것이 계란인지는 알지 못합니다, 그러나 아이들이 열기를 발산할 출구가 없이 자제시키는 것은 어려워 보입니다. 게임의 속도와 강도는 에너지를 위한 좋은 통로가 되며, 추가해서 아이들이 팀으로써 우정을 쌓고 소속감을 얻는 데에 도움을 줍니다. 기억하십시오, 다른 모든 일들에서처럼, 중용을 지키는 것을 훈련하십시오. 조울병 아이들은 아주 흥분을 잘 하며 일단 열성을 다해서 몰두하기 시작하면, 아이들을 다시 시작하게 하기가 어렵습니다. 부모들도 또한 몹시 걱정하게 됩니다. 절제된 활동들을 찾아 주어야, 아이가 내내 아드레날린이 과다 분출되지 않을 것입니다. 나는 조울병 아이들의 수행능력을 호전시키도록 도와주기 위해서 정신자극제들을 부모들이 요청하는 경우를 겪어 왔습니다. 그렇게 수행 결과에 대한 압박에 사로잡힌 나머지 아이가 처음에 스포츠에 참가하도록 하였었던 건강한 이유들을 여러분이 잊게 될 가능성에 대해서 주의하십시오.

한 가지 다른 주의 : 외부 활동들이 도를 넘지 않게 주의하십시오. 일주일에 집 밖에서 두 개의 활동 정도면, 학업과 의사와의 진료 약속을 감안하면, 다른 누구라도 잘 해낼 수 있는 정도 이상입니다! 특별한 요구를 갖는 아이가 없는 가족들조차도 너무 많은 활동들에 참여하는 것에는 선을 그어두는 것이 도움이 될 수 있습니다. 아이는 또한 학업적으로도 성공을 거둘 수 있습니다, 그러니 여러분의 조울병 아이를 위한 인생에서의 성공에의 유일한 관문으로 스포츠 장학금만을 생각하지는 마십시오.

아이들의 학교에서는 사회 기술 그룹들, 점심 친구들, 또는 다른 사회적으로 어려움을 겪는 아이들을 위한 활동들을 제공하여주는지 여부를 조사하여 보십시오. 지역사회 정신보건센터들이나 임상의사들이 또한 사회 기술 그룹들을 제공할 수도 있습니다.

성공적인 사회화를 위한 팁들

- 놀이 약속들을 만드십시오.
- 부모들에게 그들의 아이들을 보내어 주도록 연락을 취하십시오; 여러분도 또한 여러분 자신의 사회적 기술들을 연마할 필요가 있습니다 – 이는 양편에서의 거래입니다!
- 아이들이 좋아하는 친구들을 고르십시오. (성인인 우리가 하는 것처럼).
- 협조를 하여 줄 아이들과 부모들을 선택하십시오.
- 아이들을 준비시키고 놀이 약속에 대해서 계획을 짜십시오.
- 아이들을 사려 깊게 감독하십시오.
- 아이들을 조용한 곳에 불러와서 피드백을 주십시오.
- 가능할 때마다 긍정적인 피드백을 주십시오.
- 시간은 최대 1~2시간으로 제한하십시오.
- 운동, 스카우트 활동, 그리고 집에서의 활동들을 유대감을 위한 기회로 활용하십시오.
- 집 밖의 활동을 주당 2회까지로 제한하십시오.
- 사회 기술 지지 그룹들 및 프로그램들을 확인해 보십시오.

아이가 거절을 다룰 수 있도록 도와주기

거절은 우리 모두에게 불가피합니다. 아이의 관계들에 무엇인가가 잘못되었을 때, 여러분도 알아차리고 나서는 마치 자신이 거부를 당한 느낌을 받을 수도 있습니다. 첫 번째 규칙은 여러분 자신이 감정적으로 벗어나서 아이를 위한 튼튼한 정신적인 지주가 되어줄 수 있도록 하는 것입니다. 아이와 동일시하지는 말고 공감하여 주려고 하십시오-여러분 자신을 불쌍하게 느끼는 것은 아이가 회복하게끔 배우도록 도와주지 못할 것입니다.

두 번째 규칙은 인간관계의 화학작용이 어떻게 기능하는가를 *가르치*는 것, 즉 (여러분이 본보기가 되어서) *영향을 미치*는 것입니다. 우리 모두가 타인들이 좋아하고 인정을 받기를 원하지만, 일들이 제대로 되어가지 않을 때가 있습니다. 때로는 아이들이 여러분의 아이를 버리고, 무시하거나, 따돌릴 것이며, 그러한 일들이 여러분의 가슴을 찢어놓을 것입니다. 아이들은 점심시간에 다른 테이블에 갑자기 앉곤 합니다. 맥이 빠져 지내거나, 스스로를 불쌍하게 여기거나, 자신을 하찮게 보거나 다른 아이들의 인정이나 승인을 애타게 갈망하지 않도록 아이에게 가르치십시오. 아이에게 놓아버리는 것이 건강에 좋으며, 새로운 문들이 열릴 것이라고 가르치십시오. 아이는 기분이 나아질 것이고, 자존감을 얻고, 결국에는 더 많은 친구들을 만들 것입니다. *"아이에게 우정에 대해서 코치를 해 줍니다. 아이가 웃고 싶지 않을 때조차도 웃도록 격려를 해 줍니다. 아이가 모두에게 친절하도록 격려하지요. 아이가 정말로 동정적이고 이해심이 있기 때문에, 이렇게 하는 것을 아주 잘 합니다."*라고 한 어머니는 자신의 딸에 대해서 말했습니다.

힘든 관계를 내려놓는 것은 때로는 이해할 수 있습니다. 지금이 그러한 상황인지 여부를 아이가 시간을 갖고 알아보도록 도와주십시오. 아이가 여러분에게 말하는 것에서 그것을 알아낼 수 있습니다. 아이는 여러분에게 어떻게 다른 아이가 자신을 끼워 주지 않았는지를 말하거나 또는 점심시간의 상황에 대해서 설명할 수도 있습니다: 누가 누구와 함께 앉습니까? 아이들이 누구와 함께 앉을지를 어떻게 결정합니까? 여러분은 누가 인기가 있고 여러분의 아이가 누구와 함께 있기를 원하는지 이미 알고 있습니다, 그러나 굳건하고, 진실하면서 배려심이 있고 재능을 가진 가능한 친구들을 찾아내려고 노력하십시오.

올바른 친구들을 선택하는 것에 대해서 아이에게 분명하고도 건전한 사고를 키워 주십시오. 아이가 스스로 많은 부분들을 해내야 하기 때문에 여러분이 이를 너무 많이 통제할 수는 없을 것입니다, 그러나 그는 여러분의 냉철한 조언들에서 도움을 받을 수 있습니다. 아이에게 이러한 역경들에 유연하게 대처하고, 계속 진행해 나가고, 자신을 사랑해 줄 사람들을 찾도록 가르쳐 주십시오. 아이에게 어떻게 해서 소위 힘 있는 사람들에게 영합하지 않으면서도, 성인으로서 우리를 인정해 주는 사람들과의 관계들을 존중하고 소중히 하는 법을 배웠는지를 보여 주십시오. 여러분, (힘든 관계는) 여러분에게 그만한 가치가 없으며, 또한 아이에게도 그만한 가치가 없습니다! 아이의 감정을 인정하여 주고 아이에게 "너무 애쓰지 마라"라고 말해 주십시오.

반면에, 다른 아이들로부터의 모든 피드백이 거절의 신호는 아닙니다. 현실은 아이는 친구를 가져야 하며 그들은 아이에게 피드백을 줄 거라는 점입니다. 그것은 원색적이고, 직접적이며, 요점을 찌를 수 있습니다 : "너는 바보야" 또는 "나는 네 말을 듣지 않을 거야. 왜 항상 네 방식대로여야만 하지? 여길 떠날 거야!" 이러한 일이 일어날 때, 아이에게 화를 내거나 무력감을 느끼기 쉽습니다. 그러나 어느 정도는, 아이가 이러한 종류의 피드백을 받는 것이 중요합니다. 여러분이 아이의 행동을 교정할 때, 아이는 이를 비난으로 보게 될 것입니다. 여러분이 아이에게 친구들과 같은 것을 가르침에도 불구하고, 훨씬 더 많이 비난으로 보이게 되는 때가 있습니다. 만약 아이가 그것을 친구들에게서 그리고 합리적인 정도로 듣게 된다면 실제로 차라리 더 낫습니다. (다른 아이들이 보이는) 수정을 위한 피드백과 참을 만한 정도의 "타당한" 감정폭발이 단호한 거절과 같지는 않다는 점을 기억하십시오. 아이가 정보를 처리하게 하고 아이가 피드백을 통해서 성장하게 하십시오.

한 어머니는 필요하다면 아이가 행동들에 대해서 책임을 지게 함으로써 딸에게 어려운 경험들을 처리하고 화해를 할 기회를 주었습니다 : *"나는 아이에게 자신의 행동들이 때때로 다른 사람들이 딸아이에게 어떻게 반응을 보이는 가와 많은 관련이 있다는 점을 상기시켜 주었습니다."* 여러분이 매 순간마다 다 끼어들 필요는 없습니다–때때로 "능숙한 활동 정지상태"를 연습하십시오. 게다가, 조울병 아이들은 또한 여러 단계들을 거칠 수 있어서, 다른 아이들에게 호감을 갖게 되거나 미움을 받게 되기도 합니다. 이를 당연한 것으로 차분하게 받아들이려고 노력하십시오.

또래들에 의한 거부와 자신의 또래에 있는 아이들과 관계를 맺지 못하는 것은 아이가 "잘못된 무리"와 시간을 보내게끔 만들 수 있습니다–나이가 상당히 어리거나 더 많거나, 약물, 담배를 사용하고, 무단결석을 하고, 일반적으로 곤란에 처한 아이들은 스스로를 부적응자라고 느끼는 아이에게는 덜 위협적인 것으로 보일 수도 있습니다. *"마치, 자신이 충분히 괜찮다고 믿지 못하기 때문에, 아이는 자신보다도 더 형편이 나쁜 아이들과 어울리게 될 것입니다."* 이러한 이유들로 인해서, 아이의 사회적인 관계들을 면밀하게 관찰하는 것은 특히 아이가 고등학생이 되어

가면서 위험한 행동에 끼고 싶은 욕구가 모든 아이들에게서 커질 때 필수적입니다.

> **아이의 거절을 다루기 위한 팁들**
>
> - 감정적으로 벗어나십시오.
> - 공감하되 동일시하지는 마십시오.
> - 유연한 사고를 하도록 가르치십시오.
> - 아주 어려운 관계는 놓아 버리십시오.
> - 아이에게 너무 애쓰지 않도록 가르치십시오.
> - 아이가 친구들로부터의 타당한 피드백을 처리하도록 하십시오.

학교에서 지내기

아이들이 하루의 대부분을 학교에서 보내기 때문에, 학교는 항상 아이의 가장 중요한 사회적 무대이며, 그래서 자존감과 사회 기술들을 개발하는데 중요한 요인입니다. 부모들이 아이들이 학교에서 경험한다고 보고하는 가장 큰 문제들 중의 하나는 친구들을 찾고 또래들을 대하기입니다. 이는 만약 아이가 자신의 시간들의 대부분을 특수 학급, 프로그램들, 또는 학교에서 보낼 때에 심화될 수 있습니다.

아이가 학교에서 친구들을 찾는 것을 도와줄 많은 방법들이 있습니다. 한 가지 방법은 학교에서 아이를 태우는 동안에 출입구에서 시간을 보내면서 아이가 누구에게 마음이 끌려 하는지를 보고 다른 부모들을 알게 되는 것입니다. 여러분은 누가 아이에게 좋은 상대가 될지에 대해서 선생님의 의견을 요청하여 볼 수도 있습니다. 일단 아이가 좋아하면서 협조적인 부모들이 있는 적절한 아이들을 찾아내게 되면, 여러분은 놀이 약속을 잡아보기를 시작할 수 있습니다.

많은 아이들에게, 과외 활동은 학업 이외에 무언가에 능숙하여질 기회뿐만 아니라 구조화된 사회적 환경을 제공하여 줍니다. 선생님들과 다른 스텝들이 또한 단짝 친구 시스템을 만들거나 꼭 아이들이 현장 학습시에, 그리고 구내식당에서 누군가와 함께 앉도록 함으로써 조울병 아이들이 고립되지 않도록 확실하게 하는 데에 도움을 줄 수 있습니다.

불행히도, 학교는 달라 보이고 다른 아이들에게 취약해 보일 수 있는-일부 연구자들이 "도발적인 피해자"라고 부르는-조울병이 있는 아이들에게는 사회적인 위험들로 가득 차 있습니다. 그들은 왕따와 괴롭힘을 당하기 쉬우며, 그들의 휘발성인 성격들 때문에, 공격적인 행동으로 반응하고, 방과 후에 학교에 남기나 정학처분을 받게 됩니다. 이는 여러 해에 걸쳐서 지속될 수 있으며 또래들과 그들의 부모들 사이에서 문제가 있으면서 바람직하지 않은 모습으로 남게 됩니다. 모든 학교 행정직원과 교직원들이 모든 호의를 아이의 학업적인 필요들에 도움을 얻는 데에만도 다 써버린 것 같을 때에, 우리는 어떻게 이러한 중요한 문제들을 해결할 수 있을까요?

그러면 여러분들이 다음의 상황에서 할 것은 ……

- *아이가 끊임없이 놀림을 당해서 집에 화가 나서 오고, 아직 선생님은 아마도 그에 관해서 아무것도 하지 않을 때?* 최선의 장기간의 해결책은 여러분의 학교에 괴롭히기 방지 프로그램을 도입하는 것입니다. 인터넷에서 조금 연구를 해서 선생님과 학생들이 반사회적 행동을 찾아내서 그것을 해결하도록 훈련시켜줄 사용 가

능 한 프로그램 자료들을 찾아보십시오. 이러한 아이디어를 학교와 공유하기를 원할 수도 있습니다. 그러나 이것에는 세심하게 접근하되, 이 아이디어에 수용적인 학교에서 한두 명의 중요한 사람들을 포함시켜야 한다는 점을 기억하십시오. 바로 학교 선생님에게 가서 그들에게 무엇을 하라고 말하기 시작하지는 마십시오. 그 동안에, 여러분은, 이 문제들을 교장 선생님에게 거론하여서 그와 적절해 보인다면 (여러분은 교장 선생님이나 교사가 아이에게 무언가를 이야기하기를 원하지는 않을 것입니다) 비밀리에 이야기하기를 요청하고 그가 생각하기에 현재 일어나고 있는 일에 대해서 조언을 부탁할 수도 있습니다. 기억하십시오, 여러분은 단지 이야기에 대해서 아이의 입장에서만 알고 있습니다. 만약 전체 이야기가 선생님이 괴롭힘을 무시하고 있음을 보여 준다면, 여러분은 문제를 해결하는 데에 교장선생님의 도움을 요청할 수 있으며 여러분이 할 수 있는 한 어떻게든 도울 것임을 제안할 수 있습니다. 만약 학교 시스템들이 문제에 대해서 알고도 그것을 해결하기 위하여 아무것도 하지 않았다면, 흔히 법적 책임을 지게 되기 때문에, 교장선생님들은 이러한 종류의 일에 아주 민감합니다. 여러분의 대화에는 감사 메모를 덧붙이십시오. 만약 문제가 계속된다면, 교장선생님께 반복해서 말하고 여러분의 지원을 다시 제공하십시오. 다른 부모들이 여러분의 관심사를 공유하는지 (일부는 분명히 그렇습니다) 알아보고, 이것을 사친회가 제안할 안건으로 하십시오.

- *부모들로부터 아이가 휴식 시간에 다른 아이를 괴롭히고 있다고 말하는 전화를 받았습니까?* 이는 물론 자주 일어납니다. 아이가 충분히 그리고 적절하게 치료받고 있습니까? 여러분의 치료사가

문제를 해결하기 위한 구체적인 제안들을 해주고 있습니까? 괴롭힘은 행동 치료에서는 아주 즉각적인 반응을 보이는 치료목표입니다. 그러나 전문가의 지원을 필요로 할 것입니다. 만약 효과가 나고 있지 않다면 여러분 혼자서 문제에 대처하려고 하지 마십시오. 또한, 만약 약물 처방이 있다면 아이의 약물이 공격적 행동을 줄이기 위하여 적절하게 조정되었는지 여부를 알아보십시오.

만약 상황이 대단히 심각하다면-예를 들어서, 만약 아이가 자신이나 타인에게 위험이 되고 어떠한 중재도 효과가 없는 것처럼 보인다면, 학교를 바꾸거나, 치료적 학교 또는 거주 치료 센터(residential treatment center, RTC)와 같은 아이의 필요에 더 잘 맞추어 줄 수 있는 다른 환경을 찾아보는 것이 필요할 것입니다. 이 옵션을 언제 찾아보아야 할지에 대한 추가적인 논의는 9장을 보십시오.

다른 성인들과 유대감을 가지기

아이의 삶에서 다른 성인들과의 관계는 아이에게 그가 필요로 하는 추가적인 지지와 격려를 해줄 수 있습니다. 여러분은 똑같은 오랜 어머니나 아버지로 있게 되겠지만, 그러나 다른 역할 모델들은-고모와 삼촌들, 사촌들, 이웃들, 친구들, 그리고 다른 상담교사나 코치들과 같은 성인들-아이에게 새로운 관점을 주고 학교와 이웃에서 아이를 보살펴 주게끔 도와줍니다. 이러한 관계들의 일부는 놀이 약속이나 과외 활동들을 통해서 자연스럽게 생겨납니다. 이들은 아이의 "지지 나무"에 나타나게 될 사람들입니다.

한 부모는 기꺼이 도와주려는 다른 부모들을 찾았습니다 : "*나의 딸*

은 정말로 호감을 얻기를 원합니다. 그리고 자신의 친구들에 아주 친절합니다. 딸아이는 두 명의 아주 좋은 소녀들을 만났고 그 아이들의 어머니들은 딸아이에게 호감을 갖고 있습니다. 나는 이 어머니들에게 실제로 아이의 병명을 말해 주지는 않고, 아이의 어려움들 중의 일부를 나누었어요.. 그들은 아이를 위한 코치가 되어 주었습니다, 그리고 아이는 이로 인해서 몇 번 성공적으로 밤샘 놀이를 했었습니다." 다른 부모들과의 관계들을 쌓음으로써, 여러분은 또래 활동들을 막후에서 코치를 하여 주기 위해서 작업하고, 중재하고, 조정하여 줄 더 나은 기회를 얻게 됩니다.

휴일과 같은 특수한 경우에 아이의 생활에 다른 중요한 어른들과 이야기를 하는 것은 그들이 유대감을 갖게 할 자연스러운 기회들을 만들 수 있으며 아이들이 확대된 지원을 받는 혜택을 누리게끔 하여 줄 수 있습니다. 예를 들어서, 친절한 고모에게 아이를 돌보아주게끔 준비해 줄 수 있습니다. 고모에게 아이가 고모가 자신을 껴안아 주는 것을 정말로 좋아하고 고모가 얼마나 친절한지 또는 얼마나 고모가 우아해 보이는지에 대해서 이야기한다고 말해 주십시오-만약 여러분이 친척과 아이 사이에 긍정적인 연결점들을 찾는다면 그 목록은 끝이 없습니다. 이러한 느낌들을 잡아내서는 이들을 도로 아이와 친척에게 전하여 주십시오, 그리고 그들이 그러한 긍정적인 유대를 계속해서 키워나가도록 하십시오. 아이에게 메리 고모가 친절하게 대하려고 하면서 부를 때에 단지 "안녕하세요."라고 말하는 대신에 "메리 고모, 어떻게 지내세요?" 라고 그들에게는 이름을 불러서 대하도록 가르치십시오. 여러분의 일은 아이를 지지해 줄, 보살펴 주는 어른들의 긍정적인 관계망을 촉진하고 키워주는 것입니다.

반면에, 일부 어른들은 그렇게 많이 도움이 되지 못하면서, 단지 반갑지 않은 조언("이 아이에게는 잘못된 것은 아무것도 없어.")을 열심히 줄 뿐이거나 다른 방식으로 여러분에게 반감을 사게 될 수 있는 참견이 많은 조력자가 될 수도 있습니다. 이러한 사람들은 두 가지 유형으로 나뉩니다: 여러분의 가족에 대해서는 상관하지 않으면서 자신이 하고 싶은 충고를 나누어 주는 것에 만족하는 사람들 그리고 여러분에게 마음을 쓰고 있지만 편협하거나 정신과적 질병과 아이 양육에 대해서 구식의 생각을 갖고 있는 사람들. 첫 번째 유형에 대해서는 그들을 무시하고 그들을 바로 잡으려고 애쓰면서 시간을 낭비하지 마십시오. 두 번째 유형에 대해서는, 계속해서 열린 마음을 가지고 그들에게 아이의 질병에 대해서 교육을 하려고 노력하십시오. 다시 말하면, 관리자의 입장이 되어서 아이들을 이러한 영향에서 부드럽게 빼내서 피하게 하십시오. 어떤 방법이든, 방어적이 되거나 화를 내지는 마십시오. 여러분은 아이들이 필요로 하는 것을 알고 있습니다.

앞을 내다보기

집, 학교, 그리고 사회적 무대는 우리의 아이들이 자신의 날들을 보낼 영역들입니다, 그리고 나는 3부의 각 장들이 여러분에게 세상에서 여러분의 조울병 아이들의 행복을 키워주기 위하여 무지개 원칙들을 채용할 많은 좋은 아이디어들을 주었기를 바랍니다. 이러한 원칙들은 아이가 성장하고 앞으로 여러 해에 걸쳐서 변화해 나가면서, 여러분에게 크게 쓰일 것입니다.

후기

마지막 말

여러분의 아들이나 딸이 남은 아동기를 향해해서 청소년기와 성인기의 미지의 영역에 들어서게 될 때 여러분은 무엇을 기대할 수 있습니까? 나는 아이의 기분이 일단 안정화가 되고 여러분과 가족들이 무지개 원칙들을 사용하도록 배웠다면, 여러분은 더 밝은 미래를 기대할 수 있다고 확실하게 믿습니다. 여러분과 아이는 여러분의 앞길에 나타나게 될 위기, 어려운 도전과제들, 그리고 변화들에서 살아남을 수 있으며 아이는 성장해서 건강한, 기능하는 성인이 될 수가 있을 것입니다. 내가 여러분에게 마지막의 선물로서 그 밖의 어떠한 것보다도 더 남겨주기 원하는 것은 희망입니다.

우리는 현재 연구에서는 조울병 아이가 자라서 어른 형태의 조울병을 갖게 될지, 계속해서 아동기의 변형을 갖고 있게 될지, 또는 상당히 회복이 될지 여부에 대해서는 알지 못합니다. 일부 연구는 많은 이들이 주기적이고 지속적인 형태의 성인기의 변형을 갖게 된다는 것을 보여 줍니다. 예상이 무엇이든, 여러분은 회복을 향해 일해 나가는 중심에 남아 있을 수 있습니다. 치료에서 우리의 목표는 증상들의 경과를 지켜보면서 장기간의 안정성을 얻으려고 매진하는 가운데 조속한 회복을 위해 노력하는 것입니다. 여러분은 이제 우리가 무지개에 이르기 위해서 진료실에서 사용하는 많은 도구들을 마음대로 사용하게 되었습니다.

내 경험으로, 아이들은 그들에게 도움이 되는 두 가지 요소들을 갖고 있을 때 특히 잘 해냅니다 : 지능과 노련하고 동정적인 부모 양육과 함께 하는 강력한 가족의 지지. 전자는 대부분은 출생 시에 갖고 태어납니다; 여러분은 보통 이러한 것에 대해 깊이 생각하지는 않으며 단순히 아이가 여러분에게 생겼다는 사실을 기뻐합니다. 여러분은 이미 과거에 그랬던 것보다도 훨씬 더 숙련된 부모가 되기 위한 동기와 함께 아이에 대한 지지와 아이에게 헌신할 것임을 보여주었습니다. 여러분이 아이의 양육기술을 더욱 다듬을수록, 더 많은 것을 아이에게 전하여 줄 수 있으며 그렇게 해서 아이는 성장하고 성숙해 감에 따라서 침착함과 회복력을 가지고 조울병을 다룰 수 있게 될 것입니다. 여러분은 아이에게 평생 동안 지속될 중요한 기술들을 제공하여 주고 있습니다.

앞으로 그리고 위쪽으로

그동안에, 여러분은 계속해서 좋은 날들과 그리 좋지 않은 날들을 계속해서 보내게 될 것입니다. 때때로 여러분의 매일매일의 대응 전략들은 최대치까지 부담을 받게 될 것입니다. 신중한 낙관주의와 상황을 통제하기 위하여 욕구를 내려놓을 수 있는 능력은 여러분이 고비를 넘기도록 도와줄 수 있을 것입니다. 여러분의 의사는 대응 방법에 대한 추가적인 조언을 제공하고 여러분에게 시간이 지나면 상황이 호전될 것이라고 안심시켜줄 수 있어야 합니다. 여기에 이러한 최고의 시련기를 지나쳐서 다치지 않고 온전하게 헤쳐나갈 수 있기 위한 몇 가지 추가적인 팁들이 있습니다.

생활방식에 변화를 가져오기

흔히 부모들은 조울병 아이와 자신들을 위하여 상황을 더 낫게 만들기 위해서 삶에 변화를 줍니다. 여기에는 직업을 바꾸기, 한 부모가 직장을 그만두고 집에 있기, 단시간 근무를 하기, 융통성이 있는 교대근무제를 유지하기, 또는 심지어는 숙제, 의사와의 약속 및 다른 필요사항들에 도움을 주기가 더욱 가능하게끔 자택을 거점으로 하는 사업을 시작하기까지 포함할 수 있습니다. 내가 아는 한 가족은 적절한 학교와 보건의료 제공자들에게 더 가까운 곳으로 이사를 하였습니다. 이는 궁극적인 답안은 아닐 수도 있습니다, 그러나 여러분이 압력의 일부를 줄이고 특히 어려운 환경에서 모든 이들이 대처하기 더 쉽게 만들 수 있는 가능성들을 열어 둡니다.

치료를 찾아보기

내가 흔히 발견하게 되는 것은 일들이 압도적이서 어쩔 줄 모르게 되었을 때 부모들은 잘 대처하지 못하게 되며, 그들은 스스로가 그저 대응하지 않고 있게 된다는 점입니다. 여러분은 치료를 위해 누군가를 만나는 것에 대해 저항감이 있을 수도 있습니다, 그러나 영리하고 잘 돌보아 주는 치료사를 얻는 것은 여러분이 삶을 더 잘 항해해 나가도록 도와줄 것입니다. 나는 여러분에게 무지개 치료에 참여하라고 말하고 있는 것이 아니라 단지 한 개인으로서 여러분 자신을 위한 치료에 대해 이야기하는 것입니다. 여러분이 고비를 넘기도록 도와줄 가시적인 답안들을 찾기 위하여 치료사와 함께 작업을 하십시오. 치료사는 또한 지혜, 시각, 그리고 때때로 여러분이 위안을 필요로 할 때 힘을 제공하여 줄 수 있어야 합니다. 여러분의 "바위"로써 역할을 할 배우자나 최고의 친구도 너무 힘들게 그리고 너무 오랫동안 기대어 있으면 부스러질 수도 있습니다.

새로운 의견들에 열려 있기

여러분이 난관에 부딪혔다고 생각이 들면 다른 전문가들에게 말해 보는 것을 두려워하지 마십시오. 다른 의사, 치료사, 또는 다른 임상가들에게서 새로운 의견을 얻는 것은 효과를 낼 수 있는 새로운 도구들과 기법들과 함께 새로운 관점을 제공하여 줄 것입니다. 때로는, 가족들이 다른 의견을 구할 때, 특히 첫 번째의 의사가 두 번째의 의사와 협력할 때, 더 나은 치료 계획이 나오게 됩니다.

한발 뒤로 물러서서 재평가를 해보기

만약 여러분이 특히 험로를 벗어나기 위하여 다수의 선택안들을 시도해 보았는데도 사정이 여전히 앞뒤가 맞지 않는다면, 무엇이 일어나고 있을까요? 여러분이나 배우자는 우울하거나 의사가 도와줄 수 있는 어떤 다른 문제들로 고통을 받고 있습니까? 아이가 가족 구성원들이나 애완동물의 죽음, 다가오는 시험들, 이사를 간 친구들, 부모들의 갈등, 아버지의 실직, 또는 어머니가 주요 질병들의 진단을 받음에 대한 스트레스들과 같은 조울병 이외의 어떠한 것들을 대하게 되었습니까? 때로는 잠깐 동안 어려운 시간들이 끝나기를 기다리는 것이 여러분이 아이와 여러분의 현재의 건강 상태와 가족들이 살고 있는 환경에서의 스트레스 수준의 맥락에서 무엇이 일어나고 있는지를 이해하는 데에 도움을 주고, 여러분이 최선의 행동 방침을 결정하도록 하여줄 것입니다. 만약 증상들이 되돌아오기 시작하거나 어떠한 유형이 다시 시작된다면, 행동해야 할 때가 되었을 수도 있습니다.

다른 부모님들과 연락하기

기억하십시오, 여러분의 모든 욕구들을 집에서 충족시킬 수는 없으며, 여러분은 배터리를 충전하기 위한 다른 장소들을 필요로 합니다. 여러분은 관계를 유지하고 속마음을 털어놓을 하나나 그 이상의 친구들을 갖고 있습니까? 그렇지 않다면, 직장에서이건, 교회, 절, 사원에서건, 주간 보호 센터에서이건, 또는 그 밖의 다른 곳에서라도 이러한 연결관계들을 만들 시기입니다. 많은 부모들은 다른 부모들로부터의 안내와 희망을 추구하고 얻고 있습니다. 균형 잡힌 마음 재단과 같은 지지그룹들은 위기에 있는 부모들에게는 큰 자원이 될 수 있으며 그들의 웹사이트에 있는 채팅 공간들은 여러분의 감정들을 공유하고 이해를 구할 장소가 됩니다. 다음 페이지에 있는 상자에 조울병에 대처하는 다른 부모들의 삶에서 가장 큰 차이를 가져왔던 것에 대한 일부 통찰이 들어 있습니다.

다른 부모들이 제공하여 주는 충고 한 가지에는 무엇이 있습니까?

우리는 균형 잡힌 마음 재단의 회원들에게 우리에게 그들의 이야기를 공유하고 조울병의 요구에 대처하는 그들의 경험에 기초한 작은 지혜를 나누어주기를 요청하였습니다. 여기에 그들이 우리에게 말하여 준 것들이 있습니다:

"지지 그룹을 찾으십시오. 다른 (조울병 아이들의) 부모들은 6살된 아이가 자살을 시도하고 있다고 여러분이 말할 때 심각하게 받아들일 유일한 사람들입니다. 다른 사람들은 여러분이 과장하고 있다고 생각합니다. 다른 부모들은 실제적인 도움을 기꺼이 주려고 하고 제공할 수 있는 의사들을 여러분이 찾도록 도와줄 수 있습니다."

"최선의 의료적 조언, 질병을 전문으로 하는 의사를 찾으십시오. 그리고 여러분 자신을 치료사, 의사들, 등등의 지원 시스템으로 둘러싸세요."

"가능한 빨리 질병과 그것이 여러분, 가족 그리고 그 안에서의 여러분의 관계들에 뜻하는 바를 이해하고 받아 들이십시오. 또한, 힘들고 고통스러울 수는 있겠지만, 올바른 일을 하기 위한 용기를 가지십시오."

"배우자로부터 전적인 지지를 얻도록 하십시오. 함께 한 팀이 되고, 그리고 서로가 반대되어서 일하지 마십시오."

"정확한 정보가 도움이 됩니다. 치료에서의 성공을 만나게 된다면, 절망감을 피하도록 재발이 아마도 닥치게 될 거란 점을 명심하여 두십시오."

"여러분 자신을 지지적이고 이해심이 많은 친구들로 둘러싸세요 그리고 그렇지 않은 사람들에게서는 벗어나세요."

"교장선생님, 선생님, 그리고 교육감에게 인증이 된 특수 교육 서비스를 얻기 위해 편지를 쓰세요!!! 그걸 해내십시오."

"결코 포기하지 마십시오! 아무리 일이 많아 보일 지라도. 부모들이 희망을 포기하면, 시도해 보기를 멈춥니다. 그리고 나서는 아이들이 희망을 잃고, 더 나쁜 상황이 일어납니다."

"아이를 위해 싸우십시오; 의사와 가족, 친구들이 여러분이 무에서 유를 만들어내려고 하고 있다고 생각하게 두지 마십시오. 정보를 찾아보고 아이의 지지자가 되세요."

"다른 부모들에게 이야기 해 보고, 부모용 참고자료에서 최선의 의료를 찾아 보고, 그리고 이용 가능한 의사를 찾으십시오. 정서적 지지와 의료적 지지를 얻으세요. 아이가 중요하고 여러분의 관심을 필요로 한다는 점을 기억하세요. 또한 여러분의 다른 아이들과도 이야기를 나누고 질병을 설명해 주십시오."

더 많은 정보와 지지그룹들은 www.thebalancedmind.org에서 찾을 수 있습니다.

부록

부록 A

조울병의 여러 도전 과제에 대처하기 위한 원칙들

다음의 과제들을 명심하여 두는 것은 여러분들이 매일매일 조울병의 도전 과제들에 대처하도록 도와줄 것입니다. 이들을 냉장고에 포스트잇으로 붙여 두거나 메모 카드에다가 옮겨 적고 스트레스가 되는 상황에서 간편하게 참조하도록 간직하여 두십시오. 여러분의 인생 여정 동안 이러한 생각들이 지주가 되게 하십시오. 인생을 기차 여행으로 생각하시고, 목표로서의 목적지에만 초점을 맞추기 보다는 매 순간, 여러분이 경험하는 모든 것에 대해서 감사하는 법을 배우도록 하십시오.

1. **교육을 받아라** : 무엇이 일어나고 있는 지 이해하는 것은 평정심을 유지하고, 공포심을 조절하면서 문제들이 생길 때에 그에 효과적으로 대처할 수 있도록 도와줍니다.
2. **현실적이 되어라** : 있는 그대로의 아이에게 감사하고, 아이나 자신에게서 기적을 기대하지 마십시오. 좋은 일들이 여전히 일어날 것입니다!
3. **모든 일에서 중도를 지켜라** : 완벽을 추구하다가 자신에게 스트레스를 주지 마십시오. 중요한 것에 적당하게 최선을 다하고 나머지

일들은 그대로 두십시오.

4. **유연해져라** : 예측 불가능성이 조울병에서는 일반적입니다. 유연성과 함께 회복력을 갖는 것은 생존의 문제입니다.
5. **즐기고, 노는 법을 배워라** : 놀고 쉬고 그리고 인생을 가치 있게 만들어 주는 여러 활동에 참가할 기회를 만드십시오. 스스로를 돌보십시오. 때때로 그렇게 하기 위해서 전략들을 다시 시작해야 합니다! 자신을 너무 심각하게 몰고 가지 마시고, 삶에서 즐거움을 찾으십시오.
6. **유머 감각을 가져라** : 상황을 균형 잡힌 시각으로 본다면, 많은 유머 감각을 찾을 수 있습니다. 여러분들이 즐겁지 않다고 하더라도, 힘이 되어 주고 웃음을 자극해 줄 수 있는 지지적인 사람들을 찾아서 여러분 주변을 둘러 싸십시오.
7. **공감하려 하라** : 조울병 아이가 가장 안 좋은 상태에 있을 때라도, 공감을 지속하면서 다정한 채로 남아 있도록 노력하십시오. 여러분에게도 어렵겠지만, 아이에게는 훨씬 더 힘들다는 점을 기억하도록 하세요.
8. **유대관계를 가져라** : 고립은 여러분의 스트레스를 강화시키면서 불행을 키워주게 마련입니다. 교회, 학교, 다른 지역사회 기관, 그리고 비영리 단체들을 통해서 지지 네트워크를 쌓으십시오.

부록 B

아동기 조증 평가 척도, 부모용

아동 성명 ____________ 출생일(월/일/연도) ____________ 증례 번호 # __________

안내 : 다음의 질문들은 **지난 달**의 당신의 아이의 기분과 행동에 관한 것입니다. 각 항목에 대한 상자에 체크 표시나 X 표를 하십시오. 불편함을 가져오거나 당신 아이의 나이에 비해서 일반적인 수준을 넘어선다고 할 때에 문제로 생각하여 주십시오. 그렇지 않다면, 행동이 불편함을 가져 오지 않을 경우에 '결코/ 드물게'에 체크하여 주십시오.

당신의 아이가 ……	결코/ 드물게	때때로	자주	아주 자주
1. 한번에 수시간이나 수일 동안 기분이 아주 행복해서, "세상의 최고에 올라 있는" 느낌처럼 극도로 흥분하고 들떠있는 시기가 있습니까?	0	1	2	3
2. 한번에 수시간 또는 수일 동안 예민하고, 짜증을 내거나 화가 나 있습니까?	0	1	2	3
3. 자신이 그 나이에 일반적인 것을 넘어서 무언가가 되거나 무엇이든 할 수 있다고 생각합니까 (예, 지도자, 최고의 농구 선수, 랩 가수, 백만장자, 공주)?	0	1	2	3
4. 자신이 특별한 비현실적인 능력이나 힘을 가지고 있다고 믿으며, 그 힘에 따라 행동하려고도 하고, 이 것이 문제를 일으킵니까?	0	1	2	3
5. 평상시보다 잠을 덜 필요로 하면서도 다음 날에 피곤해 하지 않습니까?	0	1	2	3
6. 너무 많이 활기가 넘치는 시기가 있습니까?	0	1	2	3

당신의 아이가 ……	결코/드물게	때때로	자주	아주 자주
7. 너무 많이 또는 너무 크게 말하거나 쉴새 없이 지껄이는 시기가 있습니까?	0	1	2	3
8. 생각을 느긋하게 할 수 없을 정도로 생각이 빨라지는 시기가 있어서, 아이의 말이 생각을 따라잡을 수 없는 것처럼 보입니까?	0	1	2	3
9. 너무 빨리 말하다 보니 화제가 갑자기 바뀝니까?	0	1	2	3
10. 일들을 쉬지 않고 하면서 우왕좌왕합니까?	0	1	2	3
11. 상태를 유지하는 데에 어려움을 겪으며 주변에서 일어나는 일에 쉽게 이끌립니까?	0	1	2	3
12. 평상시보다 더 많은 일들을 하거나, 평소와 달리 생산적이거나 아주 창의적입니까?	0	1	2	3
13. 성적으로 부적절하게 행동합니까 (예: 음란한 말하기, 노출하기, 은밀한 부위들을 가지고 장난하기, 자위하기, 개에게 성행위 흉내내기, 음란전화를 하기, 성적인 게임을 하기, 다른 사람들을 성적으로 만지기)?	0	1	2	3
14. 낯선 사람들에게 부적절하게 다가가서 말하며, 평상시보다 더 사회적으로 외향적입니까?	0	1	2	3
15. 아이에게는 특이한 바보 같거나 위험한 행동들을 합니까 (예: 높은 곳에서 뛰어내리기, 당신의 신용카드를 가지고 씨디들을 주문하기, 물건들을 나누어주기)?	0	1	2	3
16. 치밀어 오르는 분노, 강렬하고 오래 끄는 분노 발작이 있습니까?	0	1	2	3
17. 평소보다 훨씬 더 농담하거나 말장난하고, 큰소리로 웃거나, 보통을 벗어나서 오도방정을 떱니까?	0	1	2	3
18. 빠른 기분 동요를 경험합니까?	0	1	2	3
19. 의심을 하거나 이상한 생각들을 합니까?	0	1	2	3
20. 타인이 듣지 못하는 것을 듣습니까?	0	1	2	3
21. 타인이 보지 못하는 것을 봅니까?	0	1	2	3

의견을 보내어 주십시오 : **npboard@gmail.com**

총점 ______________

부록 C

아동기 조증 평가 척도, 교사용

아동 성명 ____________ 출생일(월/일/연도) ____________ 증례 번호 # ____________

안내 : 다음의 질문들은 아이의 기분과 행동에 관한 것입니다. 각 항목에 대한 상자에 체크 표시나 X 표를 하십시오. 불편함을 가져 오거나 아이의 나이에 비해서 일반적인 수준을 넘어선다고 할 때에 문제로 생각하여 주십시오. 그렇지 않다면, 행동이 불편함을 가져 오지 않을 경우에 '결코/ 드물게'에 체크하여 주십시오.

당신의 아이가 ……	결코/ 드물게	때때로	자주	아주 자주
1. 한번에 수시간이나 수일 동안 기분이 아주 행복해서, "세상의 최고에 올라 있는" 느낌처럼 극도로 흥분하고 들떠있는 시기가 있습니까?	0	1	2	3
2. 한번에 수시간 또는 수일 동안 예민하고, 짜증을 내거나 화가 나 있습니까?	0	1	2	3
3. 자신이 그 나이에 일반적인 것을 넘어서 무언가가 되거나 무엇이든 할 수 있다고 생각합니까 (예, 지도자, 최고의 농구 선수, 랩 가수, 백만장자, 공주)?	0	1	2	3
4. 자신이 특별한 비현실적인 능력이나 힘을 가지고 있다고 믿으며, 그 힘에 따라 행동하려고도 하고, 이 것이 문제를 일으킵니까?	0	1	2	3
5. 너무 많이 활기가 넘치는 시기가 있습니까?	0	1	2	3
6. 너무 많이 또는 너무 크게 말하거나 쉴새 없이 지껄이는 시기가 있습니까?	0	1	2	3

당신의 아이가 ……	결코/드물게	때때로	자주	아주 자주
7. 생각을 느긋하게 할 수 없을 정도로 생각이 빨라지는 시기가 있어서, 아이의 말이 생각을 따라잡을 수 없는 것처럼 보입니까?	0	1	2	3
8. 너무 빨리 말하다 보니 화제가 갑자기 바뀝니까?	0	1	2	3
9. 일들을 쉬지 않고 하면서 우왕좌왕합니까?	0	1	2	3
10. 상태를 유지하는 데에 어려움을 겪으며 주변에서 일어나는 일에 쉽게 이끌립니까?	0	1	2	3
11. 평상시보다 더 많은 일들을 하거나, 평소와 달리 생산적이거나 아주 창의적입니까?	0	1	2	3
12. 성적으로 부적절하게 행동합니까 (예: 음란한 말하기, 노출하기, 은밀한 부위들을 가지고 장난하기, 자위하기, 개에게 성행위 흉내내기, 음란전화를 하기, 성적인 게임을 하기, 다른 사람들을 성적으로 만지기)?	0	1	2	3
13. 낯선 사람들에게 부적절하게 다가가서 말하며, 평상시보다 더 사회적으로 외향적입니까?	0	1	2	3
14. 아이에게는 특이한 바보 같거나 위험한 행동들을 합니까 (예: 높은 곳에서 뛰어내리기, 당신의 신용카드를 가지고 씨디들을 주문하기, 물건들을 나누어주기)?	0	1	2	3
15. 치밀어 오르는 분노, 강렬하고 오래 끄는 분노 발작이 있습니까?	0	1	2	3
16. 평소보다 훨씬 더 농담하거나 말장난하고, 큰소리로 웃거나, 보통을 벗어나서 오도방정을 떱니까?	0	1	2	3
17. 빠른 기분 동요를 경험합니까?	0	1	2	3
18. 의심을 하거나 이상한 생각들을 합니까?	0	1	2	3
19. 타인이 듣지 못하는 것을 듣습니까?	0	1	2	3
20. 타인이 보지 못하는 것을 봅니까?	0	1	2	3

의견을 보내어 주십시오 : **npboard@gmail.com**　　　총점 ______________

부록 D

약물 : 반응력 추적

이름 ______________________

약물 + 용량	임상총괄평가–개선점수반응							부작용들/ 중단에 대한 이유
	대단히 많이 악화			변화가 없음			대단히 많이 호전	
Methylphenidate/메디키넷, 메타데이트, 콘서타, 페니드	7	6	5	4	3	2	1	
~~Dextroamphetamine/Dexedrine~~ ~~Other stimulants~~	7	6	5	4	3	2	1	
Atomoxetine/스트라테라	7	6	5	4	3	2	1	
Imipramine/이미프라민	7	6	5	4	3	2	1	
~~Clonidine/Catapres~~	7	6	5	4	3	2	1	
~~Guanfacine/Tenex~~	7	6	5	4	3	2	1	
~~Mixed salts/Adderall XR, etc.~~	7	6	5	4	3	2	1	
다른 주의력 결핍 과잉행동 장애 처방 :	7	6	5	4	3	2	1	
Lihium/리튬	7	6	5	4	3	2	1	
Divalproex/데파코트	7	6	5	4	3	2	1	
Valproic acid/바로인	7	6	5	4	3	2	1	
Lamotrigine/라믹탈	7	6	5	4	3	2	1	
Carbamazepine/티모닐, 카마제핀, 테그레톨	7	6	5	4	3	2	1	
Oxcarbazepine/트리렙탈	7	6	5	4	3	2	1	
Topiramate/토파맥스	7	6	5	4	3	2	1	
Gabapentin/뉴론틴	7	6	5	4	3	2	1	
Tiagabine/가비트릴	7	6	5	4	3	2	1	

* Gabriella Carlson 박사 제공

** 현재 대한민국에서 시판되는 약물들을 기준으로 하여 목록이 원저에서 일부 변경되었습니다. 영문은 성분명이며, 뒤의 한글은 기본적으로 대표적인 오리지널 약물들의 상표명입니다. 약물이름에 가로선이 쳐진 경우는 현재 국내에서 시판되지 않는 약물들입니다. (2013년 12월 기준)

약물 + 용량	임상총괄평가–개선점수반응							부작용들/ 중단에 대한 이유
	대단히 많이 악화			변화가 없음			대단히 많이 호전	
Zonisamide/엑세그란	7	6	5	4	3	2	1	
Chlorpromazine/클로르프로마진	7	6	5	4	3	2	1	
Haloperidol/할로페리돌, 페리돌	7	6	5	4	3	2	1	
Risperidone/리스페달	7	6	5	4	3	2	1	
Paliperidone/인베가	7	6	5	4	3	2	1	
Olanzapine/자이프렉사	7	6	5	4	3	2	1	
Clozapine/클로자릴	7	6	5	4	3	2	1	
Quetiapine/쎄로켈	7	6	5	4	3	2	1	
Ziprasidone/젤독스	7	6	5	4	3	2	1	
Aripiprazole/아빌리파이	7	6	5	4	3	2	1	
Blonanserin/로나센	7	6	5	4	3	2	1	
Nemonapride/네포니드	7	6	5	4	3	2	1	
Amisulpride/솔리안	7	6	5	4	3	2	1	
Zotepine/로도핀	7	6	5	4	3	2	1	
Olanzapine+fluoxetine/Symbyax	7	6	5	4	3	2	1	
다른 항정신병약물들 :	7	6	5	4	3	2	1	
Fluvoxamine/듀미록스	7	6	5	4	3	2	1	
Escitalopram/렉사프로	7	6	5	4	3	2	1	
Venlafaxine/이팩사	7	6	5	4	3	2	1	
Trazodone/트리티코	7	6	5	4	3	2	1	
Fluoxetine/푸로작	7	6	5	4	3	2	1	
Paroxetine/세로자트, 팍실	7	6	5	4	3	2	1	
Sertraline/졸로푸트	7	6	5	4	3	2	1	
Citalopram/시탈로프람	7	6	5	4	3	2	1	
Clomipramine/그로민, 클로미프라민	7	6	5	4	3	2	1	
Bupropion/웰부트린, 웰	7	6	5	4	3	2	1	
Duloxetine/심발타	7	6	5	4	3	2	1	
Mirtazapine/레메론	7	6	5	4	3	2	1	
다른 항우울제들 :	7	6	5	4	3	2	1	
Benztropine	7	6	5	4	3	2	1	
Benzodiazepine(Ativan, Xanax등) :	7	6	5	4	3	2	1	
다른 약물들	7	6	5	4	3	2	1	

부록 E

아동 부작용 점검목록 (Pediatric Side Effects Checklist, P-SEC)

이 점검목록은 부모, 아동 또는 환아에 의하여 기록됩니다. 이는 약물(들)의 부작용들을 찾아내는 데에 도움이 될 것입니다. 목록들을 읽고 적절한 칸에 체크(√)하여 주십시오.

환아 이름 ________________ 병록번호 ____________________ 날짜 ______________

문제들	없음	경미함/ 때때로 그러나 참을 만함	중등도/ 다소 방해가 됨	심함/ 많이 방해가 됨
		위장관계		
복부의 불편함				
변비				
설사				
식욕 증가				
식욕 감소				
오심/구토				

문제들	없음	경미함/ 때때로 그러나 참을 만함	중등도/ 다소 방해가 됨	심함/ 많이 방해가 됨
중추신경계				
근육 떨림/ 흔들림				
졸림				
잠들기 어려움				
근육 뻣뻣해짐				
턱이 뻣뻣해짐				
집중하기 어려움				
기억력에 어려움				
안절부절못함/ 앉아 있지 못하고 서성임				
짜증/흥분				
말하기에 문제				
어지러움/ 어찔어찔함				
두통				
발작				
악몽/ 생생한 꿈들				

이 점검목록은 정신약물 치료에서 사용되는 약물들에서 보이는 가능한 부작용들의 대부분을 설명하고 있습니다.

문제들	없음	경미함/ 때때로 그러나 참을 만함	중등도/ 다소 방해가 됨	심함/ 많이 방해가 됨
시각이 흐려짐				
과도한 침 흘림				
땀 흘리기가 증가				
목마름이 증가				
입 마름/ 안구 건조				
내분비계				
추위/ 더위를 느낌				
체중 증가				
체중 감소				
피로/지침				
유방의 혹				
월경 주기 변화				
기분/행동 변화들				
우울/슬픔				
쉽게 흥분함				
불안해 함				

문제들	없음	경미함/ 때때로 그러나 참을 만함	중등도/ 다소 방해가 됨	심함/ 많이 방해가 됨
공격적이 됨				
공황 발작들				
심혈관계				
(심장의) 떨림				
잠시 의식 잃음/ 의식의 상실				
흉통				
면역계				
빈번한 감염들				
피부				
발진				
여드름				
탈모				
신장				
소변의 증가				
야뇨증				
거품이 많은 소변/ 붉은 소변				

문제들	없음	경미함/ 때때로 그러나 참을 만함	중등도/ 다소 방해가 됨	심함/ 많이 방해가 됨
성적 관심들/문제들				
성적 관심들/ 문제들				
기타				
알레르기 반응				
기타, 적어 주십시오:				

여러분의 현재 약물들을 여기에 표시하여 주십시오.	
약물	***용량***

부록 F

아동에서 조울병을 위해 사용되는 약물들

다음의 목록에서는 각 정신약물학적 제제들의 영문 성분명과 뒤이은 한글 제품명 (상표명, 대표적인 오리지널 약물 기준)이 나와 있습니다. 현재 대한민국에서 시판되는 약물들을 기준으로 하여 목록이 원저에서 일부 변경되었습니다. 약물이름에 가로선이 쳐진 경우는 현재 국내에서 정신약물학적 용도로는 시판되지 않는 약물들입니다. (2013년 12월 기준)

일세대 항정신병 약물들

Chlorpromazine : 클로르프로마진

~~Fluphenazine~~

Haloperidol : 할로페리돌, 페리돌

~~Loxapine~~

~~Mesoridazine~~

Molindone : 모반

Perphenazine : 페르페나진

Pimozide : 피모짓

~~Trifluoperazine~~

~~Thioridazine~~

~~Thiothixene~~

이세대 항정신병 약물들

Aripiprazole : 아빌리파이

Clozapine : 클로자릴

Olanzapine : 자이프렉사

Paliperidone : 인베가

Quetiapine : 쎄로켈

Risperidone : 리스페달

ZIprasidone : 젤독스

Blonanserin : 로나센

Nemonapride : 네포니드

Amisulpride : 솔리안

Zotepine : 로도핀

일세대 항우울제들

이종고리 화합물들

Amitriptyline : 에나폰, 에트라빌

Imipramine : 이미프라민

Clomipramine : 그로민, 클로미프라민

~~Desipramine~~

~~Doxepin~~

~~Maprotiline~~

Nortriptyline : 센시발

~~Protriptyline~~

~~Trimipramine~~

다이벤족사제핀

Amoxapine : 아디센

페닐피페라진

Trazodone : 트리티코

단가아민 산화효소 억제제

~~Phenelzine~~

~~Selegiline~~

~~Tranylcypromine~~

이세대 항우울제들

Fluoxetine : 푸로작

Sertraline : 졸로푸트

Paroxetine : 세로자트, 팍실

Fluvoxamine : 듀미록스

Citalopram : 시탈로프람

Escitalopram : 렉사프로

Venlafaxine : 이팩사

~~Nefazodone~~

Mirtazapine : 레메론

Bupropion : 웰부트린, 웰

Duloxetine : 심발타

기분 안정제들

Lithium : 리튬

Divalproex : 데파코트

Valproate : 바로인

Lamotrigine : 라믹탈

Carbamazepine : 티모닐, 카마제핀, 테그레톨

Oxcarbazepine : 트리렙탈

Gabapentin : 뉴론틴

Tiagabine : 가비트릴

Topiramate : 토파맥스

Zonisamide : 엑세그란

항불안제들/진정-수면제들

벤조디아제핀들

Diazepam : 디아제팜, 바리움

Lorazepam : 아티반

Clonazepam : 리보트릴

Alprazolam : 자낙스, 알프람

~~Oxazepam~~

~~Temazepam~~

Midazolam : 미다졸람, 바스캄

Buspirone : 부스파

Pregabalin : 리리카

Zolpidem : 스틸녹스

~~*Zaleplon*~~

~~*Eszopiclone*~~

~~*Ramelteon*~~

보조 약물들

~~Clonidine~~

~~Guanfacine~~

정신자극제들

Methylphenidate : 메디키넷, 메타데이트, 콘서타, 페니드

~~Dexmethylphenidate~~

~~Dextroamphetamine~~

~~Amphetamine salts~~

Modafinil : 프로비질

기타 약물들

Atomoxetine : 스트라테라

Propranolol : 인데놀

Desmopressin : 미니린

부록 G

매일 기분 달력

하루의 각 부분에 대해서 여러분의 전반적인 기분을 가장 잘 설명하는 색깔을 사용해서 사각형 안을 색칠하십시오.

이름 ____________________ 월 ____________________

열쇠 :

빨강 = 화남/폭발적임

주황 = 우스꽝스러움

노랑 = 행복함

초록 = 중간/ 적당함

파랑 = 슬픔

남색 = 짜증남/ 과민함

보라색 = 걱정됨

1주 __________ 부터 __________ 까지

	월요일	화요일	수요일	목요일	금요일	토요일	일요일
오전							
오후							
저녁							

2주 __________ 부터 __________ 까지

	월요일	화요일	수요일	목요일	금요일	토요일	일요일
오전							
오후							
저녁							

부록 H

의사를 위한 기본 구조 – 학교 원격회의

1. 아이를 위한 개별 교육 수요를 평가합니다.
2. 적절한 교육 계획을 결정합니다.
3. 조울병에 대해서 배웁니다.
4. 학교에서의 정서적 문제들을 다루는 법을 배웁니다.
5. 학습 문제들과 학업의 어려움들을 논의합니다.
6. 작업치료, 언어치료, 및 사회 기술 훈련들과 같은 추가적인 서비스들을 논의합니다.
7. 가족과 학교 사이의 의사소통을 논의합니다.
8. 약물 문제들을 논의합니다.

보통 원격회의는 특수 교육 책임자, 학교 교장, 사회사업가, 학급 교사, 자원 교사들, 가족, 그리고 아이의 학교 환경에 관여하는 여느 추가적인 전문가들과 함께 이루어집니다. 정신건강의학과의사/임상의사는 이 학교 회의에 참석하기 위하여 스피커폰으로 참여가 가능하여야 합니다. 이 서비스는 보통 사설 의료보험으로는 급여가 되지 않으며 전형적으로는 자가 부담으로 청구가 됩니다.(편역자 추가 : 원문의 청구와 관련된 내용은 미국의 의료 현실에 따른 것으로 한국의 경우는 담당 주치의사와 상의하십시오.)

1. **수요를 평가합니다.** 대부분의 조울병 아이들이 전형적으로는 학교에서 같은 종류의 문제들을 가지고 있음에도 불구하고, 각 아이는 학교 환경에서의 고유한 힘든 점들을 가지고 있습니다. 우리의 회의의 일부로써, 정보가 부모들, 학교 팀들, 그리고 임상의사들로부터 모여서 강점과 약점이 있는 영역들을 결정합니다. 이러한 것들은 그리고 나서 적절한 학교 중재안들을 계획하는 것을 위한 기초가 됩니다.

2. **적절한 교육 계획을 결정합니다.** 팀은 수요 평가에 따라서 적절한 교육 계획을 결정할 것입니다.

이러한 계획들에는 다음이 포함될 수 있습니다 :

a. 학급 중재와 지원

b. 504 계획

c. 개별화 교육 계획

d. 학급 보조가 있는 개별화 교육 계획

e. 치료적 학교

f. 거주시설 배치

이 계획의 세부적 측면들에 대한 권고와 논의들이 팀 내부에서 있을 것입니다.

3. **조울병에 대해서 배웁니다.** 조울병은 복잡하고 여러 방식으로 아이에게 영향을 미칩니다. 조울병의 특성과 이것이 특정 아이에게서 어떻게 나타나는가가 학교 관계자에게 주의 깊게 설명되고, 학부모와 공유하여 모두가 학급과 구내식당, 체육 수업, 등등의 환경들에서 아이에게서 무엇을 기대할 것인지에 대해서 동의하게 됩니다. 학교 팀은 질병의

만성적이고 주기적인 특성과 이것이 아이의 학습에 어떻게 영향을 미치는지를 이해할 필요가 있습니다. 잠재적 위험들, 어떻게 질병이 관계에 영향을 주는지, 그리고 자존감이 또한 논의됩니다, 그렇게 해서 공감이 아이와 아이를 맡는 학교 팀 사이에서 이루어질 수 있습니다.

4. **학교에서 정서적 문제들을 대처하는 법을 다룹니다.**

- 제안이 학교 팀 (사회 사업가, 선생님)에게 주어져서 그들이 학년 기간 동안 서비스들이 반드시 제공되도록 하는 데에 주도적 역할을 할 수 있게 합니다.
- 무지개 프로그램을 학교에서 개별 회기들을 수행할 학교 팀 (사회 사업가, 교사)에게 소개합니다.
- 출석부를 사무실로 갖고 오기, 달력을 관리하기 또는 칠판을 지우기와 같은 특정 업무에 대한 책임을 지게 해서 추가적인 지도력을 아이가 갖게끔 하도록 팀을 격려합니다.
- 사회적 관계에 대해서 아이를 도와주도록 단짝 친구 시스템을 권장합니다. 예를 들어, 아이는 이 아이와 상호작용을 할 것으로 생각되는 사람 옆에 앉게 할 수 있습니다. 이것은 특정한 단짝 친구를 지정해서 그 친구에게 아이와 놀아주라고 요청하는 것보다도 더욱 우정을 키우고 구내식당에서 시간을 같이 보내도록 북돋아 줄 것입니다.
- 예상하기로, 아이가 학교의 자원 교사로부터 받는 격려의 이야기에 더해서 일대일 회기를 갖도록 합니다.
- 격려의 이야기는 필요에 따라서 일주일에 1~7회, 10~15분 정도로 어디에서든 있을 수 있습니다.

5. **학습 문제들과 학업의 어려움들을 논의합니다.** 아이의 학습 어려움들에 따라서, 학급 안이나 밖에서의 서비스들을 설정하여서 아이

가 외면당한다는 느낌이 없이도 효과적으로 학습을 할 수 있도록 합니다. 집중하지 못하는 것과 같은 문제들은 약물들을 통해서 다루어질 것이고, 의사 방문 시에 대한 정보를 제공하도록 학교 팀을 격려하여서 집중력이 효과적으로 감독 되도록 할 수 있습니다. 학습 능력의 영역을 키워주고 배양하여 주도록 학교 팀을 격려하여서 아이가 성취하는 영역을 갖도록 합니다.

6. **작업 치료, 언어 치료 및 사회 기술 훈련과 같은 추가적인 서비스들을 논의합니다.** 사회 기술 훈련, 작업 치료 및 언어 치료 서비스들은 개별화 교육 계획을 통하여 제공될 필요가 있습니다. 이러한 수요와 아이를 위한 이들의 중요성에 대한 논의가 강조될 것입니다.

7. **가족과 학교 사이의 의사소통을 논의합니다.** 가족과의 의사소통을 격려합니다. 부모들에게 아이의 선생님과 대화를 하도록 격려하고, 선생님들은 빈번한 노트, 전화 그리고 가족과의 접촉을 하도록 격려합니다. 선생님들과 부모들이 아이에게뿐만 아니라 또한 서로에게도, 상대방이 시행하고 있는 기법들에 대해서 긍정적인 피드백을 제공하여서, 협조가 효과적이고 상승효과를 갖게끔 하도록 격려합니다.

8. **약물 문제들을 논의합니다.** 아이에게 주어지고 있는 약물들이 부작용들과 함께 자세하게 설명됩니다. 가족들에게는 중요한 약물 변경들이 이루어질 때에 학교에 알려 주도록 격려하여 줍니다.

아이를 학교에서 다루는 것에 대한 철학은 행동들을 미세하게 쪼개어서 각각의 작은 문제들을 주된 장애물로 보고 접근하기보다는 아이의 강점에 기반하여, 학교를 안정적이고도 안전한 환경으로 만든다는 데에 기초하고 있습니다. 학교 스텝들은 흔히 우리에게 그들이 이미 위의 전략들의 대부분을 시도해 보았다고 말하거나 아이가 수업에 참석하기를 원하지 않거나 반항적이거나 고집이 세다는 것과 같은 문제들을 제기합니다. 흔히들 이러한 시기들을 학습의 기회로 사용하고, 아이를 이러한 어려운 상황들에서 구하여줄 수 있는 문제 해결 전략들을 써보는 것이 중요합니다. 문제들에 협동하여서 작업을 하기, 아이를 포함시키기, 그리고 합리적인 범위 내에서 선택권을 주는 것은 아이가 스스로를 돕는 데에 도움이 될 수 있습니다. 아이가 학교에서의 문제들을 어렵게 만드는 데 꼼짝도 않고 머물러 있다면, 감정적이고 파괴적인 행동들보다는 효과적이고 건설적인 행동들 쪽으로 아이에게 부드럽게 지도를 해 주어야 할 필요가 있습니다. 까다로운 아이에게 협조하도록 강제하는 것은 상황의 강도를 높이게 하여서 아이가 맞서 싸우게만 합니다. 조울병 아이들은 전형적으로는, 위기가 발생하기 이전에 상황들을 논의하면서 알력 다툼을 피하고, 협조적인 방식으로 한다면 더 잘 반응을 보입니다.

참고자료

모든 부모들과 보호자들을 위한 나의 독서목록

· 현명한 부모는 아이에게 배운다 (국내 번역됨), 윌리엄 마틴 저 (뉴욕 : 말로위, 1999) : 사랑이 있는 부모-아이 관계들을 강조합니다-비판 없이 반응하기, 자연적 과정들을 따라가기, 그리고 행동하는 것과 있어주는 것 사이에 균형을 유지하기

· 칭찬은 고래도 춤추게 한다 (국내 번역됨), 켄 블랜차드 저 (뉴욕, 프리 프레스, 2002) : 조울병 아이를 상호간의 신뢰로 길들여서, 그들의 범고래-유형의 분노를 조절하는 데에 매우 유용합니다

· 좋은 친구들은 찾기 어렵다 : 아이가 친구를 찾고, 만들고, 유지하게끔 도와주세요 (Good Friends Are Hard to Find: Help Your Child Find, Make, and Keep Friends), 프레드 프랑켈 저 (런던 : 퍼스펙티브 퍼블리싱, 1996) : 이는 어떻게 좋은 친구가 되기를 배우고 좋은 우정을 유지하는가에 대해서 특히 부모의 감독을 강조하면서 세부사항들을 분명하게 펼쳐 보여주는 대단한 책입니다.

· 까진 무릎의 축복 : 자립적인 아이로 키우기 위하여 유대인의 가르침을 이용하기 (The Blessing of a Skinned Knee: Using Jewish Teaching to Raise Self-Reliant Children), 웬디 모겔 저 (다비, 필라델피아 : 다이앤, 2003) : 아이 발달의 궤도, 육아의 어려움들, 고통들,

그리고 얻는 것들을 균형 잡힌 시각에서 보게 합니다.

- 정신약물치료 핸드북 : 전 일생 기간 동안의 접근법, 2판 (Handbook of Psychopharmacotherapy: A Life-Span Approach, 2nd ed.), 매니 파불루리와 필립 자니칵 저 (필라델피아 : 리핀코트, 윌리엄스 & 윌킨스, 2007) : 여러분의 조울병 아이 또는 어떤 정신과 질병이 있는 어떠한 환자들을 위해서라도, 소아과학에서 노인학까지 여러분들이 알 필요가 있는 약물 치료의 다양한 목록들의 빠르고도 포괄적인 개관을 제공합니다.
- 시크릿 (**국내 번역됨**), 론다 번 저 (뉴욕 : 아트리아, 2006) : 긍정적인 사고의 비밀과 바로 자석처럼, "좋아하는 것은 좋아하는 것을 끌어당긴다, 그렇게 여러분이 한 생각을 떠올릴 때에, 여러분은 또한 마음에 끌리는 생각들을 끌어당기고 있는 것입니다"라고 말하는 끌어당김의 법칙을 퍼뜨리고 있습니다.
- 자신의 페라리를 팔아버린 수도자로부터의 가족의 지혜 (Family Wisdom from the Monk Who Sold His Ferrari), 로빈 샤마 저 (칼스배드, 캘리포니아: 헤이 하우스, 2003) : 이 책은 풍요롭고도 지속적이면서 생활양식에 균형을 가져다주어서, 여러분이 삶을 만족감과 평이함으로 기념하게끔 하여주는 가족 문화를 만들어 내는 것에 대한 통찰을 가져다줍니다.
- 아이들이 듣게끔 말하고, 아이들이 말하게끔 듣는 법 (How to Talk So Kids Will Listen and Listen So Kids Will Talk), 아델 페이버와 일레인 마즐리쉬 저 (런던: 피카딜리 프레스, 2001) : 이 책은 가족에서 특히 아이에게서 협조를 얻어내고 집에서 처벌과 소리치고 고함을 지르기에 대한 대안들을 찾아내도록 기초를 놓아 줍니다.

추천하는 웹사이트들

thebalancedmind.org – 이 균형 잡힌 마음 재단의 웹사이트는 조울병이 있는 아동 및 가족들을 위한 전반적인 자원들을 풍부하게 담고 있으며, 가상 세계에서의 거대한 네트워크를 제공합니다. 여러분이 소개를 받을 수 있고 또한 여러분의 영역에서 활동하는 지지 그룹들을 찾아보거나 여러분 자신의 지지 그룹을 만들 수 있는 전자 게시판을 가지고 있습니다.

bpchildresearch.org – 이것은 재니스 파폴로스와 드미트리 파폴로스에 의하여 운영되는 청소년 조울병 연구 재단의 웹사이트로 임상 전문가들과 관심을 갖는 임상의사들 사이의 전문적인 대화를 촉진시키고 있습니다. 이들은 조울병 청소년이 있는 가족들을 위한 큰 옹호자로 역할을 하고 있습니다.

nami.org – 정신장애인 가족협회(the National Alliance on Mental Illness, NAMI)의 특별히 매력적인 점은 가족–대–가족 프로그램과 내일을 위한 시각 프로그램–일련의 부모 지도자들로부터 다른 정신적으로 질병이 있는 아동들의 부모 및 양육자들에게로의 그룹 개별 지도–입니다.

dbsalliance.org – 우울증 및 조울병 지지연대는 조울증에 대한 주된 기관입니다. 균형 잡힌 마음 재단은 자매기관으로 연결되어 있습니다.

bpchildren.com – 트레이시 앙글라다는 조울병의 롤러코스터를 경험하고 있는 사람들의 이야기들을 주된 관심거리로 하는 깔끔한 웹사이트를 운영합니다.

Isbd.org – 국제조울병학회(the International Society for Bipolar Disorders, ISBD)의 웹사이트는 아이들에게만 대상이 맞추어지지는 않았지만, 조울병에 대한 많은 과학적인 정보로의 연결을 포함하고 있습니다. 이 학회는 연구자들, 임상의사들, 지지 단체들, 그리고 국제적 협동, 교육, 연구 및 조울병의 치료와 다른 측면들에서의 발전을 위해 헌신하는 개인들을 위한 토론의 장소입니다.

blackdoginstitute.org.au – 이 호주의 웹사이트에 따르면, 블랙 독 협회는 "기분장애에 대한 이해, 진단 및 치료를 향상시키는 데에 헌신하는 교육, 연구, 임상 및 지역사회-지향의 시설"입니다. 아이들이 주된 초점은 아니지만, 이 사이트는 부모들이 유용하게 여길 많은 정보들과 연결들을 포함하고 있습니다.

forcesociety.com – 아동 정신건강을 위한 포스(Families Organized for Recognition and Care Equality, F.O.R.C.E.) 학회는 "아동 정신건강에서 중재의 변화와 돌봄의 평등성을 촉진하고 이들에 영향을 미치는 것"을 사명으로 하는 브리티쉬 콜럼비아에 기반을 둔 캐나다의 부모들의 기구입니다. 이 그룹은 부모들을 위한 기술-쌓기 세미나들을 개최하고, 정책 변화를 지지하며, 도움이 되는 정부의 정보로의 연결을 제공합니다.

depression.mb.ca – 매니토바의 기분장애 협회는 자조 단체로 "동료 지지, 교육 및 옹호를 통해서 스스로를 도우려는 사람들을 돕고, 기분장애에 대한 대중의 자각을 일깨우며, 정신적 안녕을 발달시키고 관리하는 사람들에게 힘을 실어주는 것"을 목표로 합니다.

mooddisorderscanada.ca – 캐나다의 기분 장애 학회는 캐나다와 미국에 있는 수많은 조울병에 대한 자원들로의 연결을 제공합니다.

youngminds.org.uk – 영 마인드는 모든 아이들과 젊은이들의 정신건강을 향상시키는 데 헌신하는 영국의 비영리 기관입니다; 조울병에 대한 많은 정보로의 연결들을 제공합니다.

(이하 편역자 추가)

kacap.or.kr – 대한민국의 소아청소년 정신과 의사들을 대표하는 학회로서 소아청소년 정신과에 관한 정보 및 해당 지역의 관련 분야 전공 의사들의 목록을 얻을 수 있습니다.

knpa.or.kr – 대한신경정신의학회는 대한민국의 정신건강의학과 의사들을 대표합니다. 관련기관으로 대한정신건강재단의 홈페이지인 mind44.com으로 연결되며, 해당 지역의 정신건강의학과 의사들의 목록과 함께 정신건강에 대한 일반적인 정보들을 얻을 수 있습니다.

onmaum.com – 대한정신건강의학과 의사회의 홈페이지로, 정신건강의학과의 진료에 관련된 구체적인 정보와 해당 지역의 정신건강의학과 개원의사들의 목록을 얻을 수 있습니다.

ksdb.or.kr – 대한 우울조울병 학회는 대한민국에서 조울병을 연구하는 의사들의 학술모임입니다. 조울병과 관련된 학술 정보를 얻을 수 있습니다.

kfamh.or.kr – 대한 정신보건 가족협회의 홈페이지입니다. 정신장애인과 질환자 및 그 가족들의 삶의 질 향상과 권익옹호를 위해 노력하는 대표적인 단체입니다. 각 해당지역의 지부 연락처들을 얻을 수 있습니다.

정신건강증진센터 (서울 blutouch.net, 경기 mentalhealth.or.kr) – 대표적인 서울, 경기 지역 이외에도 각 지역 행정단위 별로 정신건강증진센터가 개설이 되어 있어서 전반적인 정신건강 증진을 위한 다양한 업무들을 맡고 있습니다. 여기를 통하여 해당 지역의 다양한 자원들의 목록을 얻을 수 있습니다.

소아청소년 정신보건센터 (서울 childyouth.blutouch.net, 성남 withchild.or.kr) – 일부 제한적인 지역에서는 좀 더 특화된 소아청소년 정신보건 사업을 전담하는 소아청소년 정신보건센터를 운영하여 여러 선도적인 사업을 하고 있습니다. 여러 정신보건 서비스들을 받을 수 있습니다.

schoolstar.net – 성장학교 별, 국내에서는 아직 병원 이외에 정신질병이 있는 소아청소년들을 위한 자원이 절대적으로 부족하며, 치료적 학교로 부를 만한 곳이 많지 않습니다. 국내에서 이 분야에서는 선도적 역할을 하고 있다고 생각되는 곳으로 사회적응훈련을 맡고 있습니다.

Kidmind.net – 소아청소년 조울병 전공자로서 이쪽 분야의 연구를 하고 있는 편역자의 블로그입니다. 소아청소년 조울병과 관련된 정보들을 얻을 수 있습니다.

참고 문헌

Ambrosini PJ. (2000). A review of pharmacotherapy of major depression in children and adolescents. Psychiatric services 51(5):627-633.

Biederman J, Faraone S, Mick E, Wozniak J, Chen L, Ouellette C, Marrs A, Moore P, Garcia J, Mennin D et al. . (1996). Attention-deficit hyperactivity disorder and juvenile mania: an overlooked comorbidity? Journal of the American Academy of Child and Adolescent Psychiatry 35(8):997-1008.

Biederman J, Mick E, Spencer TJ, Wilens TE, and Faraone SV. (2000). Therapeutic dilemmas in the pharmacotherapy of bipolar depression in the young. Journal of child and adolescent psychopharmacology 10(3):185-192.

Carlson GA. (1990). Child and adolescent mania--diagnostic considerations. Journal of child psychology and psychiatry, and allied disciplines 31(3):331-341.

Esposito-Smythers C, Birmaher B, Valeri S, Chiappetta L, Hunt J, Ryan N, Axelson D, Strober M, Leonard H, Sindelar H et al. . (2006). Child comorbidity, maternal mood disorder, and perceptions of family functioning among bipolar youth. Journal of the American Academy of Child and Adolescent Psychiatry 45(8):955-964.

Faraone SV, Biederman J, Mennin D, Wozniak J, and Spencer T. (1997a). Attention-deficit hyperactivity disorder with bipolar disorder: a familial subtype? Journal of the American Academy of Child and Adolescent Psychiatry 36(10):1378-1387; discussion 1387-1390.

Faraone SV, Biederman J, Wozniak J, Mundy E, Mennin D, and O'Donnell D. (1997b).

Is comorbidity with ADHD a marker for juvenile-onset mania? Journal of the American Academy of Child and Adolescent Psychiatry 36(8):1046-1055.

Findling RL, Gracious BL, McNamara NK, Youngstrom EA, Demeter CA, Branicky LA, and Calabrese JR. (2001). Rapid, continuous cycling and psychiatric co-morbidity in pediatric bipolar I disorder. Bipolar disorders 3(4):202-210.

Findling RL, McNamara NK, Gracious BL, Youngstrom EA, Stansbrey RJ, Reed MD, Demeter CA, Branicky LA, Fisher KE, and Calabrese JR. (2003). Combination lithium and divalproex sodium in pediatric bipolarity. Journal of the American Academy of Child and Adolescent Psychiatry 42(8):895-901.

Geller B, Cooper TB, Sun K, Zimerman B, Frazier J, Williams M, and Heath J. (1998a). Double-blind and placebo-controlled study of lithium for adolescent bipolar disorders with secondary substance dependency. Journal of the American Academy of Child and Adolescent Psychiatry 37(2):171-178.

Geller B, Craney JL, Bolhofner K, DelBello MP, Williams M, and Zimerman B. (2001). One-year recovery and relapse rates of children with a prepubertal and early adolescent bipolar disorder phenotype. The American journal of psychiatry 158(2):303-305.

Geller B, Craney JL, Bolhofner K, Nickelsburg MJ, Williams M, and Zimerman B. (2002). Two-year prospective follow-up of children with a prepubertal and early adolescent bipolar disorder phenotype. The American journal of psychiatry 159(6):927-933.

Geller B, Fox LW, and Clark KA. (1994). Rate and predictors of prepubertal bipolarity during follow-up of 6- to 12-year-old depressed children. Journal of the American Academy of Child and Adolescent Psychiatry 33(4):461-468.

Geller B, Warner K, Williams M, and Zimerman B. (1998b). Prepubertal and young adolescent bipolarity versus ADHD: assessment and validity using the WASH-U-KSADS, CBCL and TRF. Journal of affective disorders 51(2):93-100.

Kafantaris V, Coletti DJ, Dicker R, Padula G, and Kane JM. (2001a). Adjunctive antipsychotic treatment of adolescents with bipolar psychosis. Journal of the American Academy of Child and Adolescent Psychiatry 40(12):1448-1456.

Kafantaris V, Dicker R, Coletti DJ, and Kane JM. (2001b). Adjunctive antipsychotic treatment is necessary for adolescents with psychotic mania. Journal of child and adolescent psychopharmacology 11(4):409-413.

Kowatch RA, Sethuraman G, Hume JH, Kromelis M, and Weinberg WA. (2003). Combination pharmacotherapy in children and adolescents with bipolar disorder. Biological psychiatry 53(11):978-984.

Kowatch RA, Suppes T, Carmody TJ, Bucci JP, Hume JH, Kromelis M, Emslie GJ, Weinberg WA, and Rush AJ. (2000). Effect size of lithium, divalproex sodium, and carbamazepine in children and adolescents with bipolar disorder. Journal of the American Academy of Child and Adolescent Psychiatry 39(6):713-720.

Kutcher S, and Marton P. (1991). Affective disorders in first-degree relatives of adolescent onset bipolars, unipolars, and normal controls. Journal of the American Academy of Child and Adolescent Psychiatry 30(1):75-78.

Lewinsohn PM, Klein DN, and Seeley JR. (1995). Bipolar disorders in a community sample of older adolescents: prevalence, phenomenology, comorbidity, and course. Journal of the American Academy of Child and Adolescent Psychiatry 34(4):454-463.

Lewinsohn PM, Klein DN, and Seeley JR. (2000). Bipolar disorder during adolescence and young adulthood in a community sample. Bipolar disorders 2(3 Pt 2):281-293.

McClellan J, McCurry C, Snell J, and DuBose A. (1999). Early-onset psychotic disorders:

course and outcome over a 2-year period. Journal of the American Academy of Child and Adolescent Psychiatry 38(11):1380-1388.

Neuman RJ, Geller B, Rice JP, and Todd RD. (1997). Increased prevalence and earlier onset of mood disorders among relatives of prepubertal versus adult probands. Journal of the American Academy of Child and Adolescent Psychiatry 36(4):466-473.

Orvaschel H, and Puig-Antich J. 1987. Schedule for affective disroder and schizophrenia for school-age children: Epidemiologic (4th version). Fort Lauderdale, Florida: Nova Southeastern University Center for Psychological Studies.

Pauls DL, Morton LA, and Egeland JA. (1992). Risks of affective illness among first-degree relatives of bipolar I old-order Amish probands. Archives of general psychiatry 49(9):703-708.

Pavuluri MN, Graczyk PA, Henry DB, Carbray JA, Heidenreich J, and Miklowitz DJ. (2004a). Child- and family-focused cognitive-behavioral therapy for pediatric bipolar disorder: development and preliminary results. Journal of the American Academy of Child and Adolescent Psychiatry 43(5):528-537.

Pavuluri MN, Henry DB, Carbray JA, Naylor MW, and Janicak PG. (2005). Divalproex sodium for pediatric mixed mania: a 6-month prospective trial. Bipolar disorders 7(3):266-273.

Pavuluri MN, Henry DB, Carbray JA, Sampson G, Naylor MW, and Janicak PG. (2004b). Open-label prospective trial of risperidone in combination with lithium or divalproex sodium in pediatric mania. Journal of affective disorders 82 Suppl 1:S103-111.

Pavuluri MN, Henry DB, Devineni B, Carbray JA, and Birmaher B. (2006a). Child mania rating scale: development, reliability, and validity. Journal of the American

Academy of Child and Adolescent Psychiatry 45(5):550-560.

Pavuluri MN, Henry DB, Devineni B, Carbray JA, Naylor MW, and Janicak PG. (2004c). A pharmacotherapy algorithm for stabilization and maintenance of pediatric bipolar disorder. Journal of the American Academy of Child and Adolescent Psychiatry 43(7):859-867.

Pavuluri MN, Herbener ES, and Sweeney JA. (2004d). Psychotic symptoms in pediatric bipolar disorder. Journal of affective disorders 80(1):19-28.

Pavuluri MN, O'Connor MM, Harral E, and Sweeney JA. (2007). Affective neural circuitry during facial emotion processing in pediatric bipolar disorder. Biological psychiatry 62(2):158-167.

Pavuluri MN, O'Connor MM, Harral EM, and Sweeney JA. (2008). An fMRI study of the interface between affective and cognitive neural circuitry in pediatric bipolar disorder. Psychiatry research 162(3):244-255.

Pavuluri MN, Schenkel LS, Aryal S, Harral EM, Hill SK, Herbener ES, and Sweeney JA. (2006b). Neurocognitive function in unmedicated manic and medicated euthymic pediatric bipolar patients. The American journal of psychiatry 163(2):286-293.

Rice J, Reich T, Andreasen NC, Endicott J, Van Eerdewegh M, Fishman R, Hirschfeld RM, and Klerman GL. (1987). The familial transmission of bipolar illness. Archives of general psychiatry 44(5):441-447.

Schenkel LS, West AE, Harral EM, Patel NB, and Pavuluri MN. (2008). Parent-child interactions in pediatric bipolar disorder. Journal of clinical psychology 64(4):422-437.

Spitzer M. (1987). [Clinical aspects and practical applications of DSM-III]. Psychiatrische Praxis 14(6):212-217.

Strober M, Morrell W, Burroughs J, Lampert C, Danforth H, and Freeman R. (1988). A family study of bipolar I disorder in adolescence. Early onset of symptoms linked to increased familial loading and lithium resistance. Journal of affective disorders 15(3):255-268.

Wagner KD, Weller EB, Carlson GA, Sachs G, Biederman J, Frazier JA, Wozniak P, Tracy K, Weller RA, and Bowden C. (2002). An open-label trial of divalproex in children and adolescents with bipolar disorder. Journal of the American Academy of Child and Adolescent Psychiatry 41(10):1224-1230.

Werry JS, McClellan JM, and Chard L. (1991). Childhood and adolescent schizophrenic, bipolar, and schizoaffective disorders: a clinical and outcome study. Journal of the American Academy of Child and Adolescent Psychiatry 30(3):457-465.

West AE, Schenkel LS, and Pavuluri MN. (2008). Early childhood temperament in pediatric bipolar disorder and attention deficit hyperactivity disorder. Journal of clinical psychology 64(4):402-421.

Wilens TE, Biederman J, Kwon A, Ditterline J, Forkner P, Moore H, Swezey A, Snyder L, Henin A, Wozniak J et al. . (2004). Risk of substance use disorders in adolescents with bipolar disorder. Journal of the American Academy of Child and Adolescent Psychiatry 43(11):1380-1386.

Wilens TE, Biederman J, Millstein RB, Wozniak J, Hahesy AL, and Spencer TJ. (1999). Risk for substance use disorders in youths with child- and adolescent-onset bipolar disorder. Journal of the American Academy of Child and Adolescent Psychiatry 38(6):680-685.

Wozniak J, Biederman J, Faraone SV, Frazier J, Kim J, Millstein R, Gershon J, Thornell A, Cha K, and Snyder JB. (1997). Mania in children with pervasive developmental disorder revisited. Journal of the American Academy of Child and Adolescent

Psychiatry 36(11):1552-1559; discussion 1559-1560.

Wozniak J, Biederman J, Kiely K, Ablon JS, Faraone SV, Mundy E, and Mennin D. (1995). Mania-like symptoms suggestive of childhood-onset bipolar disorder in clinically referred children. Journal of the American Academy of Child and Adolescent Psychiatry 34(7):867-876.

Youngstrom EA, Findling RL, Calabrese JR, Gracious BL, Demeter C, Bedoya DD, and Price M. (2004). Comparing the diagnostic accuracy of six potential screening instruments for bipolar disorder in youths aged 5 to 17 years. Journal of the American Academy of Child and Adolescent Psychiatry 43(7):847-858.

찾아보기

ㄴ

ㄷ

ㄹ

ㅁ

ㅂ

ㅅ

ㅇ

ㅈ

ㅊ

ㅋ

저자에 관하여

매니 파불루리 박사는 소아 청소년 정신과 교수이자 일리노이 주립대학교, 시카고의 청소년 연구소에서 소아 기분 장애 클리닉과 소아 조울병 연구 프로그램을 창립한 책임자입니다. 그녀는 어린 아동에서의 정신과적 장애들에 관해서 폭넓게 인용된 바 있는 전문가이면서 미국 소비자 연맹(Consumers' Research Council of America)에 의한 "미국의 최고 정신과 의사들" 중의 하나이자 Best Doctors, Inc.의 의사들에 대한 조사에서 "미국에서 최고의 의사들" 중의 한 명으로 명단에 올랐었습니다.

길포드 출판사에 대해서

1973년에 창립된 길포드 출판사(www.guilford.com)는 정신 건강, 교육, 그리고 사회과학 및 행동과학에서의 서적, 정기 간행물, 소프트웨어 및 시청각 프로그램들로써 국제적인 명성을 쌓아왔습니다. 우리는 잘 쓰인, 견실하게 연구된 업적들을 전문가들, 학계, 그리고 일반 독자들에게 전달하는 데에 헌신하고 있습니다. 길포드의 연속성과 혁신 사이의 균형은 우리가 고객들뿐만 아니라 저자들과도 지속적인 관계들을 발전시키도록 하여 주고, 수많은 오랫동안 지속되는 출판물들을 만들고 시장에 내놓을 수 있게 하여 주어 왔습니다. 회사는 창립 시의 동반자인, 밥 매트로프 회장과 세이무어 웨인가튼 편집장이 소유하고 있습니다.

출판사로부터

과학을 다루는 모든 저작물들에 대해서처럼, 이 책의 내용은 진화하는 기준들과 진보에 영향을 받을 수 있습니다. 그러한 변화들과 발전들은 전문적인 도움을 제공하거나 얻거나 또는 자조 계획을 세우는 누구든지 다루어야만 하는 정보의 중요한 부분들입니다. 게다가, 어떠한 주제들의 치료들에 대한 요약은 너무 복잡해서 드물거나 새롭게 발견되었으나 확인되지 못한 사용금지 사항들과 같은 세부사항들을 누락할 수 있습니다. 치료는 사용 가능한 가장 현재의 지침들에 따라서 처방되어야만 합니다. 만약 이 책이 약물과 관련된 내용을 포함하고 있다면 의사와 소비자들은 환자 병력에 비추어서, 참조를 하고 어떠한 약물 용법에도 부속되어 오는 약물 정보 설명서를 검토하도록 강력하게 상기시켜 드리는 바입니다. 만약 이 책이 자가-치료 권고안들을 포함하고 있다면 이는 보건의료 전문가와의 자문에 대한 대체물로서 의도된 것이 아닙니다. 각 개인들의 건강에 대한 주의사항들은 자격을 갖춘 전문가에 의하여 평가되어야만 합니다.

저자들은 온전하고도 출판 시기에 받아들여지는 의료의 표준에 일반적으로 부합하는 정보를 제공하기 위하여 노력하는 바에서 신뢰성이 있다고 믿어지는 자원들을 가지고 점검을 하였습니다. 그러나, 인간의 실수나 의과학에서의 변화라는 관점에서, 저자들이나 편집자들과 출판사, 이 저작물의 준비 또는 출판에 관련된 다른 어느 쪽들도 여기에 포함된 정보가 모든 관점에서 정확하거나 완전하다고 보장하지 못하며 이들은 그러한 정보의 사용에서 얻어진 결과들이나 어떠한 실수 또는 누락들에 대하여 책임을 지지 않습니다. 독자들은 이 책에 포함된 정보들을 다른 자원들과 확인하거나 비교하여 보는 것이 권장되며 그렇게 해서야 취득한 치료에 대한 계획을 하거나 자가-치료에 대한 선택을 할 수가 있을 것입니다.

편역자의 말

처음에 미국에 가서 닥터 매니의 진료실에서 환자 진료를 옆에서 보면서 환자들을 대하는 매니의 긍정적이고 활기 넘치는 태도가 아주 인상적이었습니다. 그러면서 한국에서 진료를 할 때 내가 어떠했었나 진지하게 돌아보는 계기가 되었습니다. 그러던 중 매니가 자신이 하는 진료의 주요한 내용들이 이 책에 들어 있다고 제게 소개를 해 주면서 책을 읽기 시작하게 되었습니다.

매니에게 이 책을 소개받으면서 읽어보다가 내용이 보호자들에게 정말 좋다고 판단이 되어서 편역을 결심하게 되었습니다. 처음에 편역을 시작하려 할 때에는 아직 책을 처음부터 완독을 하지는 않고, 부분부분 발췌해서 보던 시점이었는데, 막상 편역을 하고 다른 사람들에게 소개를 한다고 생각하면서 처음부터 차근차근 완독을 하니 내가 그냥 띄엄띄엄 읽을 때와는 많이 다른 느낌이었음을 고백합니다.

이 책에는 많은 실례들이 들어있고 그 내용 중의 다수는 내가 미국에 오기 이전에 이미 진료실에서 경험을 하였던 많은 아이들에게서 경험한 살아 숨 쉬는 증례들입니다. 태평양을 건너서 미국의 진료실에서 본 아이들도 한국에서 본 아이들과 큰 차이는 없었던 것 같습니다. 그러면서 이런 책을 읽으면서 처음에 전혀 예상을 못 했었는데, 읽다가 보면서 나도 모르게 조울병 아이의 어머니, 아버지 심정으로 돌아가서 숙연해지는 느낌입니다.

편역하려고 증례들을 보다 보면 자꾸만 진료실에서 보았던 아이들과 어머니들의 얼굴이 주마등처럼 머릿속을 스쳐 갑니다. 성적이 전교 순위권을 다투다가 조울병이 생기면서 성적이 떨어지던 김 군, 그래도 흔들리지 않으려고 애를 쓰시던 김 군 어머니, 진료실에서 아이가 흥분하자 껴안고 우시던 이군 아버지, 항상 기운 없는 창백한 얼굴로 말이 없던 여학생, 아이 학교에 문제가 생겨서 갈 때는 흐트러짐 없게 옷을 항상 잘 갖춰 입고 간다고 하던 아이 어머님, 자신의 아들을 데리고 오시던 학교 선생님…… 항상 깍듯하시면서도 여유를 잃지 않으시던 부모님들. 그분들은 지금 어떻게 지낼까, 내가 그 입장이었으면 나는 어떻게 행동할 수 있었을까…… 증례들이 살아 숨 쉬면서 내가 진료를 했었을 당시에 나는 어떻게 했었나 과연 나라면 어떻게 해야 했었나 자꾸 생각들이 꼬리에 꼬리를 무는 경험을 하게 됩니다. 모두들 제게 가르침을 주신 분들입니다.

이 책은 소설이 아니고 교육과 정보 제공을 하는 책인데도 내게 깊은 마음의 울림을 주는 것은 살아 숨 쉬는 증례를 바탕으로 제 경험과 맞물렸기 때문일 거라고 생각합니다. 또한 자녀가 조울병이라고 진단을 받으신 부모님들도 이 책을 읽으시면서 개인적인 경험이 생각나면서 많은 생각이 드실 것이라고 생각하며, 소중한 시간을 내셔서 이 책을 읽으시는 만큼, 도움이 되시리라고 확신합니다.

편역을 하면서 한국의 실정에 맞게 하려고 각 주도 넣고 하였었는데, 특히 9장이 편역하기에 제일 어려웠던 것 같습니다. 그 이유는 한국에서는 아직까지 이러한 시스템들이 미처 갖추어지지 않았기 때문에 제가 한국의 실정에서는 이러이러하게 도움을 받으시면 된다라는 말을 할 수가 없어서 참 어려웠었습니다. 이 부분은 앞으로의 저의 임무라고 생각합니다.

마지막으로 이 책자를 편역하면서 정서적으로 지원을 하여 준 부인 지연, 아들 본무에게 고맙다고 말을 전하고, 특히 이 책이 출판될 수 있도록 기꺼이 판권계약부터 지원을 하여 주신 하나의학사 오무근 대표님께 진심으로 감사를 드립니다.

대한민국의 의료보험제도와 다른 미국의 의료제도에 대한 간단한 이해

본 글의 내용은 이 책이 쓰인 미국에서의 의료보험에 대한 설명이 책에서 나오는 관계로, 이해를 돕기 위하여 해당되는 부분들에 대해서 미국의 의료제도에 대한 설명을 간단하게 드립니다. 어디까지나 개론에 해당하며 세부적인 내용에서 상황에 따라 당연히 많은 차이가 있을 수 있고 설명에서 빠진 다양한 절충제도들도 있기 때문에 아래의 내용은 대략적 이해를 위해서만 참조하십시오.

미국의 의료제도는 한국에 비하여서는 좀 더 복잡하다고 할 수 있습니다. 의료 보험 범주 내에도 의료보험(medical), 치과 보험(dental), 안과 보험(vision), 처방약 보험(prescription drug)이 세분화되어서 구분이 되기도 하고 각각의 보험에는 또한 다양한 옵션들을 갖고 있습니다. 미국의 의료는 민영화가 되어 있는 관계로 의료광고에 대해서도 기본적인 일반적 상업 비즈니스 광고와 마찬가지로 취급을 하여서 가능하게 하고 있는 등, 한국과는 다른 체계를 갖고 있습니다.

미국의 의료보험에는 공보험(고령자를 위한 Medicare, 저소득층을 위한 Medicaid, 및 군인 등의 특정대상을 위한 보험)과 민영의료보험이 있습니다. 미국 민영의료보험의 경우에는 개인이 직접 보험사를 통해 가입하는 개인보험과 기업을 통해서 가입하는 단체보험이 있습니다. 주로 기업과 보험사가 보험계약을 체결하면 그 해당 기업에 속한 직원들이 보험혜택을 보도록 하는 단체보험이 주류를 이루는 편입니다. 그리고 직장을 선택할 때에도 그 회사에서 제공하는 의료 혜택이 어느 정도 수준인가가 상당히 중요한 선택기준이 되곤 합니다.

보험을 형태별로 보면, 보험사와 의료공급자 간의 네트워크가 없이 피보험자가 원하는 의료기관을 마음대로 이용하고 보험사로부터 보상을 받는 우리나라의 실손 의료보험과 유사한 실손 보험(indemnity) 형태가 가장 초기에 전통적인 상품으로 있었으나 이는 네트워크 할인이 없어서 보험사 입장에서는 의료비가 상승하게 되므로 이를 보완한 관리 방식(managed care) 형태가 지금은 일반적입니다. 네트워크 내 의료공급자와 보험회사 간의 계약을 통해서 의료비를 할인을 받을 수 있게 되며 각 보험사별로 네트워크가 달라지면서 서로 경쟁이 일어나게 됩니다. 관리 방식 형태의 의료 보험 내에서도 크게 특약 의료 기관 방식(Preferred Provider Organization, PPO)과 건강관리 기관 방식(health maintenance organization, HMO)으로 나뉩니다. 이 두 가지 중에서 선택을 할 수 있는데, PPO 방식에서도 주치의는 있지만, 처음부터 의뢰서를 발급받지 않아도, 진료제공자 목록들에서 누구든지 선택을 할 수 있어서 좀 더 편한 만큼 비용이 좀 더 비쌀 수 있고, 그에 비해서 HMO 방식에서는 주치의를 거쳐야만 원하는 병원으로 갈 수 있게 되어 있습니다. PPO가 전반적으로 나은 서비스이지만 자신이 사는 지역 밖으로 나갈 일이 없다면 기본의료비(copay)를 내지 않아도 되는 HMO가 좀 더 나을 수도 있습니다.

본인부담금(deductible)이라는 개념이 있어서 이는 진료를 받는 환자가 부담해야 하는 금액입니다. 이 금액이 낮을수록 좀 더 좋은 보험이라고 일반적으로 말할 수 있습니다. 기본적으로는 이 본인부담금의 상한에 도달할 때까지는 보험회사는 부담을 지지 않고 환자가 진료비를 내다가, 본인부담금의 한계를 진료비가 넘어서면 이때부터는 보험에서 정하여진 진료비의 비율만큼을 부담하여 주게 되는 것입니다. 병원은 환자가 가입된 의료보험의 입장에서는 네트워크 내의 병원과 네트워크 밖의 병원으로 나누어지는데 네트워크 내의 병원은 의료보험회사와 계약이 되어 있는 병원, 네트워크 밖의 병원은 계약이 되어 있지 않은 병원으로 나뉘게 되며 당연히 네트워크 내의 병원에서의 진료비가 보험회사에서 더 많이 진료비를 부담하여 주기 때문에 네트워크 밖의 병원 진료비에 비하여 환자에게는 진료비 부담이 적습니다. 따라서 병원을 선택할 때에도 자신이 진료받고자 하는 병원이 내가 소유한 보험을 받아주는가를 확인하여야 하는 것이 일반적입니다.

그리고 만일에 대비하는 것으로 보험 외에도 급여의 일부 금액을 펀드에 저금하는 일종의 의료비 지출에 대한 유연 지출 계정(flexible spending account, FSA)이라는 것이 개인 대상으로 있습니다. 이는 의료비용 발생 시에 사용할 수 있는 개인 소유의 의료저축 계좌로 의료보험으로 보상되지 않는 의료비용에 사용하기 위해 개인선택에 따라서 계좌에 납입을 하여 두어서 의료비의 지출에 대비를 하도록 하는 것입니다. 여기에 넣어두는 금액에 대해서는 소득공제 세금혜택이 주어지기 때문에 의료비 절감에 혜택이 있다고 합니다. 그런데 이미 납입한 금액은 해당 연도에 사용하지 못하면 소멸됩니다.

옮긴이 약력

이 문 수

- 1996년　고려대학교 의과대학 졸업
- 2004년–2005년　삼성서울병원 소아청소년 정신건강의학과 소아청소년 분과 전임의
- 2010년–현재　현 고려대학교 의과대학 교수
- 2011년–2012년　서울시 구로구 정신보건 센터장
- 2013년–2014년　일리노이 주립대 시카고 캠퍼스 정신과학 교실 소아청소년 기분장애 프로그램 방문 교수

조울병이 있는 아이에게 도움이 되는 것

초판인쇄일 : 2014년 7월 1일
초판발행일 : 2014년 7월 9일
저 자 : MANI PAVULURI, MD, PHD
옮 긴 이 : 이 문 수
펴 낸 이 : 오 무 근
펴 낸 곳 : 도서출판 **하나의학사**
출 판 신 고 : 제25100-2013-000061호(1988. 4. 1)
주 소 : 서울시 서대문구 거북골로7-7 하나빌딩 1층
전 화 번 호 : (02) 730-2555, 2556
팩 스 : (02) 730-2557
이 메 일 : hanampc1@naver.com

정가 28,000원

ISBN 979-11-85696-02-7 93510